의학적 증상 비주얼 가이드

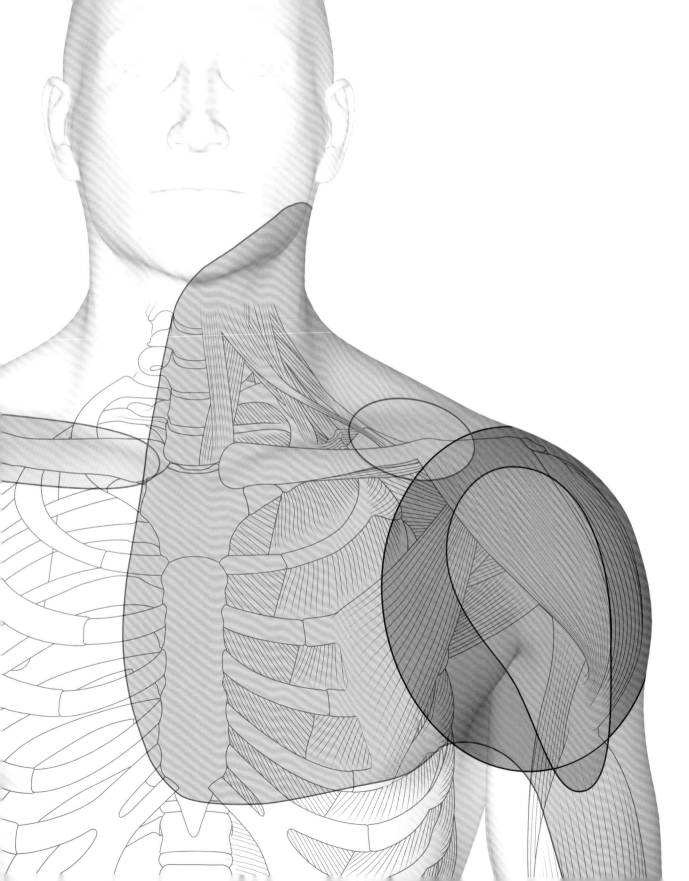

DK

의학적 증상
비주얼 가이드

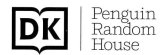

의학적 증상 비주얼 가이드

발행일 2023년 1월 5일 초판 1쇄 발행

지은이 디나 코프먼, 마이클 도슨, 마이크 윈덤, 마틴 페이지, 크리스티나 루스

옮긴이 최영은

발행인 강학경

발행처 시그마북스

마케팅 정제용

에디터 최윤정, 최연정

디자인 김문배, 강경희

등록번호 제10-965호

주소 서울특별시 영등포구 양평로 22길 21 선유도코오롱디지털타워 A402호

전자우편 sigmabooks@spress.co.kr

홈페이지 http://www.sigmabooks.co.kr

전화 (02) 2062-5288~9

팩시밀리 (02) 323-4197

ISBN 979-11-6862-087-2 (03510)

* 시그마북스는 ㈜시그마프레스의 단행본 브랜드입니다.

This edition published in 2022
First published as *What's Wrong with Me?* in Great Britain
in 2018 by Dorling Kindersley Limited
DK, One Embassy Gardens, 8 Viaduct Gardens,
London SW11 7BW

The authorized representative in the EEA is
Dorling Kindersley Verlag GmbH. Arnulfstr.
124, 80636 Munich, Germany.

Printed and bound in China

For the curious

www.dk.com

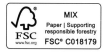

차례

제1부
온몸 증상 가이드

제 2 부
머리부터 발가락까지 증상 가이드

제 3 부
증상 목록

도움 주신 분들

디나 코프먼(Dina Kaufman) MBBS, MRCGP, DCH, DRCGP
런던에서 활동하는 파트타임 의사, 여성의 건강과 정신의학에 특히 관심이 많다.

마이클 도슨(Michael Dawson) MMedSc, FRCGP
전 슈롭셔에서 근무한 의사, 현 국가소속 파트타임 교육자이자 멘토.

마이크 윈덤(Mike Wyndham) MBBS, MRCGP
35년간 의사 생활을 하고 있으며, 일차 의료 관련 석사 강의, 피부질환 관리, 임상 사진의 실질 적용에 관심이 많다.

마틴 페이지(Martyn Page)
런던에서 활동하는 프리랜서 에디터겸 작가.

크리스티나 루스(Kristina Routh)
공공 병원에서 근무하는 전문의.

일러두기
- 대부분의 용어는 신용어를 사용했고, 구용어는 괄호 안에 병기했습니다.

독자에게 알리는 글

정확하고 최신(출판일 기준)의 정보를 담기 위한 각고의 노력 끝에 탄생한 본 서적은 광범위한 의학적 주제에 관련된 정보가 담겨 있다. 그렇지만 이 책은 전문의의 의학적 조언을 대신할 수 없으며, 특정 상황과 지역에 관련해 의학적, 건강학적, 약학적, 그 외의 다른 전문적인 조언으로 받아들여서도 안 된다. 개개인의 건강 문제에 대한 정확한 정보를 알기 위해서는 항상 의사나 다른 건강 전문가와 의논해야 한다. 그리고 현재 진행 중인 치료를 바꾸거나, 중단하거나, 치료를 새롭게 시작하기 전에 먼저 담당의와 상의하는 것이 순서다. 본 책에서 얻은 정보로 인해 의학 전문가의 조언을 무시하거나, 진료 또는 치료를 미루는 일이 있어서는 안 된다. 이 책에 나오는 모든 제품, 치료법, 기관의 이름은 의학 전문 에디터나 기타 자문의사, 기여자, 에디터, 출판사가 보장하지 않으며, 누락된 이름이 있다 해도 이는 불승인이라는 의미가 아니다. 그러므로 본 책에 서술된 정보나 조언을 따르거나, 잘못된 방식으로 따르면서 발생한 직간접적 부상, 손상, 손실에 대해 의학 전문 에디터, 자문의사, 기여자, 에디터, 출판사는 어떠한 법적 책임도 없음을 분명히 밝힌다.

성 정체성에 관해서

DK 출판사는 모든 성 정체성을 받아들이므로 생식기관을 기반으로 정해진 생물학적 성이 성 정체성과 일치하지 않을 수 있음을 인정한다. 사람들은 여러 방식으로 성을 구별(남성/여성이라는 이분법적 구분을 뛰어넘어)하거나, 성 자체를 구분하지 않기도 한다. 또는 살아가면서 성 정체성이 바뀔 수도 있다. 현 사회에서 통용되는 성 언어와 그 사용방식은 계속해서 발전해가고 있기 때문에, 과학계와 의학계에서도 꾸준히 관련 용어를 재평가하고 있다. 그러니 본 서적에서 사용되는 '여성'이라는 단어는 선천적으로 부여받은 생식기관을 기반으로 한 성을 의미하고, '남성'이란 단어 역시 생식기관을 기반으로 했음을 참고하길 바란다.

피부 증상에 관해서

다양한 질환이 피부에 발진이나 변색을 유발할 수 있으며, 피부색에 따라 병변 부위에 나타난 색깔이 달라 보이기도 한다. 예를 들어, 땀띠는 보통 흰 피부에서 분홍색이나 붉은색의 작은 반점 형태로 올라오지만, 더 어두운 피부라면 모양이 같아도 회색이나 흰색으로 보일 것이다. 이 책에 나오는 피부 발진과 피부 변색은 기본적으로 흰 피부를 기준으로 했기 때문에 피부가 이보다 짙다면 똑같은 색의 병변을 발견하지 못할 수도 있다. 그러나 손바닥이나 발바닥, 입술, 혀, 눈꺼풀 안쪽이라면 더 쉽게 확인이 가능하다. 일부 질환은 피부나 눈 흰자(가령 황달로 인해 노랗게 변함)의 색에 영향을 줄 수 있으며, 이런 변화는 피부색과 관계없이 바로 알아볼 수 있을 것이다.

이 책의 사용법

본 서적은 크게 세 부분으로 나뉜다. 1부에서는 신체의 특정 부위별 증상이 아닌 일반적인 질환이, 2부에서는 신체의 특정 부위에서 나타나는 증상을 통해 알 수 있는 질환이나 부상을 다룬다. 2부는 머리부터 발끝까지 전신을 시각적으로 표현한 진단 가이드라 보면 된다. 3부에서는 1부와 2부에서 나온 질환에 대한 자세한 설명을 확인할 수 있다.

또한 되도록 빨리 치료를 받아야 하는 경우 그 위급성을 알 수 있도록 단계별 기호를 남겼으며, 특히 생명을 위협할 수 있는 상황과 신속한 의학적 조언을 받아야 하는 질환에는 명확한 표시를 해두었다.

기호 설명

다음 기호들은 내원이 필요한지와 얼마나 빠르게 행동해야 하는지를 나타내고 있다.

✛ 특별한 치료가 없어도 대개 사라지는 증상들이다. 하지만 증상이 지속되거나, 아이들 같은 특정 집단의 경우 병원에 가도록 권고하는 글을 따로 적어두었다.

✛✛ 며칠 내로 병원(치과 포함)에 내원해 진료나 검사를 받아 치료가 필요한지 알아보는 게 좋다. 서둘러 병원에 가는 것을 권고하는 경우에는 별도로 적어두었다.

✛✛✛ 최대한 빨리 119에 전화를 해서 구급차를 부르거나, 응급실로 가서 진료 또는 처치를 받아야 한다. 응급 상황이라면 따로 이 내용을 언급해두었다.

✚ 나열된 증상이 발현되는 환자라면 신속하게 병원에 가야 한다. 대개 즉각적인 치료가 필요하고 생명을 위협할 수도 있는 상태다.

⁘ 발진, 반점, 변색 같은 피부 증상은 어두운 피부라면 색깔이 달라 보이거나 알아보기 어려울 수도 있다. 8쪽을 참고하자.

제1부 온몸 증상 가이드

1부에서는 '메스꺼움과 구토'처럼 일반적이고 전반적인 증상을 기본으로 해서 여러 가지 질환을 묶어두었다.

필요한 경우에는 더 쉽게 식별할 수 있도록 증상을 세분화해 묶어두기도 했다.

나이 관련, 또는 특정 성 관련 질환처럼 특정 군을 따로 묶어서 기준을 다양화했다.

증상의 기원을 이해하도록 해당 장기를 알아볼 수 있게 표시해두었다.

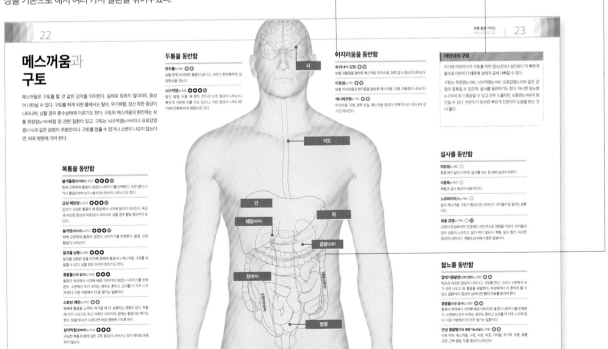

제 2 부 머리부터 발가락까지 증상 가이드

2부는 원하는 페이지를 쉽게 찾을 수 있도록 머리부터 발끝 순으로 정리했다. 또한 증상이 나타나는 부위별로 질환을 묶어서 정확한 지점과 연결했고, 눈에 잘 띄도록 색을 칠해두었다.

신속히 병원에 가야 하는 증상의 경우 확실하게 표기했다.

특정 부위에 국한되어 나타나지 않는 증상은 따로 색을 칠하지 않았다.

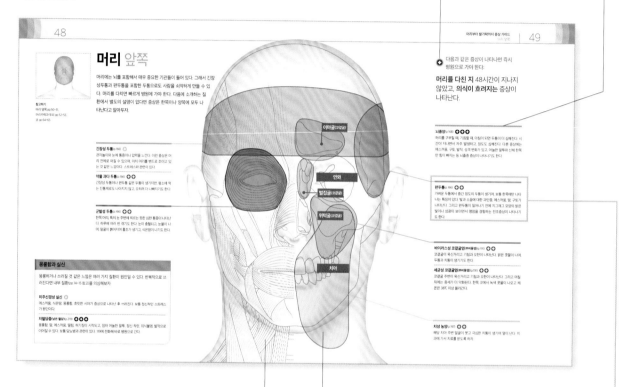

해부도를 통해 해당 질환에 관련된 인체 구조를 충분히 이해하도록 도왔다.

증상이 나타나는 부분에 색칠이 되어 있다. 별도의 설명이 없다면 증상은 양쪽에 모두 나타난다는 의미다.

해당 페이지로 가면 추가 설명을 확인할 수 있다. 해당 증상에 필요한 행동을 나타내는 기호다. (9쪽을 참고하자.)

편두통(p.166)

가벼운 두통에서 중간 정도의 두통이 나는 특징이 있다. 빛과 소음에 대한 ⋯ 나타난다. 그리고 편두통이 일어나기 ⋯ 빛이나 섬광이 보이면서 맹점을 경험⋯

증상 확인

해당 질환에서 나타날 수 있는 증상을 나열해두었다. 대표적인 증상만 명확하고 간단하게 기술되어 있어서 자신의 증상과 비슷한지 확인하는 게 어렵지 않을 것이다.

제 3 부 증상 목록

체계별로 정리된 3부는 질환마다 알려진 원인과 가능한 치료법을
포함해 더 자세한 내용을 다루고 있다.

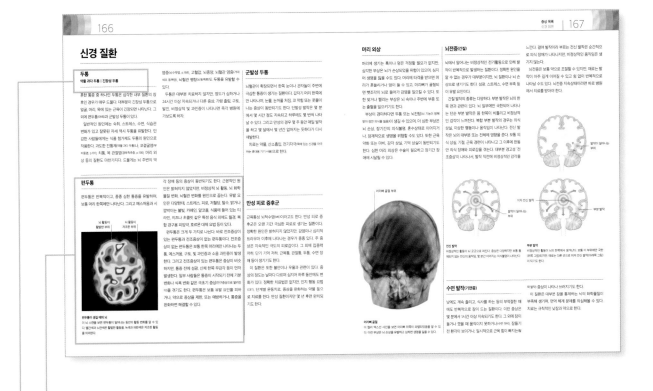

신경 질환

두통
약물 과다 두통 | 긴장성 두통

흔한 통증 중 하나인 두통은 심각한 내부 질환의 징후인 경우가 매우 드물다. 대부분의 긴장성 두통으로 얼굴, 머리, 목에 있는 근육이 긴장되면 나타난다. 그 외에 편두통에게는 군발성 두통이 있다.

일반적인 원인에는 숙취, 스트레스, 수면, 식습관 변화가 있고 잘못된 자세 역시 두통을 유발한다. 민감한 사람들에게는 식품 첨가제도 두통의 원인으로 작용한다. 과도한 진통제에 의해 두통이 생기기도...

편두통

편두통은 반복적이고, 종종 심한 통증을 유발하며, 보통 머리 한쪽에만 나타난다. 그리고 메스꺼움과...

편두통은 크게 두 가지로 나뉜다. 바로 전조증상이 있는 편두통과 전조증상이 없는 편두통이다...

편두통이 발생할 때의 뇌

군발성 두통

만성 피로 증후군

머리 외상

뇌전증(간질)

수면 발작(기면증)

전신 발작

부분 발작

두통
약물 과다 두통 | 긴장성 두통

병명
1부와 2부에서 나왔던 병명은 제목이나
부제로 확인할 수 있다.

편두통

편두통은 반복적이고, 종종 심한
보통 머리 한쪽에만 나타난다. 그리

세부 사항
모든 질환에 명료하고 간결한 설명을 달아
두어서 개략적인 내용을 알 수 있도록 했다.

제 1 부

온몸 증상 가이드

어지러움과 실신

살짝 어지러움을 느끼는 일은 흔하기 때문에 그렇게 걱정할 문제가 아니다. 그러나 주변이 빙빙 도는 것 같은 느낌의 심한 어지러움이나 현기증은 정상적이지 않다. 어쩌면 특정 약 복용, 또는 과도한 음주가 원인일지도 모른다. 만약 실신할 것 같은 증상이 단발성으로 그친다면 심각하게 여기지 않아도 되겠지만 반복적으로, 또는 뚜렷한 이유 없이 현기증을 느끼거나 쓰러진 적이 있다면 신체 내부의 문제일 수도 있다.

➕ 다음과 같은 증상이 나타나면 즉시 병원으로 가야 한다:

숨이 차거나 지속적으로 가슴에 통증이 느껴진다.

의식이 흐려진다.

어지러움과 약물

일부 의약품이 이런 증상을 유발하며, 여러 약을 함께 복용해도 부작용으로 어지러움(가벼운 어지럼증 또는 심한 현기증)을 느낄 수 있다. 대표적인 약으로는 특정 항우울제, 항경련제, 여러 가지 항고혈압제(높은 혈압을 조절하는 약), 진정제가 있다.

임신 중 현기증

임신 중에 현기증을 느끼는 경우는 꽤 흔하며 대개 걱정할 일은 아니다. 이런 현상은 호르몬 변화로 혈관이 확장되면서 혈압이 떨어지기 때문에 일어난다. 그러나 자주 현기증이 나거나 쓰러진 경험이 있는 임신부라면 병원에 가서 의사와 상담을 해보도록 하자.

현기증 관련 질환

양성자세현훈(이석증)(p.175) ➕ ➕
머리를 움직이면 순간 현기증(주변이 움직이거나 빙빙 도는 듯한 감각)이 난다. 보통 이명(귀에서 나는 소음)이나 청력 손실과는 관계없는 질환이다.

미로염(속귀염)(p.176) ➕ ➕
머리를 움직일 때 현기증이 더 심해진다. 그 외에 이명과 청력 상실이 생길 수 있으며, 열이 나거나 귀가 먹먹한 증상이 나타나기도 한다.

메니에르병(p.176) ➕ ➕
갑작스러운 현기증, 청력 상실, 이명이 생기며, 이런 증상은 몇 분에서 며칠간 지속된다. 그리고 며칠에서 몇 년에 걸쳐 증상이 재발할 수 있다.

속귀신경집종(청신경종)(p.176) ➕ ➕
한쪽 귀에 이명이 생기면서 서서히 청력을 잃어가는 질환이다. 균형감각 상실이나 두통이 나타날 수도 있다. 또는 아픈 쪽 얼굴의 감각이 사라지거나 힘이 빠지기도 한다.

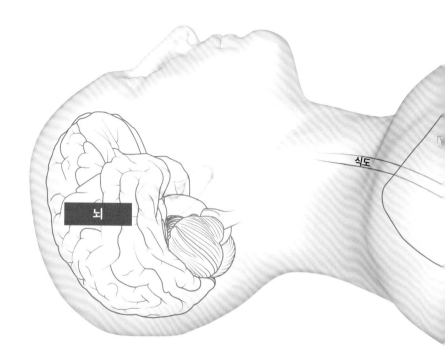

식도

뇌

어지러움 또는 실신 관련 질환

빈혈 (p.186) ✛✛☻
피곤하고 기운이 없어서 쓰러질 것만 같다. 창백한 피부, 빠른 심장 박동, 두통도 나타난다.

저혈압(낮은 혈압) (p.183) ✛✛
가벼운 어지러움, 흐릿한 시야, 처짐, 메스꺼움, 두근거림(심장 박동을 느낄 수 있음), 실신 등의 증상이 나타난다. 지속 시간은 그리 길지 않으며, 일어서거나 오랫동안 서 있을 때 상태가 더 심해질 수 있다. 노인이거나, 증상이 계속되거나, 의식이 완전히 돌아오지 않는다면 빨리 병원에 가야 한다.

심장 박동 문제(부정맥) (p.181) ✛✛
빠르거나 느린, 규칙적이거나 불규칙한 심장 박동을 느낄 수 있는 질환이다. 어지럼증도 동반한다. 때로는 숨이 차거나 가슴에 통증을 느끼기도 한다. 단발성으로 끝나지 않는다면 의사와 상담해보는 것이 좋다. 가슴 통증이나 호흡 곤란이 생기면 바로 병원에 가야 한다.

심장판막증 (p.182) ✛✛
어지러움, 빠르고 불규칙한 심장 박동, 호흡 곤란, 피곤함, 발목과 발 부종이 나타난다. 가슴 통증이나 호흡 곤란 증상이 나타나면 바로 병원에 가야 한다.

저혈당증 (p.219) ✛✛✛
가벼운 어지러움, 식은땀, 메스꺼움, 떨림, 허기짐이 나타난다. 심하면 어눌한 말투, 정신 착란, 의식불명, 발작으로 이어지기도 한다. 당뇨병과 관계가 있는 경우가 많다. 이런 증상이 나타난다면 119에 전화해 바로 병원으로 간다.

일과성허혈 발작(TIA) (p.169) ✛✛✛
증상은 뇌졸중(아래를 참고하자)과 같지만, 증상 발현 시간이 짧고 24시간 이내에 증상은 완전히 사라진다. 이런 증상이 나타난다면 119에 전화해 바로 병원으로 간다.

뇌졸중 (p.169) ✛✛✛
어지러움을 느끼고, 균형 감각과 운동 능력이 상실된다. 그리고 한쪽 얼굴 또는 신체 한쪽만 힘이 빠지거나 마비되기도 하고, 말이 어눌해지거나, 뭔가를 삼키기 어렵거나, 시야가 겹쳐 보이는 증상이 갑자기 나타난다. 이런 증상이 나타난다면 119에 전화해 바로 병원으로 간다.

가벼운 머리 외상 (p.167) ✛✛
외상을 입은 부위에 혹, 멍, 출혈이 생기며 가벼운 두통, 메스꺼움, 약간의 어지러움증이 나타난다.

심한 머리 외상 (p.167) ✛✛✛
큰 타격을 받을 정도의 부상을 입은 경우다. 의식 소실, 기억상실, 구토, 발작, 행동 변화가 나타난다면 119에 전화해 바로 병원으로 간다.

일사병 (p.239) ✛✛
현기증, 두통, 처짐, 심한 갈증, 근육 떨림, 메스꺼움, 구토 증상을 보인다. 또한 맥박이 빨라지고 소량의 짙은 색 소변이 나오기도 한다.

경부척추증 (p.158) ✛✛
머리를 빠르게 움직일 때 어지럽고 휘청거리며 사물이 겹쳐 보이는 질환이다. 가벼운 통증에서 중간 정도의 통증이 목부터 뒤통수까지 이어진다.

간질 발작 (p.167) ✛✛
의식을 잃으면서 전신이 통제되지 않는 경련을 일으키며 발작하는 질환이다. 첫 발작이거나, 의식이 5분 이내에 돌아오지 않거나, 또렷하게 의식이 돌아오지 않는다면 바로 병원에 가서 진찰을 받아보자.

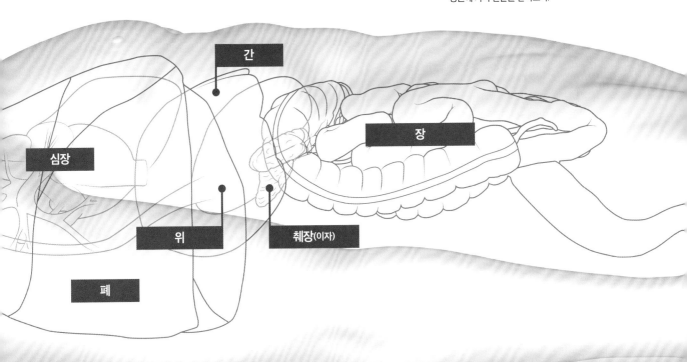

발작

뇌에서 갑자기 비정상적인 전류 활동이 일어나면서 증상이 발현된다. 근육 여기 저기에서 무의식적이며 과도한 수축이 일어나며, 심할 경우 전신에서 경련이 일어나고, 의식이 소실되기도 한다.

➕ 다음과 같은 증상이 나타나면 즉시 병원으로 가야 한다:

발작을 **처음** 겪는 경우

발작이 **5분 이상** 지속될 경우

발작이 끝나고도 **의식이 완전히 돌아오지 않는** 경우

다발성 증상 발현

뇌전증(간질)(p.167) ➕ ➕

큰 발작 없이 얼굴이나 사지 근육에 작은 경련이 일어나며 잠시 의식을 잃는 증상부터, 통제되지 않는 심한 경련이 일어나며 의식을 잃는 전신 발작까지, 발작의 정도는 다양하다. 환자가 처음 발작을 겪는 경우, 의식이 5분 이내에 돌아오지 않는 경우, 의식이 완전히 돌아오지 않을 경우에는 병원에 바로 가야 한다.

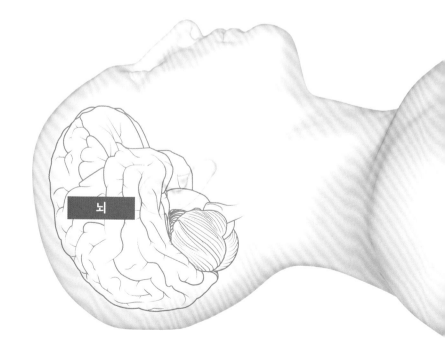

뇌

단발성 증상 발현

머리 외상(p.167) ✚✚✚
발작 또는 의식불명에 이르기도 한다. 두통, 졸음, 정신 착란, 메스꺼움, 구토 같은 전조증상을 겪기도 한다. 또는 다친 부위에 혹, 멍, 출혈이 생기거나 뇌척수액, 또는 혈액이 귀에서 흘러나올 수 있으며, 부상에 대한 기억이 없는 경우도 있다. 이런 증상은 외상을 입은 후 몇 시간에서 며칠 뒤에 나타나기도 한다.

뇌졸중(p.169) ✚✚✚
얼굴 비대칭, 신체 한쪽만 힘이 빠지거나 마비, 어눌한 말투, 뭔가를 삼키기 어려움, 시야가 겹쳐 보이는 증상이 갑자기 나타난다. 노인들의 경우 뇌졸중 발병 후 몇 주간 발작이 일어나는 일도 흔하다. 이런 증상이 나타난다면 119에 전화해 바로 병원으로 간다.

고열 ✚✚✚
발작, 오한, 두통, 처짐, 집중력 저하, 종일 졸린 증상과 함께 체온이 38℃ 이상 , 메스꺼움, 구토, 정신 착란이 증상으로 나타난다.

심한 열사병(p.239) ✚✚✚
정신 착란, 방향감각 상실, 빠르고 얕은 호흡, 발작, 의식불명이 증상으로 나타난다.

알코올 중독(p.239) ✚✚✚
발작이나 의식불명에 이르기도 한다. 혹은 정신 착란, 어눌한 말투, 운동 능력 상실, 구토, 느리고 비규칙적인 호흡 같은 전조증상을 겪기도 한다. 이런 증상이 나타난다면 바로 병원에 가야 하니 119에 전화한다.

약물 과다 복용(p.239) ✚✚✚
발작이나 의식불명에 이르기도 한다. 혹은 메스꺼움, 구토, 복통, 설사, 빠른 심장 박동, 가슴 통증, 호흡 곤란, 정신 착란 같은 전조증상을 겪기도 한다. 아주 심각한 상황으로 이어질 수 있는 상태이니 119에 전화해 바로 병원으로 간다.

약물 또는 알코올 금단 증상 ✚✚✚
갑자기 약물이나 알코올을 끊었을 때 발작이 일어날 수 있다. 불안감, 손 떨림, 식은땀, 복부 경련, 설사, 메스꺼움, 구토, 환각, 정신 착란 같은 전조증상을 겪기도 한다. 이런 증상이 나타난다면 119에 전화해 바로 병원으로 간다.

뇌염(p.168) ✚✚✚
독감처럼 발열과 두통이 생기고 곧 정신 착란, 졸음, 발작, 혼수상태로 이어진다. 이런 증상이 나타난다면 119에 전화해 바로 병원으로 간다.

저혈당증(p.219) ✚✚✚
가벼운 어지러움, 식은땀, 메스꺼움, 떨림, 허기짐이 증상으로 나타난다. 심하면 어눌한 말투, 정신 착란, 의식불명으로 이어지기도 한다. 보통 당뇨병과 관계가 있다. 상태가 심하거나 제대로 처치하지 않으면 발작을 유발할 수 있으니, 이런 증상이 나타난다면 119에 전화해 바로 병원으로 간다.

뇌수막염(p.168) ✚✚✚✚
목 경직, 발열, 심한 컨디션 난조, 광선 공포증이 나타난다. 눌렀을 때 피부색이 희게 변하지 않는 발진이 나기도 한다. 즉각 치료를 받지 못하면 심각한 경우에 발작을 일으킬 수도 있으며, 빠르게 사망에 이를 수도 있다. 그러니 증상이 나타나면 119에 전화해 바로 병원으로 간다.

뇌종양(p.168) ✚✚✚
두통과 발작은 몸을 숙이거나 기침을 할 때, 그리고 아침에 더 심해진다. 시간이 지나면 빈도와 상태가 더 악화된다. 그 외 증상에는 메스꺼움, 구토, 성격 변화가 있다. 말투가 어눌해지고 신체 한쪽에 힘이 빠지거나 마비가 오는 뇌졸중 증상이 나타나기도 한다.

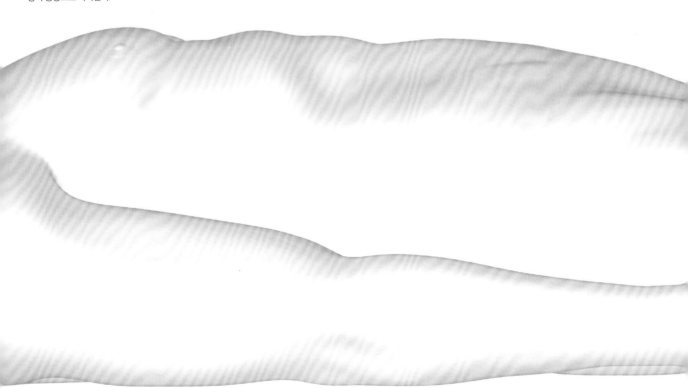

일반 통증

인간은 살아가면서 여러 가지 통증을 경험한다. 이런 통증은 원인과 위치에 따라 지속적, 또는 간헐적으로 나타나며, 종류도 쿡쿡 쑤시는 듯한 통증, 타는 듯한 통증, 찌르는 듯한 통증, 묵직한 통증 등 다양하다. 통증은 대개 3개월 이상 이어지면 만성통증으로 분류되고, 근육, 뼈, 관절, 신경, 내부 장기 등 신체 어디든 생길 수 있다.

근육과 관절 통증

관절염(p.157) ✚ ✚

류마티스 관절염, 화농성 관절염, 반응성 관절염, 건선성 관절염 같은 다양한 종류의 관절염 때문에 관절이 부어오르고 아파서 움직이는 데 제한을 받는다. 관절이 뻣뻣해지는 증상은 보통 아침에 심해진다. 만약 관절이 감염되었다면 해당 부위의 피부가 붉어지고 열이 나기도 한다. 또 통증으로 잠을 제대로 못 이루기도 한다. 관절염이 주로 생기는 부위는 손, 무릎, 엉덩관절, 척추다.

류마티스성 다발근통(p.161) ✚ ✚

통증, 근육 강직 증상이 나타나며, 특히 아침에 걸을 때 더 심해지는 질환이다. 그 외에 열이 나고, 밤에 식은땀을 흘리며, 극심한 피로감을 느끼기도 하고, 때로는 깨질 듯한 두통과 두피에 압통을 경험하기도 한다.

섬유근육통(p.162) ✚ ✚

쑤시고 타는 듯한 통증이 온몸 곳곳에서 생긴다. 활동을 하거나 스트레스를 받거나 날씨가 변할 때 더 고통스럽다. 그 외 증상에는 뻣뻣하거나 근육이 저리거나, 피곤함 등이 있다.

전신홍반 루푸스(p.189) ✚ ✚ ✚

관절 부종과 통증, 극심한 피로, 그리고 손목과 손과 얼굴에 피부 발적(주로 코와 뺨에 나비 모양의 홍반이 생김) 증상이 생긴다. 발적은 아프거나 간지럽고, 햇볕에 노출되면 증상이 더 심해진다.

라임병(p.236) ✚ ✚ ✚

진드기가 문 자리에 마치 과녁 같은 모양의 홍반이 생기면서 서서히 커지는 것이 특징이다. 독감과 비슷한 증상, 피로감, 두통, 발열, 목 경직, 근육과 관절에 통증을 겪기도 한다.

통증과 암

암은 종양의 위치에 따라 몸 곳곳에서 통증을 유발할 수 있다. 콩팥에 종양이 있다면 다른 내부 장기를 눌러 허리나 옆구리에 통증이 생길 수 있고, 장에 종양이 생기면 대변이 지나는 길을 막아 복부 경련을 유발할 수 있다. 그리고 뼈에 종양(p.155)이 생기면 묵직한 통증이 생기며 밤에 증상이 더 심해질 수 있다. 뇌에 종양(p.168)이 생기면 뇌를 압박하기 때문에 극심한 두통을 유발할 수 있다. 유방암(p.216)의 경우, 초기에는 대개 통증이 거의 없다.

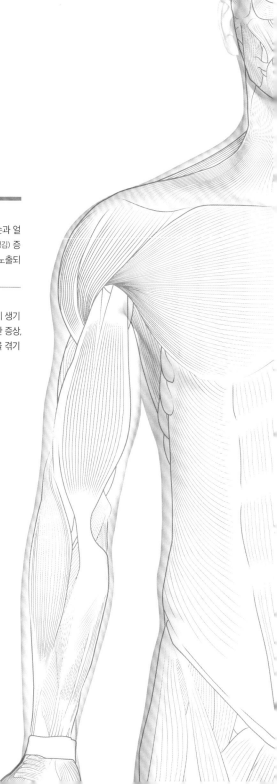

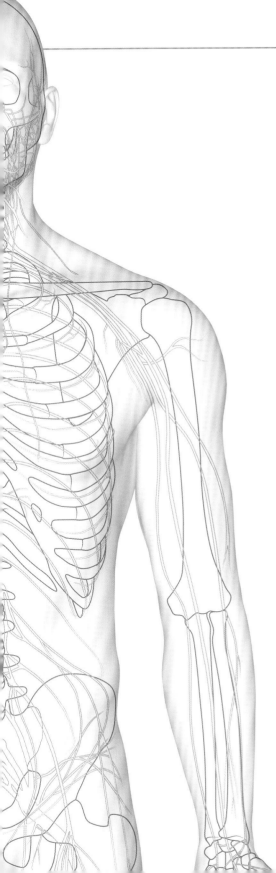

뼈 질환

뼈의 파젯병(p.155) ✚ ✚

신체 모든 뼈에 생길 수 있지만, 보통 골반, 빗장뼈(쇄골), 척추, 머리뼈(두개골), 다리뼈에서 많이 발생한다. 이 질환에 걸리면 뼈에 통증을 느끼게 된다. 그리고 뼈가 약해져 쉽게 골절되며 뼈에 변형이 오기도 한다. 근처 관절에는 관절염이 생긴다. 여성보다 남성이 잘 걸리며, 55세 이상에서 더 많이 발견되는 질환이다.

신경통

당뇨병 신경병증(p.219) ✚ ✚

작열감, 욱신거림, 얼얼함, 무감각 증상이 대표적이며, 운동 능력이 상실되면서 잘 넘어지기도 한다. 일반적으로 발과 다리에 증상이 생기지만 손이나 팔에 나타나기도 한다. 당뇨가 심한 사람에게 흔하게 볼 수 있는 질환이다.

말초신경병증(p.172) ✚ ✚

작열감, 욱신거림, 얼얼함, 무감각한 증상이 대표적이며, 운동 능력이 상실되면서 잘 넘어지기도 한다. 일반적으로 발과 다리에 증상이 생기지만 손이나 팔에 나타나기도 한다.

영양신경병증(p.172) ✚ ✚

작열감, 욱신거림, 얼얼함, 무감각한 증상이 나타나며, 보통 손가락과 발가락 끝에서 시작해 천천히 사지를 따라 진행된다. 혹은 혀가 심하게 붉어지고 아프며, 피로를 자주 느끼는 등의 빈혈 증상이 나타나기도 한다.

복합부위 통증 증후군(p.172) ✚ ✚ ✚

외상으로 인해 극심하고 지속적인 통증을 느끼는 질환이며, 보통 한쪽 사지에 증상이 나타나는 것이 특징이다. 해당 피부를 누르면 환자는 심한 고통을 호소한다. 병변 부위가 붉게 변하며 부어오르거나 경직되기도 한다.

움직임

장기간 근육이나 신경, 관절 건강에 이상이 지속된다면 신체의 움직임에도 문제가 생길 수 있다. 하지만 일부 질환은 단기간에 문제를 일으키기도 한다. 통증을 유발하는 질환은 환자의 활동까지 제약한다. 넘어지는 것은 주로 균형 감각의 문제지만, 팔다리가 제대로 움직이지 않으면 이런 증상은 더 악화되기 마련이다.

한쪽 사지

궁둥뼈(좌골) 신경통(p.173) ➕➕
통증은 허리부터 시작해 다리를 타고 종아리로 내려와 엄지발가락까지 이어질 수 있다. 심하면 한쪽 엉덩이, 다리, 발의 감각이 무뎌지고 힘이 빠지거나 마비되는 증상까지 나타날 수 있다. 결국 영향을 받는 쪽으로 골반이 쳐지면서 신체가 기울게 된다.

척수성 소아마비(p.234) ➕➕
보통 신체 한쪽에 마비가 와서 걸을 때마다 그쪽으로 신체가 기울어진다. 그러면 환자는 이런 불균형을 보완하기 위해 반대쪽 몸을 더 흔들게 된다. 반대편 다리를 내디딜 때 마비가 온 다리가 위로 들리는 형태로 걷는다.

뇌졸중(p.169) ➕➕➕
얼굴 비대칭, 언어 장애, 신체 한쪽만 힘이 빠지거나 마비 증상이 갑자기 시작된다. 그 외에 신체 한쪽 근육이 경직되기도 하고, 운동 능력이나 균형 능력이 상실되기도 한다. 이런 증상이 나타나면 119에 전화해 바로 병원으로 간다.

일반적인 근육 장애

근육 경련(p.161) ➕
갑작스럽고 무의식적이며 지속적(몇 초에서 몇 분)인 근육 수축이 심한 통증을 유발하는 동시에 일시적으로 근육을 움직일 수 없는 상태를 유발한다. 그리고 경련이 멈춘 후에도 근육통은 한동안 남아 있다. 이런 증상은 특히 근육의 피로도가 높을 때나 밤에 더 자주 발생한다.

하지불안 증후군(p.162) ➕
다리에서 느껴지는 불쾌한 감각 때문에 다리를 움직이고 싶은 충동을 느끼는 질환이다. 활동하지 않을 때 상태가 더 심해진다. 빈혈, 콩팥기능상실, 파킨슨병, 당뇨병, 류마티스 관절염을 앓는 사람에게 더 잘 생기며 임신 중에 나타나기도 한다.

류마티스성 다발근통(p.189) ➕➕
근육 경직과 근육통이 나타나며, 특히 아침에 심해진다. 목, 어깨, 위팔, 골반에 자주 생긴다. 이 질환에 걸리면 몸을 돌리거나, 일어나기가 쉽지 않고, 팔을 어깨보다 높이 올리는 행동 역시 어려워한다.

만성 피로 증후군(p.166) ➕
하루를 얼마나 열심히 보냈는지와 관계없이 극심한 피로를 느끼는 질환이다. 그 외 증상에는 근육통, 수면 장애, 기억력 감퇴 또는 집중력 저하, 다발성 관절통증, 두통이 있다. 어지러움과 균형 감각에도 문제가 곧잘 생긴다.

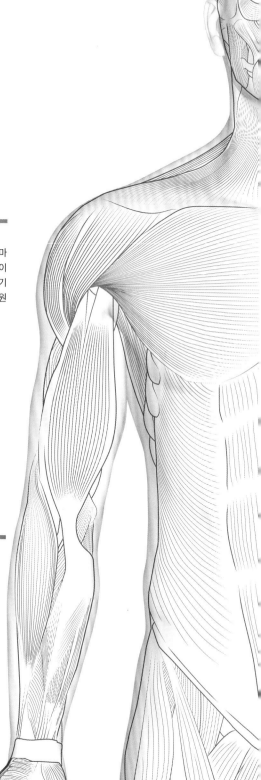

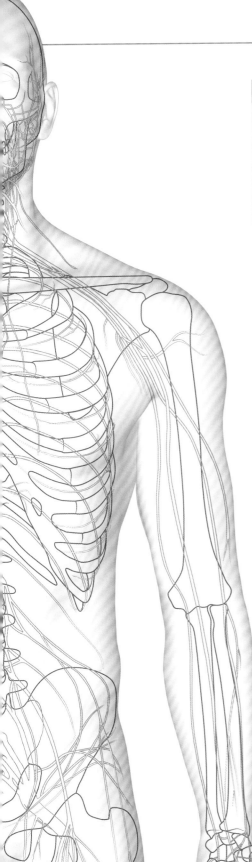

약물과 넘어짐

네 개 이상의 약을 복용 중일 때 걷는 자세가 불안정해지거나 자주 넘어지는 현상이 더 잘 일어난다. 약물 부작용이 생기거나 여러 약물이 상호작용을 일으키게 되면 뇌 기능이 손상을 입어서 걸을 때 자세가 불안정해질 수 있다. 고혈압, 우울증, 메스꺼움, 수면 장애 관련 약의 부작용으로 이런 증상이 나타날 수 있다. 혈액 내 칼륨 수치를 떨어뜨려 피곤함, 처짐, 다리 저림을 유발하는 약도 있다. 오랜 기간 병을 앓은 (이런 경우 약을 복용하고 있을 확률이 더 높다) 환자가 더 잘 넘어질 수 있다.

일반적인 신경 장애

알츠하이머병 (p.170) ⊕ ⊕

마치 빙판 위를 걷듯이 팔을 벌리고 조심스럽게, 그리고 천천히 큰 보폭으로 걷는 것이 특징이다. 기억력과 판단력 저하, 기분 변화, 불안, 흥분, 정신 착란, 망상, 행동 변화를 동반하기도 한다.

다발성 경화증 (p.171) ⊕ ⊕

근육이 제대로 통제되지 않아 걸음걸이가 불규칙적이다. 양다리를 넓게 벌리고 뒤꿈치를 먼저 땅에 댄 후 발끝을 두 번 디디는 형태로 걷는다. 일자로 똑바로 걷기를 어려워한다. 그 외에 사물이 겹쳐 보임, 피로감, 언어 장애, 요실금, 변실금 증상이 나타나기도 한다.

파킨슨병 (p.171) ⊕ ⊕

통제되지 않는 떨림(보통 한쪽 손)이 가만히 있을 때 일어난다. 움직임이 느려지고, 근육이 뻣뻣해지며, 걸을 때 발을 끌고, 자세가 구부정해지며, 표정이 사라지고, 불면증과 우울증이 생긴다.

운동신경세포병 (운동신경원병) (p.171) ⊕ ⊕

근육이 빠르게 약해지며, 특히 의식적으로 움직임을 조절할 수 있는 맘대로근(수의근)이 위축된다. 그래서 걸을 때 자주 헛디디거나 비틀거려 제대로 걷기가 힘들다. 또는 뭔가를 잡거나 심지어 음식물을 삼키기 어려워지기도 한다. 치매가 오거나 뚜렷한 이유 없이 울거나 웃기도 한다.

척추성 근위축증 (p.162) ⊕ ⊕

근육약화, 축 처진 사지, 근육 경련, 움직임 장애(보통 점점 더 심해짐)가 생긴다. 신생아의 경우, 호흡 근육(호흡근)에 증상이 나타난다면, 기침을 하거나 우는 능력이 약해질 수도 있다.

헌팅턴병 (p.171) ⊕ ⊕

근육 조정 능력이 저하되어 다리가 움찔대며 올라가고 무릎이 마음대로 구부러지는 등의 경련을 일으키는 질환이다. 종종 팔과 머리 움직임이 통제가 안 되는 증상을 동반하기도 한다.

일반적인 관절 장애

관절염 (p.157) ⊕ ⊕ ⊕

류마티스 관절염, 화농성 관절염, 반응성 관절염, 건선성 관절염 같은 다양한 종류의 관절염 때문에 관절이 부어오르고 아파서 움직이는 데 제한을 받는다. 관절이 뻣뻣해지는 증상은 보통 아침에 심해진다. 만약 관절이 감염되었다면 해당 부위의 피부가 붉어지고 열이 나기도 한다. 통증으로 잠을 제대로 못 이루기도 한다. 관절염이 주로 생기는 부위는 손, 무릎, 엉덩관절, 척추다.

강직성 척추염 (p.158) ⊕ ⊕

허리 통증, 척추 강직, 관절과 힘줄 염증, 피로감이 오랫동안 지속되고 증상이 점점 심해지면서 움직임까지 확연하게 줄어든다. 이 질환을 오래 앓았거나 증상이 심한 환자는 등이 굽기도 한다. 남성에게서 더 흔하게 발견되는 질환이다.

전신홍반 루푸스 (p.189) ⊕ ⊕ ⊕

관절 부종과 통증, 극심한 피로, 그리고 손목과 손과 얼굴에 피부 발적(주로 코와 뺨에 나비 모양의 홍반이 생김) 증상이 생긴다.

메스꺼움과 구토

메스꺼움은 구토를 할 것 같은 감각을 의미한다. 실제로 토하지 않더라도 증상이 나타날 수 있다. 구토를 하게 되면 몸에서는 탈수, 무기력함, 정신 착란 증상이 나타나며, 심할 경우 혼수상태에 이르기도 한다. 구토와 메스꺼움의 원인에는 보통 위장염(p.196)처럼 장 관련 질환이 있고, 구토는 뇌수막염(p.168)이나 요로감염증(UTIs)과 같은 감염이 주원인이다. 구토를 멈출 수 없거나 소변이 나오지 않는다면, 바로 병원에 가야 한다.

복통을 동반함

쓸개돌증(담석증)(p.202) ✚✚✚😣
윗배 오른쪽에 통증이 생겼다 사라지기를 반복한다. 또한 열이 나거나 황달(피부와 눈이 노랗게 되는 현상)이 나타나기도 한다.

급성 췌장염(p.202) ✚✚✚😣
갑자기 극심한 통증이 배 중앙에서 시작해 등까지 이어진다. 독감과 비슷한 증상과 피로감이 나타나며, 심할 경우 황달 증상까지 보인다.

쓸개염(담낭염)(p.202) ✚✚✚😣
윗배 오른쪽에 통증이 생겼다 사라지기를 반복한다. 발열, 오한, 황달이 나타난다.

알코올 남용(p.243) ✚✚✚
알코올 성분은 장을 자극해 윗배에 통증이나 메스꺼움, 구토를 유발할 수 있다. 심할 경우 피까지 토하기도 한다.

콩팥돌(신장 결석)(p.208) ✚✚✚
통증이 허리에서 시작해 배로 이어지며 생겼다 사라지기를 반복한다. 소변에서 피가 비치는 경우도 흔하고, 요의를 더 자주 느끼게 된다. 더운 지방에서 더 잘 생기는 질환이다.

소화성 궤양(p.200) ✚✚
윗배에 통증을 느끼며, 허기질 때 더 심해지는 경향이 있다. 토할 때 피가 나오기도 하고 식욕이 사라지며, 밤에는 통증으로 깨기도 한다. 토할 때 피가 나온다면 바로 병원에 가도록 하자.

창자막힘(장폐색)(p.204) ✚✚✚
극심한 복통과 함께 심한 구토 증상이 나타난다. 장이 제대로 운동하지 않는다.

두통을 동반함

편두통(p.166) ✚✚
보통 한쪽 머리에만 통증이 생기고, 시야가 흐릿해지며, 섬광현상을 겪는다.

뇌수막염(p.168) ✚✚✚😣
발진, 발열, 두통, 목 경직, 컨디션 난조 증상이 나타난다. 빠르게 사망에 이를 수도 있으니, 이런 증상이 나타나면 119에 전화해 바로 병원으로 간다.

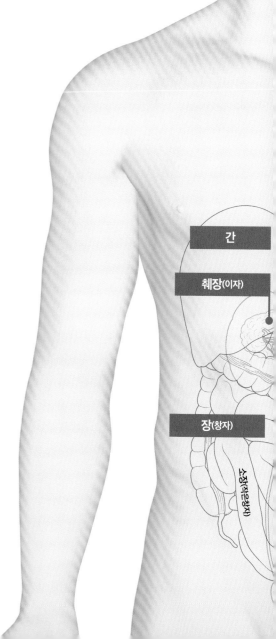

간

췌장(이자)

장(창자)

소장(작은창자)

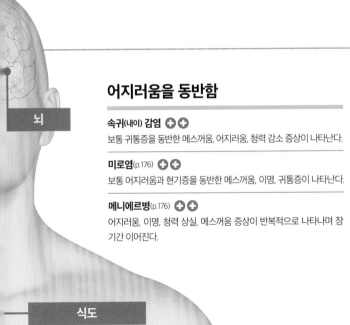

어지러움을 동반함

속귀(내이) 감염 ➕➕
보통 귀통증을 동반한 메스꺼움, 어지러움, 청력 감소 증상이 나타난다.

미로염(p.176) ➕➕
보통 어지러움과 현기증을 동반한 메스꺼움, 이명, 귀통증이 나타난다.

메니에르병(p.176) ➕➕
어지러움, 이명, 청력 상실, 메스꺼움 증상이 반복적으로 나타나며 장기간 이어진다.

어린이의 구토

아기와 어린아이가 구토를 하면 청소년이나 성인보다 더 빠르게 탈수로 이어지기 때문에 상태가 금세 나빠질 수 있다.

구토는 위장염(p.196), 뇌수막염(p.168), 요로감염(p.209) 같은 감염의 징후일 수 있으며, 설사를 동반하기도 한다. 아니면 당뇨병(p.219)의 초기 증상일 수 있고 아주 드물지만, 뇌종양(p.168)이 원인일 수 있다. 어린이가 토하면 빠르게 전문의의 도움을 받는 것이 좋다.

설사를 동반함

위장염(p.196) ➕
종종 배가 같이 아프며, 설사를 하는 등 배변 습관이 바뀐다.

식중독(p.197) ➕
복통과 설사 증상이 대표적이다.

노로바이러스(p.196) ➕
설사, 메스꺼움, 구토가 증상으로 나타난다. 아이들이 잘 걸리는 질환이다.

회충 감염(p.238) ➕➕
감염이 만성화되면 건강에도 전반적으로 영향을 끼친다. 아이들의 경우 성장이 느려지고 살이 찌지 않는다. 복통, 설사, 발진, 피곤한 증상이 나타난다. 개발도상국에서 흔한 질병이다.

혈뇨를 동반함

깔때기콩팥염(신우신염)(p.208) ➕➕
독감과 비슷한 증상이 나타나고 구토를 한다. 그리고 소변에서 피가 섞여 나오고 등 통증을 유발한다. 여성에게서 더 흔하게 볼 수 있는 질환이다. 증상이 심하다면 빨리 치료를 받아야 한다.

콩팥돌(신장 결석)(p.208) ➕➕
통증이 허리에서 시작해 배로 이어지며 생겼다 사라지기를 반복한다. 소변에서 피가 비치는 경우도 흔하고 요의를 더 자주 느끼게 된다. 더운 지방에서 더 자주 생기는 질환이다.

만성 콩팥병(만성 콩팥기능상실)(p.208) ➕➕
식욕 저하, 메스꺼움, 구토, 피로, 처짐, 가려움, 무기력, 부종, 호흡곤란, 근육 떨림, 두통 증상이 나타난다.

뇌

식도

위

콩팥(신장)

방광

대장(큰창자)

피로

우리는 운동을 격렬하게 하거나, 장기간 업무에 너무 열중했거나, 수면이 부족하면 피로를 느낀다. 또는 기력이 빠지는 기분이 들기도 한다. 이런 현상은 지극히 정상이니 걱정할 필요가 없다. 임신 중, 또는 인플루엔자나 감기 같은 바이러스성 질환을 앓은 후에는 피로감이 더 지속되기도 한다. 그러나 특별한 이유 없이 심한 피로감이 오랫동안 이어진다면 신체 내부 문제를 의심해보는 것이 좋다.

약물

일부 약물, 또는 약국에서 판매하는 대체 요법 치료제나 기분 전환용 약물이 피로를 유발할 수 있다. 여기에는 고혈압 치료제(베타차단제 등) 같은 약이 포함되며, 먹으면 졸음이 오는 항히스타민제도 있다. 이런 약물이나 특정 치료법 때문에 피로를 느낀다고 판단되면 의사나 약사와 상의해보는 것이 좋다.

당뇨병(p.219) ✚✚
피로감, 근육 약화, 심한 갈증이 나타난다. 그리고 평소보다 소변 보는 횟수가 늘어나고, 감염이 자주 재발하며, 상처 치유 속도가 느려진다.

빈혈(p.186) ✚✚✚
피로감, 기력이 없어 쓰러질 듯한 느낌, 창백한 피부, 빠른 심장 박동, 두통 등의 증상이 나타난다.

갑상샘 저하증(p.220) ✚✚
극도의 피로를 느낀다. 그리고 탈모와 피부 건조, 체중 증가, 변비, 목이 쉬는 등, 갑상샘 기능이 떨어지면 나타나는 증상이 생긴다.

심장기능상실(심부전)(p.181) ✚✚
활동이나 휴식 후 한동안 숨이 찬다. 그리고 피로감과 발목 부종이 나타나고, 드물지만 지속적인 기침, 천명음(쌕쌕거림), 식욕 저하를 겪기도 한다.

염증성 장 질환(p.203) ✚✚
장기간 피가 섞인 설사를 계속한다. 그리고 피로감, 복통, 발열, 체중 감소 증상이 나타나기도 한다.

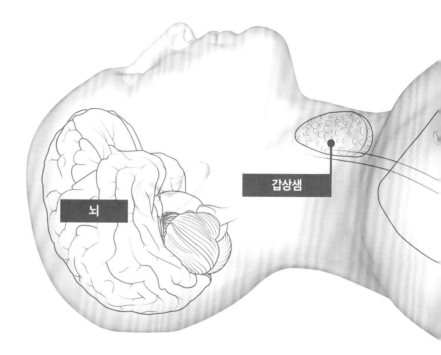

뇌

갑상샘

선열(p.235) ✚ ✚

극심한 피로, 발열, 인후통과 함께, 목과 겨드랑이와 사타구니의 림프절이 비대해진다. 그 외에 눈 주변이 붓거나 복통이 생기기도 한다. 배가 많이 아프다면 바로 병원에 가도록 하자.

간염(p.200) ✚ ✚ ✚

황달, 피부 가려움, 피로감이 증상으로 나타난다. 컨디션이 좋지 않고 오른쪽 배가 불편하다.

결핵(p.236) ✚ ✚

가슴 통증, 발열, 수면 중 식은땀, 체중 감소와 함께 극심한 피로감을 느낀다. 기침을 하면서 피가 섞여 나오기도 한다. 증상은 몇 주에 걸쳐 천천히 발현된다.

백혈병(p.187) ✚ ✚ ✚

피로감, 창백한 피부, 호흡 곤란, 어지러움, 발열, 수면 중 식은땀, 목과 겨드랑이와 사타구니의 림프절 부종 증상이 생긴다. 그 외에 복부 팽만, 관절통, 뼈 통증, 잦은 멍과 출혈이 나타나기도 하며, 감염에 취약해진다.

다발성 경화증(p.171) ✚ ✚

피로감, 사물이 겹쳐 보임, 한쪽 눈에 통증이 생기며, 시력 상실, 방광 조절 장애, 근육 경련 증상이 나타난다. 또한 다리에서 이상한 감각이 느껴지거나 감각이 사라지기도 한다. 그 외에 균형감각과 운동 능력에 문제가 생기기도 한다. 통증은 신체 어느 곳에서든 나타날 수 있다.

전신홍반 루푸스(p.189) ✚ ✚ ✚

극심한 피로, 관절이 붓고, 관절통이 나타나며, 손목과 손, 얼굴에 발진(보통 코와 뺨에 나비 모양의 붉은 발진)이 생긴다. 이 발진은 가려움 또는 통증을 유발하며 햇빛에 노출되면 증상이 더 심해진다.

낫적혈구병(p.186) ✚ ✚

피곤하고 힘이 없다. 낫 모양 적혈구가 혈관을 막으면 심한 통증이 신체 어느 곳이든 나타날 수 있다. 여러 가지 감염에 취약해지고 청소년이라면 사춘기가 늦어진다.

영양실조(p.197) ✚ ✚

피로감, 힘빠짐, 노곤함이 지속적으로 나타난다. 질병에 쉽게 걸리며 회복 속도가 느리다. 섭취량이 부족한 것이 문제라면 체중 역시 줄어든다.

우울증(p.242) ✚ ✚

지속적으로 저조한 기분, 여가활동에 대한 흥미 상실, 죄책감, 무가치함, 절망 등의 증상이 나타난다. 집중력, 기억력, 결단력 또한 저하된다.

계절성 우울증(p.242) ✚ ✚

우울증(위 참고)과 증상이 비슷하지만 보통 가을이나 겨울에 나타나고 봄이 되면 좋아진다.

불면증(p.241) ✚

잠이 쉽게 들지 않거나 오랫동안 푹 잠들지 못해 수면이 부족하다. 그래서 매일 피로하고 집중력이 떨어지며 예민해진다. 이런 증상 때문에 일상생활에 영향을 준다면 병원에 가보도록 하자.

만성 피로 증후군(p.166) ✚ ✚

극도의 피로감, 부종이나 발적이 없는 관절통이 생긴다. 휴식이나 수면을 취해도 도통 나아질 기미가 보이지 않는다. 그 외에 두통, 집중력 부족, 기억력 감퇴, 인후통, 목과 겨드랑이와 사타구니 림프절에 압통이 나타난다.

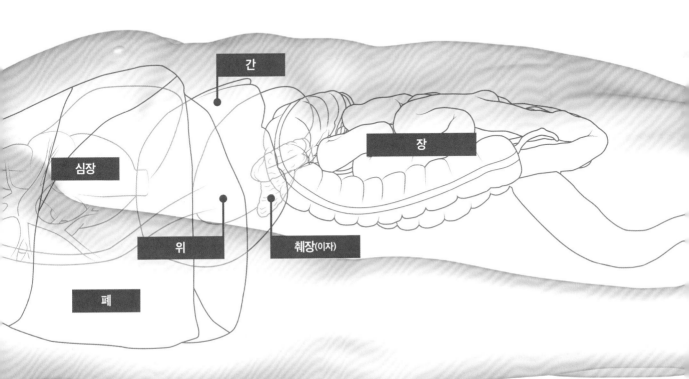

열

체온이 38℃가 넘어가면 열이 난다고 말한다. 감염이 원인인 경우가 많지만, 열기에 노출되어 나타나는 질환, 또는 림프종(p.188) 같은 일부 암으로 열이 나기도 한다. 수두, 풍진, 홍역 같은 잘 알려진 감염성 질환은 열과 함께 발진(pp.32~33)이 생기는 경우도 많다.

인플루엔자(p.232)

고열과 함께 몸살, 통증, 두통, 마른 기침, 인후통, 코막힘이나 콧물 증상이 나타난다. 구토와 설사를 하기도 한다. 증상이 심하거나 아이 또는 노인이라면 병원에 가보는 것이 좋다.

코로나바이러스감염증-19(p.232)

발열과 함께 기침이 시작되거나 기존의 기침이 악화된다. 또한 후각이나 미각의 변화나 상실이 일어나기도 한다. 증상이 심하거나 기저 질환이 있는 사람이라면 병원에 가보도록 하자.

폐렴(p.194) ➕➕

고열과 함께 복통(한쪽), 기침(피가 섞여 나오는 경우가 많음), 전반적인 컨디션 난조 증상이 나타난다.

깔때기콩팥염(신우신염)(p.208) ➕➕

구토, 독감 증상, 혈뇨, 등 통증이 나타나며, 여성에게 흔한 질환이다. 증상이 심해지면 바로 병원에 가보도록 하자.

선열(감염성 단핵구증)(p.235) ➕➕

극심한 피로, 발열, 인후통과 함께, 목과 겨드랑이와 사타구니의 림프절이 비대해진다. 그 외에 눈 주변이 붓거나 복통이 생기기도 한다. 배가 많이 아프다면 바로 병원에 가도록 하자.

패혈증(p.234) ➕➕➕

감염 증상과 같은 발열, 기침, 자주 소변이 마렵고, 소변 볼 때 통증이 있으며, 오한, 격렬한 떨림이 생긴다. 또한 빠른 심장 박동, 빠르고 얕은 호흡, 차갑고 창백한 손과 발, 메스꺼움, 구토가 나타나기도 한다. 이런 증상은 발작, 의식불명으로 이어지며 생명을 위협할 수도 있으니, 119에 전화해 바로 병원으로 간다.

뇌수막염(p.168) ➕➕➕😊

발열, 목 결림, 심한 컨디션 난조, 눈부심 증상이 나타난다. 살짝 눌렀을 때 사라지지 않는 발진이 나기도 한다. 바로 치료를 받지 않으면 심할 경우 발작이 생기며, 생명을 위협할 수 있으니 119에 전화해 바로 병원으로 간다.

장티푸스(p.235) ➕➕➕😊

발열, 두통, 피로감, 복통, 변비가 증상으로 나타난다. 곧 설사로 진행되고 가슴과 배에 발진이 생기기도 한다.

결핵(p.236) ➕➕➕

고열, 극심한 피로, 가슴 통증, 수면 중 식은땀, 체중 감소가 증상으로 나타난다. 기침을 하면서 피가 섞여 나오기도 한다. 증상은 몇 주에 걸쳐 천천히 발현된다.

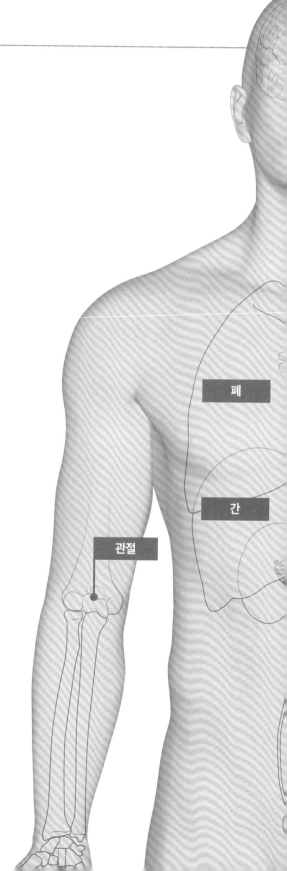

폐

간

관절

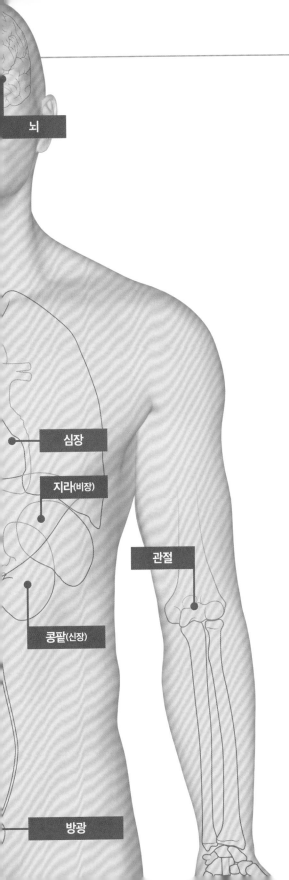

뇌

심장

지라(비장)

관절

콩팥(신장)

방광

➕ 다음과 같은 증상이 나타나면 즉시
병원으로 가야 한다:

고열(체온이 38℃ 이상)이 난다.

발진과 함께 **목이 뻣뻣**하다.

호흡 곤란 증상이 나타난다.

의식불명 상태가 된다.

감염성 심내막염(p.182) ➕➕➕
발열, 식은땀, 오한, 전반적인 컨디션 난조, 식욕과 체중 감소가 증상으로 나
타난다. 깊게 호흡할 때 가슴 통증이 생기고, 관절도 부어오른다. 심장 판막
에 문제가 있거나 과거에 심장 수술을 받은 사람에게 더 많이 나타난다.

화농성 관절염(p.157) ➕➕➕
발열, 컨디션 난조와 함께, 하나 이상의 관절에서 통증, 부종, 발적, 열감이 나
타난다. 움직이면 통증은 더 심해진다.

파상풍(p.235) ➕➕➕
고열, 식은땀, 목 결림 증상이 나타나며, 근육 경련 때문에 뭔가를 삼키기 힘들
어지기도 한다. 전반적인 근육 강직과 입벌림 장애가 생길 수도 있다.

림프종(p.188) ➕➕➕
고열과 함께 수면 중 식은땀, 림프절 비대(특히 목과 빗장뼈 위), 체중 감소가 증
상으로 나타난다. 기침이 계속되거나, 숨이 차거나, 가슴이 답답한 느낌이 들
수도 있다.

일사병(p.239) ➕
땀이 많이 나고, 심한 갈증, 피로감, 근육 경련, 메스꺼움과 구토, 실신, 휘청
거림, 두통이 증상으로 나타난다. 계속 열에 노출되면 열사병(아래 참조)으로
진행될 수 있다.

열사병(p.239) ➕➕➕
발열, 정신 착란, 방향감각 상실, 빠르고 얕은 호흡이 증상으로 나타나며, 심
하면 발작과 의식 상실로 이어질 수 있다.

말라리아(p.237) ➕➕➕
처음에는 근육통, 관절통, 두통, 오한, 발열, 식은땀, 식욕 저하 같은 독감 증
상이 나타난다. 또한 설사, 구토, 기침을 하기도 한다.

체중 증가

장기간 체중이 증가하는 가장 대표적인 원인은 지속적으로 음식이나 음료를 과도하게 섭취하면서 운동은 적게 하는 습관 때문이다. 많은 사람이 나이가 들면서 살이 찌는데, 이는 운동량이 줄어들면서 근육이 감소해 체내의 열량 소비가 낮아지기 때문이다. 움직임 제한, 수분 저류, 스트레스성 과식을 유발하는 질환으로도 체중이 증가할 수 있으니, 이런 경우라면 의사와 상담해보는 것이 좋다.

수분 저류*가 원인일 경우

심장기능상실(심부전)(p.181) ✚✚
체중 증가와 함께 지속적으로 호흡 곤란 증상이 나타나며, 걷거나 바르게 누우면 악화된다. 또한 피로하고, 발목이 부으며, 밤이 되면 기침이 심해진다. 소변이 마려워 잠에서 깨기도 한다. 증상이 심하거나 갑자기 악화되면 바로 병원에 가서 치료를 받아야 한다.

간경변증(p.201) ✚✚✚✚
발, 발목, 다리, 배에 물이 차고, 배와 다리에 통증이 생긴다. 피로감, 식욕 저하, 잦은 멍과 출혈, 황달, 가려움 증상이 나타나기도 한다. 정신 착란을 일으키기도 한다.

* 수분이 비정상적으로 축적되는 현상.-옮긴이

여성의 수분 저류

여성의 수분 저류(부종)는 월경 주기와 관련이 있으며, 이로 인해 체중에 변화가 생긴다.

월경전 증후군(p.212) ✚
체중 증가와 함께 팽만감과 수분 저류 증상이 나타난다. 또한 유방 압통이 생기고, 예민해지며, 기분이 저조해지기도 한다. 증상은 생리 2주 전에 나타나고 생리가 끝날 때 즈음 사라진다.

특발성 부종 ✚
수분 저류는 특별한 원인이 없어도 생리가 시작되기 바로 전에 발생하기도 한다. 부종은 밤에 더 심해지고 주로 손과 발과 배가 붓는다.

다낭성 난소 증후군(p.213) ✚✚
생리가 불규칙하고 생리 기간이 아니어도 체중이 증가한다. 또한 얼굴, 턱, 등, 배에 여드름이 나고, 털이 많이 자라며, 임신이 어려워질 수 있다.

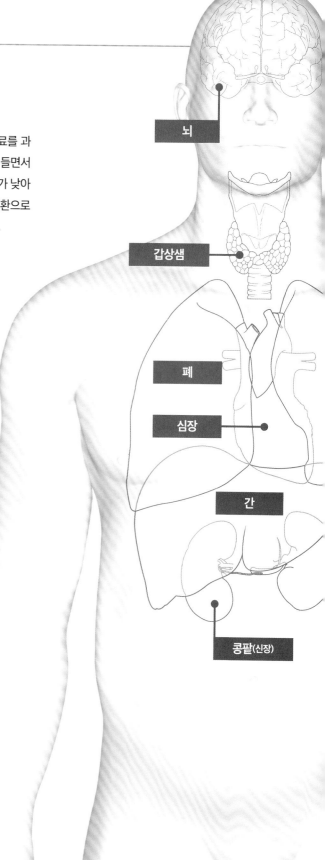

뇌

갑상샘

폐

심장

간

콩팥(신장)

갑상샘 저하증(p.220) ➕➕

체중이 증가하고 극심한 피로를 느낀다. 또한 탈모, 피부 건조, 변비, 쉰 목소리처럼, 갑상샘 기능이 떨어지면 나타나는 증상도 생긴다. 이런 증상은 몇 달에서 몇 년에 걸쳐 서서히 진행된다.

거동 제한 ➕

류마티스 관절염(p.157)처럼 움직임을 제한하는 질환으로 인해 운동 능력이 현저히 떨어지면 체중이 늘기 시작한다.

우울증(p.242) ➕➕

지속적으로 저조한 기분, 여가활동에 대한 흥미 상실, 죄책감, 무가치함, 절망, 집중력과 기억력·결단력 저하와 함께 체중이 증가한다.

만성 스트레스 또는 불안감(p.240) ➕➕

과식은 체중을 증가시킨다. 스트레스와 불안증으로 수면 장애, 반복적인 걱정, 집중력 저하, 예민함, 두통, 위경련 등의 증상이 나타날 수 있다.

쿠싱증후군(p.221) ➕➕➕

특히 배에 살이 붙으며 튼살 같은 줄무늬가 생긴다. 얼굴은 동그랗게 변하고 붉어지며, 피부는 얇아져서 쉽게 멍이 든다. 그 외에 근육 약화, 심한 기분 변화, 우울감도 함께 나타난다. 여성이라면 월경 주기가 불규칙해지거나, 생리가 멈추거나, 얼굴에 털이 자라기도 한다.

현재 당신의 체중은 어느 수준에 있습니까?

아래의 키/몸무게 그래프를 이용하면 건강을 유지할 수 있는 적정 몸무게를 알 수 있다. 키와 몸무게를 측정해 체질량지수(BMI)를 계산해보자. 하지만 건강한 몸무게의 범위에 들어오더라도 여성의 경우 허리둘레가 89cm, 남성의 경우 102cm 이상이라면 심혈관 질환이 발병할 위험이 있다는 사실을 기억해두자.

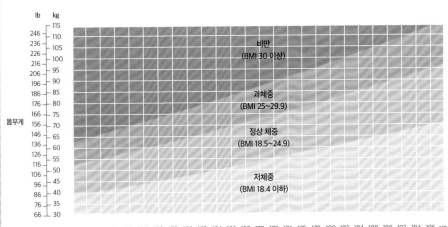

체중 감소

식단이나 운동량의 일시적인 변화로 체중이 살짝 줄어드는 현상은 일반적이다. 그러나 특별한 이유 없이, 특히 다른 증상과 함께 살이 많이 빠진다면 신체에 어떤 문제가 발생했다는 의미일 수 있으니 병원에 가보는 것이 좋다.

내부 질환

당뇨병(p.219) ➕➕
피로감, 근육 약화와 함께 체중이 감소한다. 그 외에 극심한 갈증, 평소보다 더 잦은 요의, 감염이 재발하고, 상처 치유 속도가 더딘 등의 증상이 나타나기도 한다.

갑상샘 항진증(p.220) ➕➕
식욕은 늘었지만, 체중은 감소한다. 그 외에 예민함, 식은땀, 손 떨림, 두근거림, 더위를 타고, 설사 등의 증상이 나타나기도 한다.

염증성 장 질환(p.203) ➕➕
복통, 피나 점액이 섞인 설사, 체중 감소, 발열, 컨디션 난조, 팽만감 등의 증상이 나타난다.

흡수불량(p.202) ➕➕
밝은 색의 설사가 계속 나오며 냄새가 지독하고 기름기가 있다. 체중이 감소하고 피로감과 근육이 약화되는 증상이 나타나기도 한다. 아이라면 성장속도가 느려질 수 있다.

셀리악병(p.204) ➕➕
체중 감소, 복통, 설사나 변비, 가스 참, 복부 팽만 등의 증상이 발생하며, 가족력이 있다. 신생아나 아기들은 살이 찌지 않기도 한다.

대장암(p.206) ➕➕
체중 감소와 설사(혈변이 나오기도 함) 증상이 나타나며, 가끔 변비로 바뀌기도 한다. 그리고 빈혈과 복통이 생길 수도 있다.

위암(p.200) ➕➕
체중 감소, 식욕 부진, 윗배에 통증이 생기며, 소화불량과 메스꺼움을 경험하기도 한다. 또한 컨디션이 나쁘고 빈혈기(피곤함과 창백한 피부)가 있으며, 대변에 진한 피가 섞여 나오기도 한다.

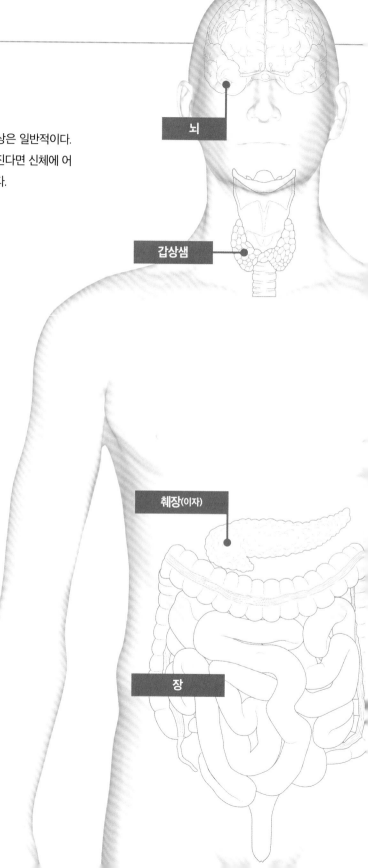

뇌

갑상샘

췌장(이자)

장

체중 감소와 암

암은 몇 가지 방식으로 의도하지 않게 체중을 감소시킨다. 신진대사의 속도를 높이며(그래서 정상 속도보다 빠르게 열량이 소모된다), 식욕이 감퇴하고 영양분 섭취를 방해한다. 체중이 얼마나 빠지는지는 암의 종류와 진행 정도에 따라 다르다. 예를 들어, 위암, 췌장암, 식도암 환자들은 처음 진단받을 당시에 이미 살이 많이 빠져 있다. 이와는 반대로 유방암이나 전립샘암은 진단받을 당시 체중의 변화가 별로 없는 편이다. 그러나 결국에는 대부분 살이 빠지게 되고 암이 많이 진행되면 근육과 다른 신체 조직도 빠진다.

식욕 저하 ⊕

다양한 질환이 식욕 저하와 체중 감소를 유발한다. 종류에는 소화성 궤양, 장 질환, 구강과 치아 질환, 간과 콩팥(신장) 질환, 여러 가지 암 등이 있다.

약물의 영향 ⊕

다양한 약이 체중을 줄일 수 있다. 일부 약품은 식욕 저하, 메스꺼움, 구토를 유발해 살이 빠지기도 한다. 증상이 심하면 의사와 상담을 해보도록 하자.

영양실조(p.197) ⊕ ⊕

체중 감소, 식욕 저하, 지속적인 피로감, 힘빠짐 등의 증상이 나타난다. 추위를 많이 타고, 질병에 잘 걸리며 회복 속도가 느리다. 아이들의 경우 성장이 더디다.

알코올 또는 약물 남용(p.243) ⊕

배가 부른 느낌 때문에 식욕이 없다. 메스꺼움, 구토, 복통이 나타나기도 한다.

스트레스와 불안감(p.240) ⊕

식욕이 없고 음식에 관한 관심이 떨어져서 살이 빠진다.

우울증(p.242) ⊕ ⊕

지속적으로 저조한 기분, 여가활동에 대한 흥미 상실, 죄책감, 무가치함, 절망, 집중력·기억력·결단력 저하가 나타난다.

신경성 식욕부진증(p.243) ⊕ ⊕

체중이 심하게 줄어들고 음식, 체중, 외형에 집착한다. 추위를 많이 타고 잔털이 몸에 나기도 한다. 그 외에 변비와 피로 증상이 나타난다. 여성의 경우 생리를 하지 않기도 한다.

감염과 기생

결핵(p.236) ⊕ ⊕

체중 감소, 발열, 극심한 피로감, 수면 중 식은땀, 각혈, 가슴 통증 등의 증상이 나타나며, 이런 증상은 몇 주에 걸쳐 서서히 진행된다.

HIV와 AIDS(p.188) ⊕ ⊕

발열, 체중 감소, 수면 중 식은땀, 지속적인 림프절 부종, 광범위한 음부 사마귀, 설사가 증상으로 나타난다. 구강과 잇몸과 피부가 감염되기도 한다.

장내 기생충(p.237) ⊕ ⊕

아메바증(p.237), 구충 감염(p.238), 크립토스포리듐(p.237), 편모충증(p.237) 같은 감염으로 계속 설사를 하고 살이 빠진다. 깨끗한 물을 얻지 못하는 지역에서는 흔한 질환이다.

촌충 감염(p.238) ⊕ ⊕ ⊕

복통, 메스꺼움과 구토, 설사, 식욕 저하 또는 증가, 황달, 기력 상실이 증상으로 나타난다. 대변에서 흰색 쌀알처럼 생긴 알갱이(촌충 알)를 발견할 수도 있다.

피부 발진

피부 발진에 관련된 질환은 이런 식으로 진단한다. 알레르기로 인한 가려움처럼 증상을 통해, 보라색 편평태선처럼 색을 통해, 발열처럼 감염인지 알 수 있는 증상을 통해 피부 질환을 진단한다.

가려움을 동반한 발진

벌레 물림 (p.239) ✦
피부가 볼록하게 올라오면서 곧 심하게 가려워진다. 물린 자국이 여러 개 모여 있거나 일렬로 나 있기도 하다. 모기, 벼룩, 빈대에 물리면 발진이 난다.

수두 (p.233) ✦✦
붉은 반점이 처음에는 편평하다가 살짝 융기한다. 곧 아주 조그만 물집이 올라오며 딱지가 생긴다. 여러 개의 구진(피부가 살짝 솟아오른 형태)이 3~5일 동안 상이한 때에 나타난다. 가려움, 인후통, 발열이 발생하기도 한다.

습진 (p.222) ✦✦✦
피부가 가렵고, 건조해지며 점점 붉어진다. 심하게 긁으면 피부가 갈라지기도 하고 오랫동안 긁다보면 두꺼워진다.

지루성 피부염 (p.222) ✦✦✦
두피에 비늘 같은 각질로 덮인 발진이 나서 비듬이 생기고 두피가 붉어진다. 눈썹 부위에 각질이 일어나며, 코 양쪽에는 비늘 같은 붉은 색 발진이 나기도 한다.

장미색 잔비늘증 (비강진) (p.223) ✦✦
보통 '경고성' 원발반*이 먼저 난다. 그리고 며칠 후 더 작은 장밋빛 발진이 피부를 덮는다. 발진의 경계 부분에 잔비늘 같은 것이 생기기도 하며, 가벼운 자극이 있을 수 있다.

두드러기 (p.223) ✦✦✦
매우 가려운 붉은 발진이 얼룩덜룩 올라오며, 여러 부위에 생겼다 사라진다. 살짝 튀어나올 수도 있는데, 이를 팽진이라 부른다.

접촉성 피부염 (p.222) ✦✦✦
습진처럼 피부가 가렵고 붉어진다. 보통 머리를 염색할 때 염색약이 피부에 닿으면서 알레르기 반응으로 잘 나타난다.

옴 (p.229) ✦✦
심한 자극으로 신경이 곤두서며, 이런 증상은 특히 밤에 심해진다. 손가락 사이나 손목에 긁은 듯한 반점이나 S자 모양의 선(진드기가 만든 굴)이 보이기도 한다. 남성의 경우 음경과 음낭에 딱딱한 구진이 생길 수 있다.

편평태선 (p.222) ✦✦✦
손목 안쪽, 아래팔, 다리에 보라색의 작은 구진이 생긴다. 그리고 손톱, 입안, 두피를 포함한 다른 부위로도 퍼질 수 있다. 보통 대칭적으로 나는 특징이 있다. 구진 표면에 하얀 선들이 생기기도 하며 심한 가려움을 유발한다.

* 각질이 있는 붉은 반점.-옮긴이

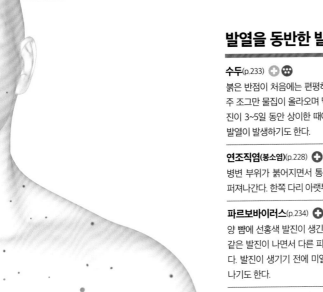

발열을 동반한 발진

수두(p.233) ✚ 🌐

붉은 반점이 처음에는 편평하다가 살짝 융기한다. 곧 아주 조그만 물집이 올라오며 딱지가 생긴다. 여러 개의 구진이 3~5일 동안 상이한 때에 나타난다. 가려움, 인후통, 발열이 발생하기도 한다.

연조직염(봉소염)(p.228) ✚ ✚ 🌐

병변 부위가 붉어지면서 통증이 생기고 주변으로 점차 퍼져나간다. 한쪽 다리 아랫부분에 잘 생긴다.

파르보바이러스(p.234) ✚ ✚ ✚

양 뺨에 선홍색 발진이 생긴다. 2~3일 뒤에는 레이스 천 같은 발진이 나면서 다른 피부로 퍼지지만, 가렵지는 않다. 발진이 생기기 전에 미열, 컨디션 난조, 두통이 나타나기도 한다.

성홍열(p.235) ✚ ✚ 🌐

작고 편평한 반점으로 구성된 붉은 색 잔발진이 온몸에 난다. 인후통이 발생하고 입 주변이 창백해 보이기도 한다.

홍역(p.234) ✚ ✚ 🌐

얼굴과 목에 편평한 반점으로 구성된 발진이 시작되고 곧 온몸으로 퍼진다. 발진 전에 고열이 나기도 한다. 눈 충혈, 콧물, 인후통이 나타난다.

풍진(p.233) ✚ 🌐

아이들이 풍진에 걸리면 편평한 반점으로 이뤄진 붉은 발진이 귀 뒤쪽부터 얼굴과 목, 몸까지 퍼진다. 간혹 발진이 여러 개 뭉치기도 한다. 성인의 경우 발열, 눈 충혈, 관절통 증상이 동반된다.

라임병(p.236) ✚ ✚ 🌐

빈대가 물었던 자리에는 마치 과녁처럼 동그란 발진이 생기며 점점 커진다. 그리고 독감 증상, 피로감, 두통, 발열, 목 결림, 근육통과 관절통이 나타난다.

가와사키병(p.185) ✚ ✚ ✚ 🌐

열과 함께 손과 발이 붉어지고 곧 피부가 벗겨진다. 시간이 지나면 얼룩덜룩한 붉은 발진이 전신으로 퍼진다. 일본, 한국, 대만 아이들에게서 더 많이 발견되는 질환이다.

가려움이 없는 발진

여드름(p.223) ✚ ✚

얼굴 중에서도 주로 뺨과 이마에 나지만, 가슴 위쪽이나 등에 올라오기도 한다.

건선(p.222) ✚ ✚ 🌐

비늘 같은 흰색 각질로 덮인 발진(피부가 건조한 곳이) 대칭으로 난다. 팔꿈치 뒤쪽과 무릎 앞쪽, 두피, 허리, 생식기, 배꼽에 생기며, 손톱에 건선이 나면 변형을 유발하기도 한다.

장미증(주사)(p.223) ✚ ✚ 🌐

발적, 반점, 뺨 홍조 현상이 나타난다. 반점은 턱과 이마로 퍼질 수 있으며, 장미증이 생긴 코의 피부는 두꺼워지기도 한다.

라임병(p.236) ✚ ✚ 🌐

빈대가 물었던 자리에는 마치 과녁처럼 동그란 발진이 생기며 점점 커진다. 그리고 독감 증상, 피로감, 두통, 발열, 목 결림, 근육통과 관절통이 나타난다.

점과
피부 색소 침착

피부색은 피부 보호막(표피)에 있는 멜라닌 색소의 종류와 양으로 결정된다. 또한 자외선 같은 외부 요인에도 영향을 받기 때문에 오랫동안 많이 노출되면 피부암이 생기기도 한다. 그 외에 감염 같은 내부 질환이 영향을 주는 경우도 있다.

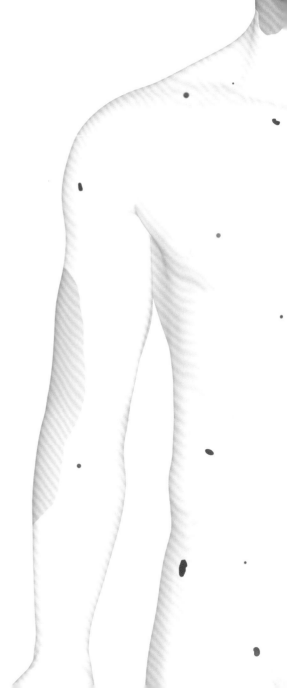

팔과 다리

습진(p.222) ✚ ✚ ✚

피부가 가렵고, 건조해지며 점점 붉어진다. 심하게 긁으면 피부가 갈라지기도 하고 오랫동안 긁다 보면 두꺼워진다.

건선(p.222) ✚ ✚ ✚

비늘 같은 흰색 각질로 덮인 발진(피부가 건조한 곳)이 대칭으로 난다. 팔꿈치 뒤쪽과 무릎 앞쪽, 두피, 허리, 생식기, 배꼽에 생기며, 손톱에 건선이 나면 변형을 유발하기도 한다.

연조직염(봉소염)(p.228) ✚ ✚ ✚

병변 부위가 붉어지면서 통증이 생기고 주변으로 점차 퍼져나간다. 한쪽 다리 아랫부분에 잘 생긴다.

그물울혈반(망상피반)(p.224) ✚ ✚

옅은 보라색 발진이 올라오며, 보통 다리에 많이 난다. 발진이 생겼다 사라지기를 반복한다면 혈액순환이 잠시 느려졌다는 의미이니 그렇게 걱정할 필요는 없다. 그러나 발진이 사라지지 않는다면 병원에 가보도록 하자.

편평태선(p.222) ✚ ✚ ✚

손목 안쪽, 아래팔, 다리에 보라색의 작은 구진이 생긴다. 그리고 손톱, 입안, 두피를 포함한 다른 부위로도 퍼질 수 있다. 보통 대칭적으로 나는 특징이 있다. 구진 표면에 하얀 선들이 생기기도 하며 심한 가려움을 유발한다.

몸

지루성 경화증(p.228) ✚ ✚

노란색 또는 갈색 구진이 다발성으로 올라온다. 표면은 갈라지고 매끄러운 촉감이 느껴진다. 보통 몸에 잘 난다.

건선(p.222) ✚ ✚ ✚

비늘 같은 흰색 각질로 덮인 두꺼운 구진이 난다.

쿠싱 증후군(p.221) ✚ ✚ ✚

몸과 팔다리에 튼살 같은 자주색 줄무늬가 생기고, 피부가 얇아지며, 쉽게 멍이 든다. 여드름이 날 수도 있다. 주로 배에 살이 찐다.

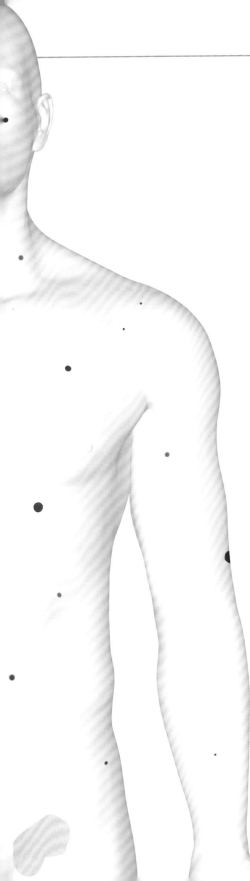

얼굴과 목

햇빛(일광)화상(p.239)
햇빛에 노출된 뒤 피부가 붉어지고 아프다.

습진(p.222)
피부가 가렵고, 건조해지며 점점 붉어진다. 심하게 긁으면 피부가 갈라지기도 하고 오랫동안 긁다보면 두꺼워진다.

파르보바이러스(p.234)
양쪽 뺨에 새빨간 발진이 올라온다. 아이 컨디션은 좋다. 이틀 정도 지나면 발진이 온몸으로 번지지만 색은 옅어진다.

장미증(주사)(p.223)
발적, 반점, 뺨 홍조 현상이 나타난다. 반점은 턱과 이마로 퍼질 수 있으며, 장미증이 생긴 코의 피부는 두꺼워지기도 한다.

얕은 연조직염(단독)(p.228)
얼굴 한쪽이 갑자기 붉게 변한다. 그리고 통증, 발열, 피부 물집이 생긴다.

광선과민증(p.223)
햇빛에 노출된 부위에 물집이 생긴다. 그리고 피부가 붉어지고 붓기도 한다.

기미(p.224)
얼굴에 갈색 색소 침착이 생기며 넓어질 수 있다. 주로 임신부나 경구용 피임약을 먹는 여성에게 잘 나타나는 피부 질환이다.

전신

점(p.227)
갈색을 띤 피부 병변이다. 태어날 때부터 가지고 있는 경우도 있고, 30세 전에 생기기도 한다. 편평한 모양과 살짝 올라온 형태가 있다.

지루성 경화증(p.228)
노란색 또는 갈색 구진이 다발성으로 올라온다. 표면은 갈라지고 만지면 매끄러운 촉감이 난다. 보통 몸에 잘 난다.

백반증(p.224)
피부에 밝은 백색 반점이 나며 경계가 뚜렷하다.

황달(p.201)
피부와 눈의 흰자위가 노랗게 변한다. 간 질환과 관련이 있다.

흑색종(p.226)
보통 짙은 피부색 점이 새로 나거나 기존에 있던 점이 변해서 생긴다. 점의 색이 변하거나 진한 검정으로 바뀐다. 모양은 비대칭적이고, 경계가 불규칙하며, 지름이 7mm 이상 커지기도 하고, 위로 볼록 올라온 형태도 있다. 가렵고 피가 나기도 한다.

피부 혹

피부 표면에도 혹이 생길 수 있는데, 연성 섬유종(쥐젖)처럼 양성인 경우도 있고 흑색종처럼 악성일 수도 있다. 그리고 피부 안뿐만 아니라 힘줄 안에서부터 나올 수도 있다.

점(p.227) ✚ ✚✚
갈색을 띤 피부 병변이다. 태어날 때부터 가지고 있는 경우도 있고, 30세 전에 생기기도 한다. 편평한 모양과 살짝 올라온 형태가 있다.

연성 섬유종(쥐젖)(p.226) ✚
피부 표면에 피부 조각이 달린 형태를 띠며, 크기는 다양하다. 다발적으로 날 수 있으며, 특히 목과 겨드랑이에 잘 생긴다.

혈관종(p.224) ✚ ✚✚
혈관이 확장되어 생기는 붉은 색 종양이다. 손가락으로 누르면 하얗게 변한다.

피지낭종(p.225) ✚ ✚✚
피부 바로 밑에 나는 단단하고 동그란 모양의 혹이다. 표면에 검은색 점이 있는 형태도 있다. 감염이 잘 일어난다.

지방종(p.226) ✚
피부 표면 바로 아래 말랑한 종양이 생긴다. 크기가 작으면 거의 보이지 않아 만져야 알 수 있을 정도다. 여러 개가 다발성으로 나기도 한다.

부스럼(p.227) ✚ ✚ ✚✚
붉은 경계선 주변으로 노란색 고름이 찬 반점이다. 모낭 근처에 생기며 통증이 있다. 때로는 부스럼이 여러 개 뭉쳐지기도 한다.

림프절증(임파선염)(p.187) ✚ ✚
목(뒤쪽과 앞쪽), 사타구니, 겨드랑이에 있는 림프절이 커진다.

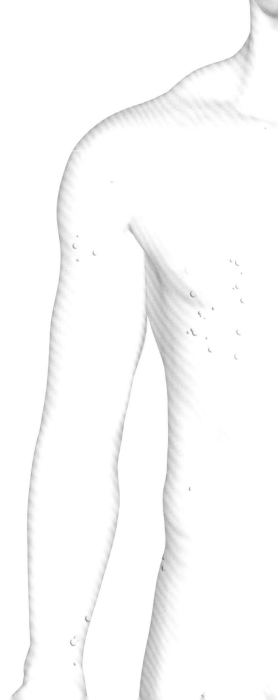

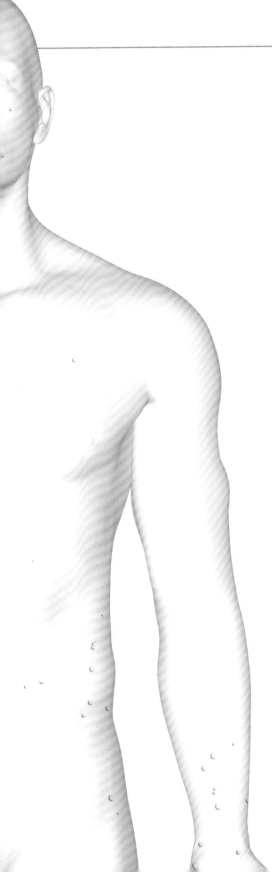

지루성 경화증(p.228)

표면이 부드러우면서 미끈한 구진이 난다. 보통 피부색을 띠지만 노란 색-갈색으로 변하기도 한다. 표면이 갈라져 있는 경우도 있다.

바이러스성 사마귀(p.229)

피부 병변에 작은 구진이 나타난다. 종류에는 밝은 갈색(얼굴에 나는 편평 사마귀)을 띤 사마귀, 검은 점이 있는 사마귀(손과 발), 손가락 같은 모양 사마귀(실모양 사마귀) 등이 있다.

일광 각화증(p.226)

햇빛에 노출되어 거칠어진 부위에 구진이 올라온다. 작은 반점부터 표면이 볼록 올라오고 딱딱한 반점까지 모양은 다양하다.

바닥(기저) 세포암(p.226)

편평한 반점에 비늘 같은 모양이 있으며 가장자리는 살짝 올라온 형태를 띤다. 아니면 동그랗게 볼록 나오거나 불규칙한 모양이기도 하다. 표면에 혈관이 살짝 보이는 경우도 있으며, 궤양(크레이터)이 생기고 낫지 않기도 한다. 만지면 단단하다.

황색판종(p.179)

속눈썹 위나 아래에 노란색 작은 종양이 생긴다. 높은 콜레스테롤 수치와 관련이 있다.

물사마귀(p.228)

작고 둥근 모양이며 전체적으로 볼록 튀어나왔지만, 중앙은 움푹 파인 형태를 띤다.

편평세포암종(p.226)

햇빛에 노출된 피부에 융기성 피부 종양이 생기며, 표면은 딱딱하고 단단하다. 결국 궤양이 생기면서 낫지 않는다.

흑색종(p.226)

보통 짙은 피부색 점이 새로 나거나 기존에 있던 점이 변해서 생긴다. 점의 색이 변하거나 진한 검정으로 바뀐다. 모양은 비대칭적이고, 경계가 불규칙하며, 지름이 7mm 이상 커지기도 하고, 위로 볼록 올라온 형태도 있다. 가렵고 피가 나기도 한다.

기분 변화

사람들의 기분은 때에 따라 바뀌지만 대부분 이유가 명확한 편이다. 예를 들어, 스트레스로 기분이 바뀌는 것처럼 말이다. 그래서 보통 혼자 해결이 가능하다. 그러나 지속적이고 반복적인 우울감이나 심한 기분 변화, 특히 정도가 너무 심해 일상에 지장을 줄 정도의 증상이 나타난다면 신체 내부의 문제일 수도 있으니 병원에 가서 진찰을 받아보는 것이 좋다.

약물과 알코올과 기분

특정 약물(고혈압 치료제나 경구용 피임약 등), 대체 요법 치료제, 기분 전환용 약물은 우울감이나 다른 기분 변화를 유발할 수 있다. 주기적으로 과음(p.243)을 하는 경우에도 비슷한 결과를 가져온다. 의존하던 특정 약물, 기분 전환용 약물, 술을 갑자기 끊을 때도 심리적인 문제가 생기기도 한다.

신체 질환과 기분

몸에 생기는 질환은 기분을 변화시키기도 해서 심각한 병을 앓는 사람은 불안감과 우울증을 얻게 되는 경우가 많다. 이런 반응은 병이 완치되거나 환자가 그 상황에 적응하면서 사라진다. 그러나 만성 질환이거나 영구적인 장애가 나타난다면 기분에도 영구적인 문제가 생길 수 있다.

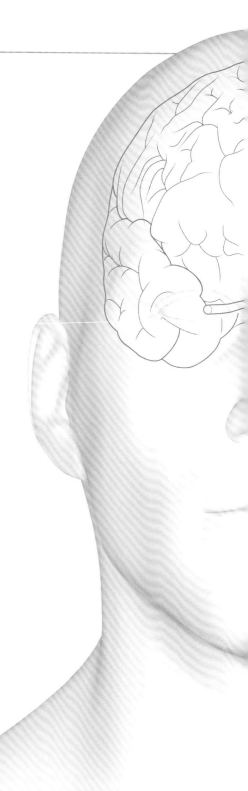

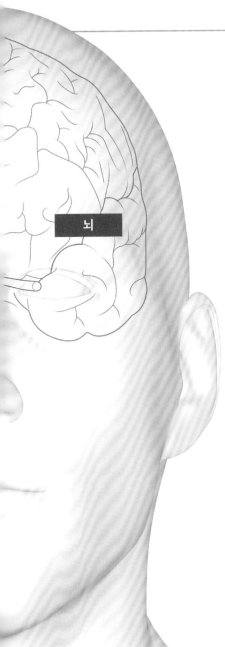

뇌

➕ 다음과 같은 증상이 나타나면 즉시 병원으로 가야 한다:

자살 충동을 느낀다.

산모가 자신의 **아기나 자신을 해치고 싶은** 충동을 느낀다.

우울증(p.242) ➕➕
지속적으로 저조한 기분, 여가활동에 대한 흥미 상실, 죄책감, 절망, 무가치함 등의 증상이 나타난다. 집중력, 기억력, 결단력 또한 저하된다.

범불안 장애(p.240) ➕➕
끊임없는 걱정에 편히 쉴 수가 없다. 뚜렷한 이유 없이도 불안을 느낀다. 그 외에 수면 장애, 예민함, 공황발작, 빠른 심장 박동(두근거림) 증상이 나타난다.

양극성 정동 장애(p.241) ➕➕
몇 달에 걸쳐 극단적인 감정 변화가 나타난다. 매우 높은 (조증이나 경조증) 상태와 낮은(우울감) 상태가 반복되는 것이다. 기분이 최고조일 때는 의기양양하고, 자신감 있으며, 잠이 오지 않고, 절제력이 상실된다. 그리고 기분이 최저일 때는 우울증을 겪는다. 자해나 자살 충동을 느낀다면 바로 병원에 가서 상담을 받아야 한다.

순환기질(p.241) ➕
양극성 정동 장애보다는 증세가 가볍고 극단적이지 않다. 심한 기분 변화가 계속되어 일상생활을 방해한다면 병원에 가보도록 하자.

계절성 우울증(p.242) ➕➕
우울증과 증상이 같지만, 가을이나 겨울에만 한정되어 나타나고 봄이 오면 좋아진다.

여성에게 국한된 질환

산후 우울증(p.242) ➕➕
우울증(위 참고) 증상이 나타난다. 아기를 돌봐야 한다는 책임감과 아기를 해칠지도 모른다는 두려움이 겹쳐 자신을 압도한다. 자신 또는 아기를 해치려는 생각이 들거나 실질적인 사건이 있었다면, 바로 병원에 가서 진찰을 받아보도록 하자.

월경전 증후군(p.212) ➕
심한 기분 변화, 예민함, 팽만감, 메스꺼움, 유방 압통, 관절통, 근육통이 나타난다. 증상은 보통 생리 2주 전에 시작되었다 생리가 끝날 때 즈음에 사라진다.

행동 장애

사람에게는 각기 다른 고유의 행동 양식이 있다. 그리고 이를 통해 직장에서나 사회에서 정상적으로 기능하며 생활하고, 타인과 감정을 교류한다. 그러나 때로는 그 행동이 사회적으로 수용되는 규범에서 벗어나서 일상생활, 인간관계, 사회활동을 방해하는 경우도 있다. 이는 정신적인 문제 또는 심리적 문제이니 전문가와 상담을 해보는 것이 좋다.

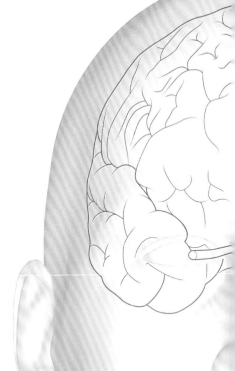

불안감과 관련됨

범불안 장애(p.240) ➕➕
끊임없는 걱정에 편히 쉴 수가 없다. 뚜렷한 이유 없이도 불안을 느낀다. 그 외에 수면 장애, 예민함, 공황발작, 빠른 심장 박동(두근거림) 증상이 나타난다.

강박 장애(p.242) ➕➕
원치 않는 생각이나 이미지가 떠올라 불안(강박)을 가중시킨다. 그래서 반복적인 행동이나 생각을 하면서 강박에서 벗어나거나, 강박에서 파생되는 불안감(강박충동)을 줄이려고 한다.

중독(p.243) ➕➕
자신뿐만 아니라 가족에게 해가 될 정도로 강박적이고 과도하게 물건을 사용하거나 활동(알코올, 약물, 도박)을 하는 증상이다. 비밀스럽게 행동하기도 한다.

공황 장애(p.240) ➕➕
식은땀, 빠른 심장 박동, 호흡 곤란, 어지러움이나 실신 등의 공황발작이 반복적으로 나타난다. 또한 가슴에 통증이 오고 초조해하며 두려움에 차기도 한다.

공포증(p.240) ➕➕
실질적으로 무해한 물체나 상황에 엄청난 공포를 느끼고 불안발작(빠른 심장 박동, 식은땀, 호흡 곤란) 증상이 나타나는 질환이다. 그래서 두려운 대상이나 상황을 피하기 위해 행동이 바뀌기도 한다.

외상 후 스트레스 장애(p.240) ➕➕
스트레스를 받은 사건 이후에, 사건의 회상, 악몽, 사건을 기억하는 것을 회피, 감정 상실, 불안감, 우울 증상이 나타나고, 약물이나 술에 빠지기도 한다.

건강염려증(심기증) ➕➕
지속적인 건강에 대한 염려 때문에 인간관계, 직장생활, 일상생활에 지장이 생긴다. 심지어는 아주 작은 증상에도 심각한 질환의 징후라 여기고 자주 병원에 간다.

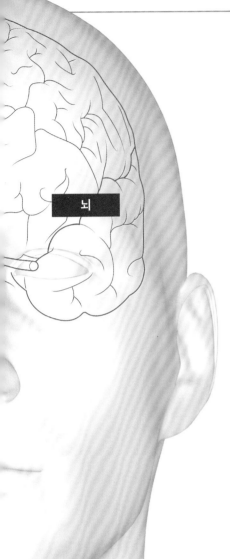

뇌

조현병(p.241) ✚✚

현실과 동떨어진 환상과 비합리적 믿음(망상)에 사로잡혀 있다. 또한 뒤죽박죽된 사고, 모순된 말, 타인의 마음을 이해하지 못 함, 흥분, 사회적 위축 증상이 나타난다.

성격 장애(p.242) ✚✚

사회적 관계를 유지하거나 기분을 다스리기가 어렵다. 단절된 느낌이 들며 때로는 예측할 수 없는 행동을 하기도 한다. 부정적인 기분에 압도된다.

섭식 장애(p.243) ✚✚

체중과 외형에 집착하면서 나타나는 질환이다. 식사를 기피하고, 과도하게 운동을 하며, 먹고 나면 억지로 토하기도 한다. 체중 감소(신경성 식욕부진증)나 체중 증가(폭식 장애)가 나타나며, 체중 변화가 없는 경우(폭식증)도 있다.

주의력 결핍 과다행동 장애(ADHD)(p.242) ✚✚

산만하고, 지시를 따르지 못하며, 과제를 끝내지 못한다. 초조해하고, 말을 많이 하며, 다른 사람을 방해하고, 순서를 기다리기 어려워하는 증상도 보인다. 아이들에게 더 많이 나타나는 질환이다.

투렛 증후군(p.243) ✚✚

반복적이고 무의식적인 근육 경련과 음성 경련이 나타난다. 머리를 흔들거나 투덜대거나 기침을 하거나 욕을 한다. 보통 어릴 때 증상이 나타나며 성인이 되면 다소 나아진다.

기억과
정신 착란

사람들은 만성 질환(치매 등) 때문에, 아니면 열(섬망) 같은 육체적인 증상 때문에 일시적으로 혼동이 오기도 한다. 이런 경우 자신의 나이, 이름, 날짜처럼 아주 단순한 질문에도 대답하지 못한다. 나이가 들면서 생기는 어느 정도의 건망증은 정상적인 현상이다.

➕ 다음과 같은 증상이 나타나면 즉시 병원으로 가야 한다:

갑자기 **심각한 혼란 상태에 빠지거나, 어쩔 줄 몰라 하거나, 방향감각을 잃거나, 환각을 본다.**

얼굴과 팔에 힘이 빠지거나 제대로 말을 하지 못한다.

신체적인 증상을 동반함

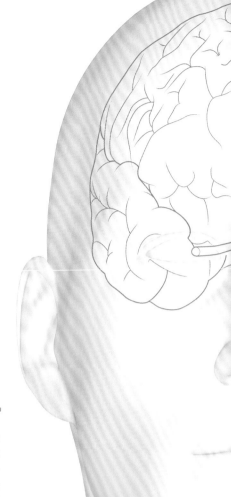

뇌졸중(p.169) ➕➕➕
정신 착란, 얼굴 비대칭, 신체 한쪽만 힘이 빠지거나, 언어 장애 증상이 나타난다. 그 외에 어지러움, 마비, 두통, 균형 감각과 운동 감각 장애가 생기기도 한다. 119에 전화해 바로 병원으로 간다.

일과성 허혈 발작(TIA)(p.169) ➕➕➕
뇌졸중(위 참고) 증상이 나타나지만, 지속 시간이 짧고 24시간 이내에 완전히 사라진다. 119에 전화해 바로 병원으로 간다.

고열 ➕➕
체온이 38℃ 이상, 정신 착란, 오한, 두통, 힘빠짐, 집중력 부족, 종일 졸림, 메스꺼움과 구토 증상이 나타난다.

저혈당증(p.219) ➕➕➕
정신 착란과 어눌한 말투 증상 후, 몽롱함, 식은땀, 메스꺼움, 떨림, 허기짐이 나타난다. 치료하지 않으면 의식불명과 발작으로 이어지기도 한다. 보통 당뇨병과 관련이 있다. 119에 전화해 바로 병원으로 간다.

머리 외상(p.167) ➕➕➕
정신 착란이 나타난 후, 상처에 혹, 멍, 출혈이 생긴다. 두통과 메스꺼움, 구토 증상이 나오기도 한다. 사건을 기억하지 못하기도 하고, 귀에서 뇌척수액이나 혈액이 흘러나오기도 하며, 졸림, 발작, 의식불명 증상이 나타나기도 한다. 증상은 외상 후 몇 시간 내지 며칠 뒤에 나오는 경우도 있다. 이런 증상이 생기면 바로 병원에 가야 한다.

파킨슨병(p.171) ➕➕
통제되지 않는 떨림이 쉬고 있을 때(보통 한 손에만) 나타난다. 그 외에 느려진 움직임, 근육 강직, 끌리는 발, 구부정한 자세, 무표정, 불면증, 우울증이 증상으로 나타난다.

뇌종양(p.168) ➕➕➕
기억력 장애가 생긴다. 허리를 구부리거나 기침할 때, 아침이 되면 두통이 더 악화된다. 시간이 지나면서 자주 발생하고, 정도도 심해진다. 다른 증상에는 메스꺼움, 구토, 성격 변화가 있고, 어눌한 말투와 신체 한쪽만 힘이 빠지는 등 뇌졸중 증상이 나타나기도 한다.

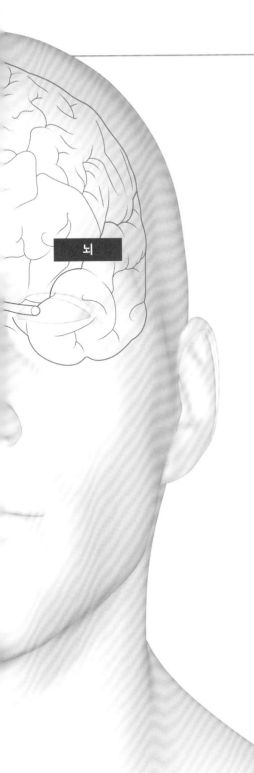

뇌

약물과 기억력

일부 처방약과 약국에 판매하는 약, 기분 전환용 약물은 정상적인 정신 기능에 영향을 줘서 정신 착란, 흐릿한 사고, 기억력 문제를 유발하기도 한다. 대표적인 약이 진정제와 수면제다. 또한 항간질제 같은 다른 약물도 기억력과 정신 기능에 영향을 줄 수 있다. 일부 약물은 갑자기 끊으면 정신 착란을 일으키기도 한다.

신체적인 증상을 동반하지 않음

치매(p.170) ➕➕
건망증이 심해진다. 글이나 말을 이해하는 것이 어려워지고, 집중력이 떨어지며, 간단한 업무도 수행하지 못한다. 또한 이곳저곳을 어슬렁대거나, 쉽게 길을 잃으며, 감정 기복이 심해지고, 성격이 변한다. 65세 이하에서는 드문 질환이다.

우울증(p.242) ➕➕
혼란스러움과 정신 착란, 건망증이 나타나며, 여가활동을 해도 즐겁지 않고 계속 기분이 저조하다. 그 외에 죄책감, 절망, 무가치함을 느낀다. 집중력, 기억력, 결단력 또한 저하된다.

불안 장애(p.240) ➕➕
곤두선 신경, 막연한 불안감, 식은땀, 빠른 심장 박동, 호흡 곤란, 어지러움, 불면증이 증상으로 나타난다.

만성 수면 부족 또는 만성 불면증(p.241) ➕➕
피로감, 하품, 집중력 저하, 건망증, 예민함, 결단력 저하, 불안감, 우울 증상이 나타난다.

알코올 남용(p.243) ➕➕
중독 증상이 나타난다. 폭력적인 행동, 정신 착란, 기억상실(예를 들어, 전날 밤 일을 기억 못 함), 숙취 증상이 나타난다.

조현병(p.241) ➕➕
뒤죽박죽인 사고, 환각, 현실과 동떨어진 비합리적 믿음(망상)이 생긴다. 또한 모순된 말, 타인의 마음을 이해 못 함, 흥분, 사회적 위축 등의 증상이 나오기도 한다.

수면 장애

천식, 수면 무호흡증, 하지불안 증후군 같은 일부 질환은 잠이 들거나 숙면을 취하는 데 직접적인 영향을 주기도 한다. 잠을 방해하는 다른 질환에는 전립샘 비대(잦은 요의), 갑상샘 항진증, 만성통증을 유발하는 질환이 있다. 수면 문제는 또한 우울증과 불안감 같은 질병의 주요 증상이기도 하다.

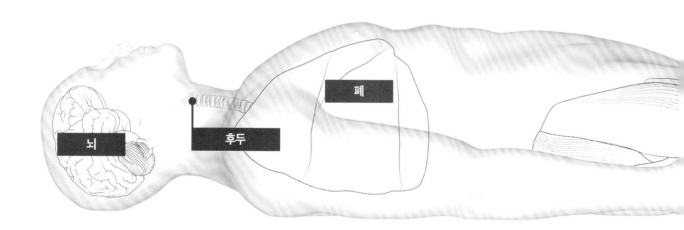

호흡 문제를 동반함

수면 무호흡증(p.191) ✚
자는 동안 10초 정도 호흡이 일시적으로 멈추는 증상이 반복되는 질환이다. 다시 호흡을 하는 순간 숨이 차서 잠깐 깨기도 한다. 그래서 낮에 졸리고, 코를 골며, 소변을 보려고 자주 깨고, 예민해진다.

천식(p.193) ✚✚
천명음, 호흡 곤란, 가슴 조임과 함께 마른기침이 계속 나온다. 증상은 보통 밤에 더 심해진다.

코골이

수면 중 코에서 나는 시끄러운 소리는 기도가 좁아질 때 입이나 코, 목 뒤쪽에 있는 부드러운 조직이 떨리면서 나게 된다. 술을 마셨거나, 진정제를 복용하거나, 흡연을 하거나, 목 주변에 지방이 많은 경우에도 코를 골 수 있다. 또한 수면 무호흡증(p.191), 감기 같은 감염, 고초열(p.190), 아데노이드 비대증, 드물지만 코사이막 만곡증(p.190) 같은 비정상적인 코 구조로도 발생할 수 있다.

우울증(p.242) ✚✚
불면증이 생기고 자고 일어나도 개운하지 않다. 그 외에 지속적으로 저조한 기분, 여가활동에 대한 흥미 상실, 죄책감, 무가치함, 절망 등의 증상이 나타난다. 집중력, 기억력, 결단력 또한 저하된다.

불안 장애(p.240) ✚✚
불면증이 있고, 아침에 일찍 깨며, 악몽을 꾸기도 해서 숙면을 제대로 취하지 못한다. 그 외 증상에는 곤두선 신경, 막연한 불안함, 식은땀, 빠른 심장 박동, 호흡 곤란, 어지러움이 있다.

악몽과 야경증(p.241) ✚
한밤중에 생생하면서 유쾌하지 못한 꿈 때문에 잠에서 깬다. 보통 두려움, 괴로움, 불안을 강하게 느낀다.

알츠하이머병(p.170) ✚✚
수면 장애는 알츠하이머병의 흔한 증상 중 하나다. 다른 증상에는 기억력 감퇴, 판단력 저하, 기분 변화, 불안, 초조, 정신 착란, 망상, 행동 변화가 있다.

파킨슨병(p.171) ✚✚
무의식적 떨림이 쉴 때 나타난다. 또한 움직임이 느려지고 근육이 뻣뻣해지기도 한다. 불면증 또한 흔한 증상 중 하나다.

수면 발작(기면증)(p.167) ✚
낮에 갑자기 반복적으로 잠이 드는 증상이 특징이다. 낮에 항상 피곤해하고, 일어나거나 잠이 들 때 일시적인 마비가 오고, 잠에서 깨면 일시적으로 근육 조절력을 잃기도(탈력 발작) 한다.

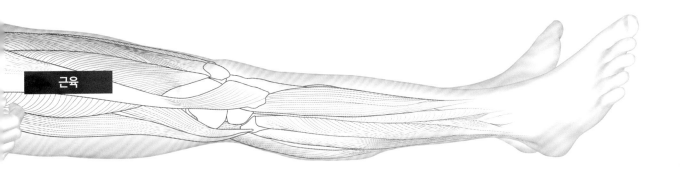

근육

하지불안 증후군(p.162) ✚✚
다리에 뭔가가 기어 다니는 듯한 불쾌감, 작열감, 따끔거림, 통증이 나타나서 다리를 움직이고 싶은 충동에 휩싸인다. 수면 중에 무의식적으로 다리와 팔을 흔들기도 한다. 보통 밤에 나타나기 때문에 불면증을 유발할 수 있다.

제 2 부
머리부터 발가락까지 증상 가이드

머리 앞쪽

머리에는 뇌를 포함해서 매우 중요한 기관들이 들어 있다. 그래서 긴장성두통과 편두통을 포함한 두통으로도 사람을 쇠약하게 만들 수 있다. 머리를 다치면 빠르게 병원에 가야 한다. 다음에 소개하는 질환에서 별도의 설명이 없다면 증상은 한쪽이나 양쪽에 모두 나타난다고 알아두자.

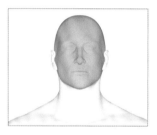

참고하기
머리 옆쪽 pp.50~51,
머리카락과 두피 pp.52~53,
코 pp.64~65

긴장성 두통(p.166) ✚

관자놀이와 눈에 통증이나 압력을 느낀다. 이런 증상은 머리 전체로 퍼질 수 있으며, 마치 머리를 밴드로 조이고 있는 것 같은 느낌이다. 스트레스와 관련이 있다.

약물 과다 두통(p.166) ✚✚

긴장성 두통이나 편두통 같은 두통이 생기지만, 평소에 먹는 진통제로도 나아지지 않고, 오히려 더 나빠지기도 한다.

군발성 두통(p.166) ✚✚

한쪽 머리, 특히 눈 주변에 찌르는 듯한 심한 통증이 나타난다. 하루에 여러 번 겪기도 한다. 눈이 충혈되고, 눈물이 나며, 얼굴이 붉어지며 홍조가 생기고, 식은땀이 나기도 한다.

몽롱함과 실신

몽롱하거나 쓰러질 것 같은 느낌은 여러 가지 질환이 원인일 수 있다. 반복적으로 쓰러진다면 내부 질환(pp.14~15 참고)을 의심해보자.

미주신경성 실신 ✚

메스꺼움, 식은땀, 몽롱함, 흐릿한 시야가 증상으로 나타난 후 쓰러진다. 보통 정신적인 스트레스가 원인이다.

저혈당증(낮은 혈당)(p.219) ✚✚✚

몽롱함, 땀, 메스꺼움, 떨림, 허기짐이 시작되고, 점차 어눌한 말투, 정신 착란, 의식불명, 발작으로 이어질 수 있다. 보통 당뇨병과 관련이 있다. 119에 전화해 바로 병원으로 간다.

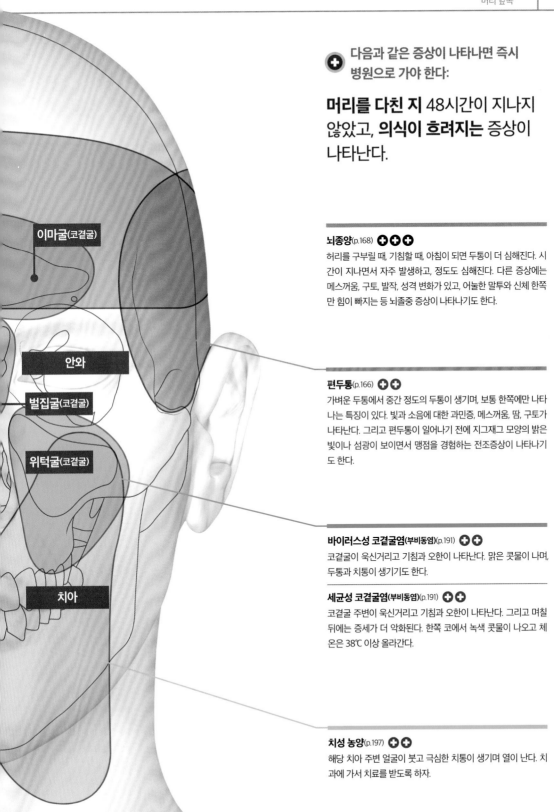

이마굴(코곁굴)

안와

벌집굴(코곁굴)

위턱굴(코곁굴)

치아

다음과 같은 증상이 나타나면 즉시
병원으로 가야 한다:

머리를 다친 지 48시간이 지나지 않았고, 의식이 흐려지는 증상이 나타난다.

뇌종양(p.168) ✚✚✚

허리를 구부릴 때, 기침할 때, 아침이 되면 두통이 더 심해진다. 시간이 지나면서 자주 발생하고, 정도도 심해진다. 다른 증상에는 메스꺼움, 구토, 발작, 성격 변화가 있고, 어눌한 말투와 신체 한쪽만 힘이 빠지는 등 뇌졸중 증상이 나타나기도 한다.

편두통(p.166) ✚✚

가벼운 두통에서 중간 정도의 두통이 생기며, 보통 한쪽에만 나타나는 특징이 있다. 빛과 소음에 대한 과민증, 메스꺼움, 땀, 구토가 나타난다. 그리고 편두통이 일어나기 전에 지그재그 모양의 밝은 빛이나 섬광이 보이면서 맹점을 경험하는 전조증상이 나타나기도 한다.

바이러스성 코곁굴염(부비동염)(p.191) ✚✚

코곁굴이 욱신거리고 기침과 오한이 나타난다. 맑은 콧물이 나며, 두통과 치통이 생기기도 한다.

세균성 코곁굴염(부비동염)(p.191) ✚✚

코곁굴 주변이 욱신거리고 기침과 오한이 나타난다. 그리고 며칠 뒤에는 증세가 더 악화된다. 한쪽 코에서 녹색 콧물이 나오고 체온은 38℃ 이상 올라간다.

치성 농양(p.197) ✚✚

해당 치아 주변 얼굴이 붓고 극심한 치통이 생기며 열이 난다. 치과에 가서 치료를 받도록 하자.

머리 옆쪽

머리 옆쪽 부분은 턱과 귀, 코곁굴(부비동)에서 생기는 문제를 발견하거나 통증을 느낄 수 있는 곳이다. 증상은 부상 같은 외부 요인 때문일 수도 있고, 감염이나 뇌졸중, 혈전 같은 내부 질환 때문에 나타날 수도 있다.

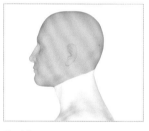

참고하기
머리 앞쪽 pp.48~49,
코 pp.64~65,
목 pp.72~73

거대 세포 동맥염(p.183) ✚✚✚ ✚
머리 한쪽이나 양쪽 관자놀이에 작열감을 느끼는 질환이다. 두피에 압통을 느끼기도 하고, 음식물을 씹을 때 얼굴에 통증을 느끼기도 한다. 열이 나고 피로하며, 심할 경우 시력을 상실할 수도 있다. 혹은 어깨 결림과 어깨 통증을 느끼기도 한다.

귀밑샘(침샘 중 하나)돌(결석)(p.198) ✚ ✚
귀 바로 아래쪽 턱이 부어오르면서 통증을 느끼는 질환이다. 음식을 먹을 때 불편함과 부종이 심해질 수도 있다.

귀밑샘염(이하선염)(p.198) ✚✚✚ ✚✚
귀밑샘이 부어오르는 질환이다. 해당 피부에 발적과 통증이 생긴다.

볼거리(유행 귀밑샘염)(p.233) ✚ ✚
두통, 열, 컨디션 난조를 동반하는 질환이다. 한쪽 또는 양쪽 귀 앞쪽 아랫부분이 눈에 띄게 붓는다. 가끔 아랫배 통증이 생기기도 하고 남성의 경우 고환을 만지면 통증을 느끼기도 한다.

귀밑샘(침샘) 종양(p.198) ✚ ✚
볼이 점차 부어오른다. 양성 종양이라면 만졌을 때 말랑하고 천천히 커지지만, 악성일 경우 더 딱딱하고 통증을 유발하며 커지는 속도가 빠르고 얼굴이 비대칭되기도 한다.

턱관절 장애(p.159) ✚ ✚
귀통증, 두통, 턱선에 통증을 유발하며, 입을 벌리거나 다물 때 턱에서 소리가 난다.

삼차 신경통(p.172) ✚ ✚
한쪽 뺨, 잇몸, 치아, 턱에 찌릿한 통증이 반복되는 질환이다. 보통 이런 증상은 몇 초 만에 사라지지만 며칠 동안 지속되기도 한다.

비정형적인 얼굴 통증(p.172) ✚ ✚
얼굴 한쪽에 원인불명의 극심한 통증과 작열감을 느끼는 질환이다.

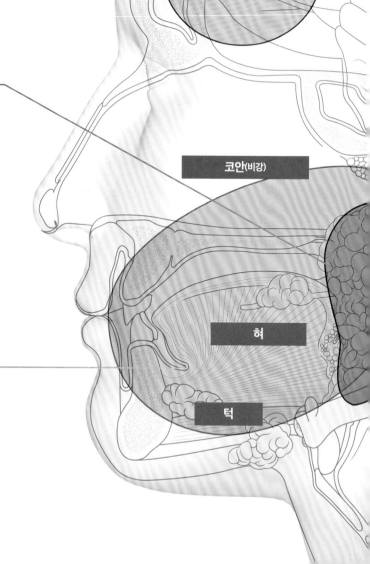

코안(비강)

혀

턱

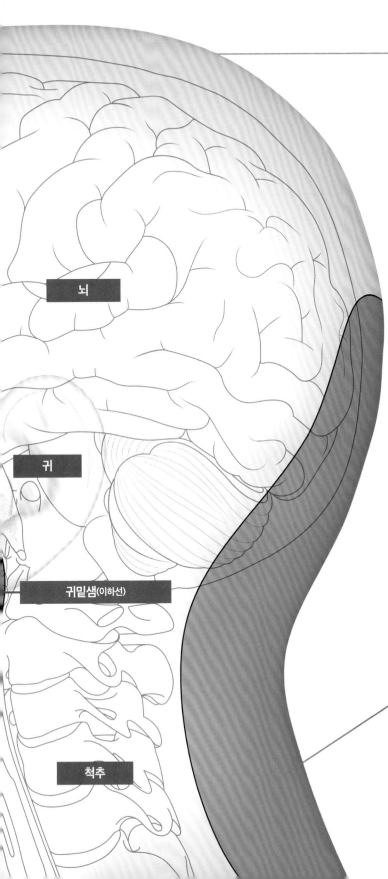

뇌

귀

귀밑샘(이하선)

척추

 다음과 같은 증상이 나타나면 즉시
병원으로 가야 한다:

머리를 다친 지 48시간 내 의식이 흐려지는 느낌을 받는다.

편두통(p.166)
중간 정도 두통에서 심한 두통까지 정도는 다양하지만, 일반적으로 한 쪽에만 통증이 나타나는 것이 특징이다. 메스껍고 땀이 나며 구토를 하기도 한다. 또는 편두통이 일어나기 전에 지그재그 모양의 밝은 빛이나 섬광이 보이면서 맹점을 경험하는 전조증상이 나타나기도 한다.

뇌졸중(p.169)
다음과 같은 증상들이 갑자기 나타난다. 얼굴 비대칭, 신체 한쪽에 힘이 빠짐, 말투가 어눌해짐, 뭔가를 삼키기 어려움, 사물이 겹쳐 보임, 운동 능력이 상실됨. 이런 증상이 나타난다면 119에 전화해 바로 병원으로 간다.

일과성 허혈 발작(p.169)
뇌졸중 증상(위 설명 참고)이 24시간 이내에 사라진다. 이런 증상이 나타난다면 119에 전화해 바로 병원으로 간다.

경질막밑(경막하) 혈종(p.170)
머리를 다치면서 의식을 잃었다면 의심해볼 수 있다. 증상은 바로 나타나기도 하지만, 며칠, 혹은 몇 주에 걸쳐 서서히 생기기도 한다. 보통 두통, 메스꺼움, 구역질을 느끼지만, 말이 어눌해지고 신체 한쪽에 힘이 빠지는 등 뇌졸중 증상이 나타나기도 한다. 119에 전화해 바로 병원으로 간다.

경질막바깥(경막외) 혈종(p.170)
머리를 다치면서 의식을 잃었다가 정신을 차린다. 그리고 괜찮은 듯하다가 다시 의식을 잃는 증상을 보인다. 아니면 의식이 있는 상태에서 메스꺼움, 두통, 구토 또는 뇌졸중 증상(위 참고)이 나올 수도 있다. 119에 전화해 바로 병원으로 간다.

경부척추증(p.158)
가벼운 통증에서 중간 정도의 통증이 목부터 머리 뒤쪽과 옆쪽까지 이어진다.

거미막밑(지주막하) 출혈(p.170)
뒤통수에서 갑작스레 극심한 통증이 일어난다. 주요 증상에는 목 경직, 구토, 눈부심 등이 있지만, 어눌한 말투, 신체 비대칭, 의식 상실 같은 뇌졸중 증상이 나타나기도 한다. 119에 전화해 바로 병원으로 간다.

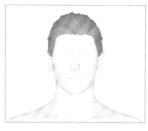

참고하기
얼굴 pp.54~55

머리카락과 두피

머리카락과 두피에 생기는 문제는 보통 가려움, 자극, 탈모를 유발하기 때문에 괴로울 수 있다. 급격한 다이어트 등으로 생긴 스트레스와 질병으로 머리카락이 비정상적으로 빠지기도 하고, 출산 후 몇 달간 머리가 많이 빠지기도 한다.

두피

탈모

휴지기 탈모(p.230) ➕ ➕
탈모가 갑자기 시작된다. 남아 있는 머리카락에는 눈에 띄는 변화가 없고, 두피도 정상으로 보인다.

산재성 탈모증(p.230) ➕ ➕
머리가 빠지면서 두피가 비어 보이고 머리카락이 더 가늘어진다.

원형 탈모증(p.230) ➕ ➕
동그란 형태로 머리카락이 빠지며, 가장자리에는 아주 짧은 머리카락('느낌표 모양' 모발)이 남는다.

머리백선(백선균)(p.230) ➕ ➕ ➕
두피가 붉어지고, 각질이 생기며, 부분적으로 탈모가 일어난다. 때로는 감염으로 부드럽고 말랑한 종기가 나기도 한다. 아이들에게 더 흔하게 나타난다.

견인성 탈모(p.230) ➕ ➕
머리카락을 반복적으로 펴거나, 꼬거나, 잡아당겨서 관자놀이 주변에 탈모가 일어나는 질환이다.

원반모양 홍반 루푸스(DLE)(p.189) ➕ ➕ ➕
한 부분에 완전한 탈모가 일어나며, 그 부위의 피부는 번들거리고 상처가 남는다. 또한 피부가 붉어지거나 각질이 일어나기도 한다.

편평태선(흉터 탈모증)(p.222) ➕ ➕ ➕
머리카락이 없어 번들거리는 구진이 나면서 흉터가 생긴다. 비늘 같은 각질이 올라오거나 보라색을 띠기도 한다.

발모광(p.230) ➕ ➕
충동적으로 머리카락을 뽑는 강박 행동이 원인이다. 뽑힌 부위에는 주로 짧은 머리카락만 남으며 모발은 점차 얇아진다.

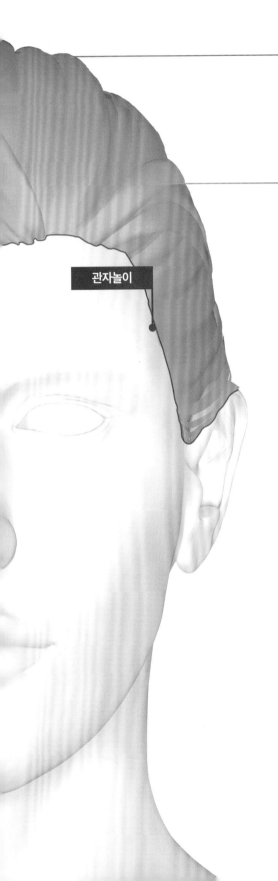

관자놀이

머릿니(p.231) ✛ ❊
두피가 가렵고 두피에 검붉은 '반점'들이 생긴다. 두피에서 약 2.5cm 정도 떨어진 머리카락에서 베이지색 서캐(알)를 발견할 수 있고, 머릿니가 돌아다니는 것이 보일 수도 있다. 약사와 상담을 해보자.

두피 변화

비듬(p.230) ✛ ❊
두피에 흰색의 잔각질이 생긴다. 두피는 붉어지지 않는다. 약사와 한번 상담해보자.

일광 각화증(p.226) ✛
햇빛에 의한 손상으로 피부가 거칠어지고, 피부에 딱딱한 부스럼이 볼록 올라온다. 두피에 생기면 그 부위의 머리카락이 빠지거나 가늘어진다.

지루성 피부염(p.222) ✛✛❊
두피에 흰색 잔각질(비듬)이 많이 올라온다. 또한 두피가 붉어지고 가렵다. 눈썹과 코 양쪽에 붉은 발진과 각질이 생길 수도 있다.

건선(p.222) ✛✛❊
두피에 비늘 같은 흰색 각질로 덮인 두꺼운 구진이 나며, 신체 다른 부위에 생길 수도 있다.

피지낭종(p.225) ✛❊
두피에 단단하고 통증이 없는 낭종이 생긴다. 아프거나 붉어지면 감염이 되었다는 의미일 수 있다.

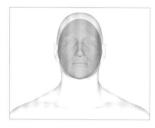

얼굴

얼굴은 신경으로 조절된다. 이런 신경이 제 기능을 못 하거나 근육이 약해지면 얼굴이 쳐지기도 한다. 피부에 질환이 생기면 수치심이나 불안을 느끼게 될 수도 있으니, 병원에 가서 진찰을 받아보고 피부를 개선하도록 노력해보자.

참고하기
머리 앞쪽 pp.48~49,
눈 외관 pp.56~57,
코 pp.64~65

땀관종(한관종)(p.226) ✚✚
눈 위나 아래에 아주 작은 종양이 볼록 나온다.

얕은 연조직염(단독)(p.228) ✚✚✚✚
얼굴 한쪽에 발적이 갑자기 생긴다. 통증, 발열, 물집이 나타나기도 한다.

얼굴 힘빠짐

얼굴 신경마비(p.173) ✚✚✚
얼굴 한쪽에 힘이 갑자기 빠지면서 눈이 제대로 감기지 않는다. 이마의 주름이 줄어들고, 웃을 수 없으며, 입이 한쪽으로 늘어진다.

일과성 허혈 발작(p.169) ✚✚✚
24시간 이내로 사라지는 뇌졸중(아래 참고) 증상이 나타난다. 119에 전화해 바로 병원으로 간다.

뇌졸중(p.169) ✚✚✚
얼굴에 갑자기 힘이 빠지면서 언어 장애와 신체 한쪽에 마비가 오기도 한다. 119에 전화해 바로 병원으로 간다.

중증 근무력증(p.163) ✚✚
얼굴과 목에 있는 근육이 약해져서 눈을 뜨거나 음식물을 삼키는 등의 동작이 어렵다. 증상은 시간이 가면서 계속 진행된다.

치성 농양(p.197) ✚✚
위쪽 또는 아래쪽 턱 주변이 갑자기 붓는다. 치통이 생길 수 있으니 바로 치과에 가보도록 하자.

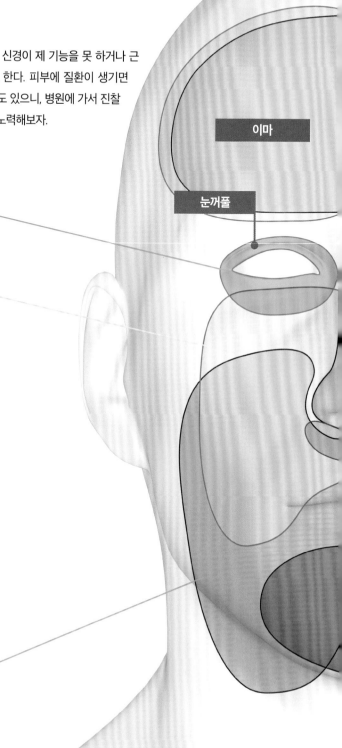

이마

눈꺼풀

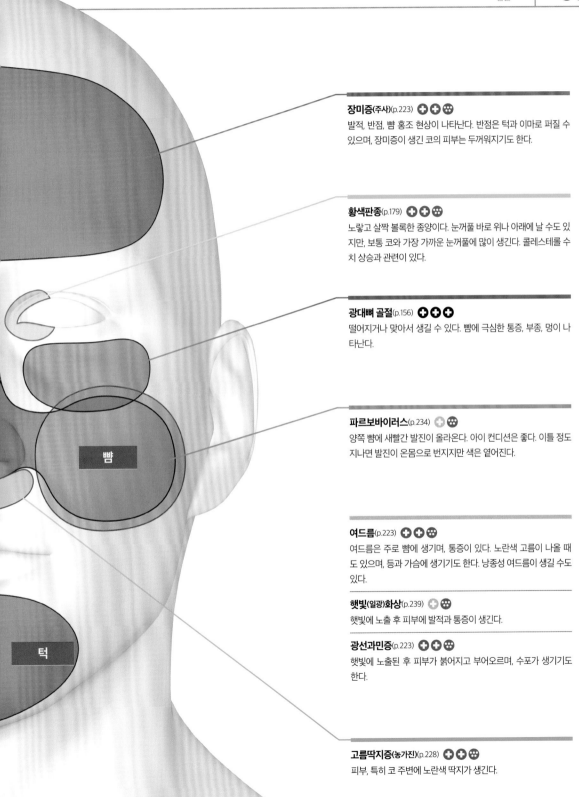

장미증(주사)(p.223) ⊕ ⊕ ☻
발적, 반점, 뺨 홍조 현상이 나타난다. 반점은 턱과 이마로 퍼질 수 있으며, 장미증이 생긴 코의 피부는 두꺼워지기도 한다.

황색판종(p.179) ⊕ ⊕ ☻
노랗고 살짝 볼록한 종양이다. 눈꺼풀 바로 위나 아래에 날 수도 있지만, 보통 코와 가장 가까운 눈꺼풀에 많이 생긴다. 콜레스테롤 수치 상승과 관련이 있다.

광대뼈 골절(p.156) ⊕ ⊕ ⊕
떨어지거나 맞아서 생길 수 있다. 뺨에 극심한 통증, 부종, 멍이 나타난다.

파르보바이러스(p.234) ⊕ ☻
양쪽 뺨에 새빨간 발진이 올라온다. 아이 컨디션은 좋다. 이틀 정도 지나면 발진이 온몸으로 번지지만 색은 옅어진다.

여드름(p.223) ⊕ ⊕ ☻
여드름은 주로 뺨에 생기며, 통증이 있다. 노란색 고름이 나올 때도 있으며, 등과 가슴에 생기기도 한다. 낭종성 여드름이 생길 수도 있다.

햇빛(일광)화상(p.239) ⊕ ☻
햇빛에 노출 후 피부에 발적과 통증이 생긴다.

광선과민증(p.223) ⊕ ⊕ ☻
햇빛에 노출된 후 피부가 붉어지고 부어오르며, 수포가 생기기도 한다.

고름딱지증(농가진)(p.228) ⊕ ⊕ ☻
피부, 특히 코 주변에 노란색 딱지가 생긴다.

뺨

턱

눈 외관

환경에 노출된 눈은 감염이나 알레르기가 생기는 경우도 많다. 대상포진
같은 질환은 눈에도 통증을 일으키기 때문에 병원 치료가 필요하다.

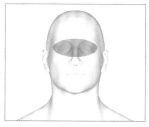

참고하기
눈 시력 pp.58~59

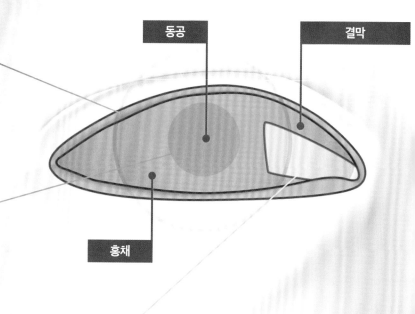

동공

결막

홍채

눈꺼풀염(p.179) ⊕
속눈썹이 시작되는 곳에 딱딱한 좁쌀 같은 것이 나서 자극,
욱신거림, 이물감이 생긴다. 노인에게 더 흔한 질환이다.

다래끼(p.178) ⊕ ⊕
속눈썹 끝에 작고 노란 농양(고름집)이 난다. 눈꺼풀이 붉어
지고, 약한 자극이 있다.

결막염(세균성)(p.177) ⊕ ⊕
발적, 자극, 노란색 눈곱, 눈꺼풀이 끈적해진다.

결막염(알레르기성)(p.177) ⊕ ⊕
눈 가려움, 발적, 눈물, 부기가 증상으로 나타나며, 고름은 생
기지 않는다. 재채기와 콧물이 나기도 한다.

결막염(바이러스성)(p.177) ⊕ ⊕
분홍색 눈, 빛 과민증, 자극, 눈물이 증상으로 나타나며, 보통
인후통, 콧물, 기침을 동반한다.

결막밑 출혈(p.177) ⊕ ⊕
눈에 출혈이 발생하며, 약한 자극이 있다.

군날개(익상편)(p.177) ⊕ ⊕
눈 안쪽 조직이 자라 가장자리부터 덮으면서, 눈이 살짝 충
혈되고 약한 자극이 있다. 건조하고 더운 기후에서 더 흔하
게 나타나는 질환이다.

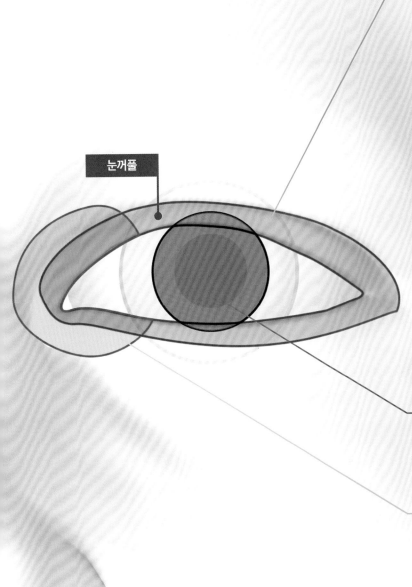

눈꺼풀

다래끼(p.178) ✚ 🔅

속눈썹 끝에 작고 노란 농양이 난다. 눈꺼풀이 붉어지고, 약한 자극이 있다.

눈꺼풀속말림(안검내반)(p.179) ✚✚✚

눈꺼풀이 안으로 말려 있어서 자극, 눈물과 가벼운 발적이 나타난다.

눈꺼풀겉말림(안검외반)(p.179) ✚✚✚

눈꺼풀이 밖으로 뒤집혀 욱신거림, 눈물, 발적이 나타난다. 보통 아래쪽 눈꺼풀에만 발생한다.

눈꺼풀처짐(안검하수)(p.179) ✚✚

위쪽 눈꺼풀이 처지면서 눈을 덮는다. 동공을 살짝, 또는 완전히 덮을 만큼 내려올 수도 있다.

습진(p.222) ✚✚

눈 주변 피부가 가렵고, 건조하며 갈라진다. 각질이 일어나기도 한다.

콩다래끼(p.178) ✚ 🔅

눈꺼풀에 작은 혹(낭종)이 생기면서 불편한 느낌이 든다. 낭종은 붉은색을 띨 수도 있다. 위쪽 눈꺼풀에 더 흔하게 생긴다.

연조직염(봉소염)(p.228) ✚✚ 🔅

눈꺼풀에 열감, 발적, 부종 등이 나타나며, 통증이 생긴다. 눈썹이나 뺨에 생길 수도 있다. 병원에 가보는 것이 좋다.

트라코마(p.177) ✚✚✚

눈곱이 많이 생긴다. 그 외에 통증, 눈꺼풀 부종, 자극, 빛 과민증이 나타난다. 열대 지방에서 더 많이 나타나는 질환이다.

급성 포도막염(p.177) ✚✚✚

발적, 빛 과민증, 심하지 않은 통증이 생기며, 시야가 흐려진다.

황색판종(p.179) ✚✚ 🔅

노랗고 살짝 볼록한 종양이다. 눈꺼풀 바로 위나 아래에 날 수도 있지만, 보통 코와 가장 가까운 눈꺼풀 부위에 많이 생긴다. 콜레스테롤 수치 상승과 관련이 있다.

대상포진(p.233) ✚✚✚ 🔅

중간 수준에서 심한 수준의 통증과 함께 눈이 충혈된다. 얼굴 한쪽 피부에 물집이 생긴다.

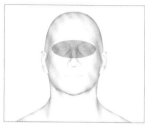

참고하기
눈 외관 pp.56~57

눈 시력

사람의 시력은 시간이 지나면서 점차 바뀔 수 있으며, 전문 안경사가 추천하는 안경으로 이를 교정할 수 있다. 그러나 갑자기 시력이 상실되는 증상은 응급 상황이니 바로 병원에 가야 한다.

실명

당뇨망막병증(p.220) ➕➕➕
시야가 흐려지거나 눈의 중앙부터 서서히 시력이 떨어진다. 또는 갑자기 실명이 되기도 한다. 당뇨병 환자에게서만 볼 수 있는 질환이다.

만성 녹내장(p.178) ➕➕
처음에는 외곽부터 시야가 흐려지기 시작해 서서히 시력이 약해지는 질환이다. 노인들에게 더 흔하게 나타난다. 이런 증상이 생기면 병원에 가서 상담을 받아보자.

망막정맥 혈전증(p.178) ➕➕➕
한쪽 눈이 갑자기 실명된다. 통증의 여부는 사람마다 다르다.

망막동맥 혈전증(p.178) ➕➕➕
한쪽 눈이 갑자기 실명된다. 통증은 없다.

급성 녹내장(p.178) ➕➕➕
한쪽 눈에 갑자기 심각한 통증이 생기면서 시력이 떨어진다. 그리고 충혈, 주위에 달무리가 생기고, 눈물, 빛 민감성, 구토 증상이 나타나기도 한다.

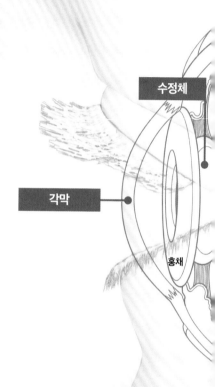

수정체

각막

홍채

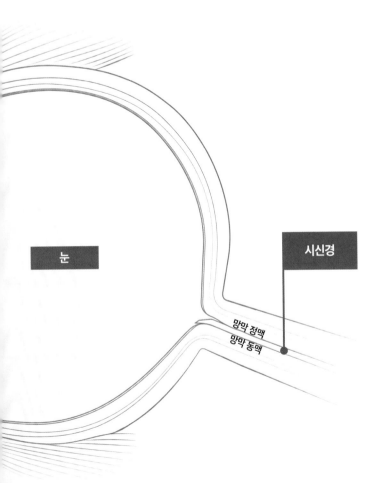

흐릿한 시야

백내장(p.177) ✚✚
시야가 흐려지고 뿌옇게 보인다. 또한 눈부심이 심하고 물체의 색이 노란색/갈색으로 보인다. 의사와 상담해보자.

당뇨망막병증(p.220) ✚✚✚
시야가 흐려지거나 눈의 중앙부터 서서히 시력이 떨어진다. 또는 갑자기 실명이 되기도 한다. 당뇨병 환자에게서만 볼 수 있는 질환이다.

사시(p.178) ✚✚
사물이 흐릿하거나 겹쳐 보인다. 양쪽 눈의 시선(나란히)이 달라 같은 방향을 바라보지 않는다. 어릴 때 발생하는 경우가 많다. 의사와 상담해보자.

급성 포도막염(p.177) ✚✚✚
발적, 빛 과민증, 심하지 않은 통증이 생기며, 시야가 흐려진다.

비문증과 섬광현상

편두통(p.166) ✚✚
심한 두통과 함께 지그재그 모양의 밝은 빛이나 섬광이 보인다.

후유리체박리(p.178) ✚✚✚
섬광현상과 함께 검은 점('비문증')이 떠다니는 것이 보인다.

망막박리(p.178) ✚✚✚
섬광현상과 함께 많은 수의 검은 점이 떠다니는 비문증이 나타난다. 그리고 검은 '커튼'이 쳐진 것처럼 시야가 좁아진다.

시력 장애

근시(p.179) ✚✚
멀리 있는 사물이 잘 보이지 않는다. 안경사와 상담해보도록 하자.

원시(p.179) ✚✚
가까이에 있는 사물이 잘 보이지 않는다. 안경사와 상담해보도록 하자.

황반변성(p.178) ✚✚
물체를 세세히 보거나, 타인의 얼굴을 알아보기 힘들며, 뭔가를 읽거나 TV를 보는 것도 어려워진다. 직선이 마치 곡선처럼 보인다.

난시(p.179) ✚✚
가깝거나 먼 곳에 있는 물체를 정확히 보기 어렵다. 안경사와 상담해보도록 하자.

귀 외관

귀통증은 보통 어린아이가 흔하게 걸리는 가운데귀염 때문에 발생할 수 있고, 귀 변형은 피어싱이나 또는 럭비 같은 운동경기 중 부상으로 생기기도 한다.

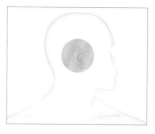

참고하기
머리 옆쪽 pp.50~51,
귀 청력 pp.62~63

통풍결절(p.159) ✚✚✚
귓바퀴에 작고 하얀 응어리 같은 것이 나며 통증을 유발할 수 있다.

켈로이드 흉터(p.227) ✚✚
피어싱을 한 자리에 혹 같은 것이 올라온다.

귀 연골염(p.174) ✚✚✚
통증과 함께 귀에 발적이 나타난다. 바깥귀 감염이거나, 과거 귀의 단단한 부위에 했던 피어싱 때문에 생길 수 있다.

귀 혈종(p.174) ✚✚
과거 귀에 상처를 입어 피가 난 후에 부종과 통증이 나타난다.

바깥귀길염(외이도염)(p.174) ✚✚
귓속이 가렵고 아프며, 귀를 잡아당기면 증상이 더 심해진다.

접촉성 피부염(p.222) ✚✚✚
액세서리, 크림, 귀걸이를 사용한 후 피부에 빨갛고 가려운 발진이 생긴다.

대상포진(p.233) ✚✚✚
귀, 얼굴, 입, 혀에 물집이 생기면서 통증을 유발한다. 얼굴 한쪽이 처지고 귀가 들리지 않는다. 그 외에 이명, 현기증(어지러움)도 나타날 수 있다.

바깥귀(외이)

귓바퀴

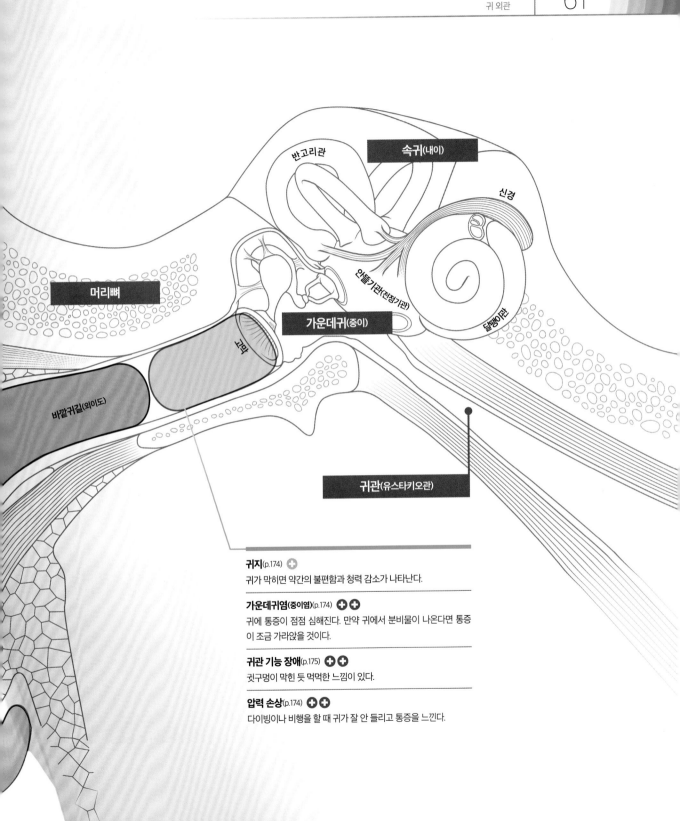

반고리관

속귀(내이)

신경

머리뼈

안뜰기관(전정기관)

가운데귀(중이)

달팽이관

고막

바깥귀길(외이도)

귀관(유스타키오관)

귀지(p.174) ✛
귀가 막히면 약간의 불편함과 청력 감소가 나타난다.

가운데귀염(중이염)(p.174) ✛✛
귀에 통증이 점점 심해진다. 만약 귀에서 분비물이 나온다면 통증이 조금 가라앉을 것이다.

귀관 기능 장애(p.175) ✛✛
귓구멍이 막힌 듯 먹먹한 느낌이 있다.

압력 손상(p.174) ✛✛
다이빙이나 비행을 할 때 귀가 잘 안 들리고 통증을 느낀다.

귀 청력

청력 감소는 나이가 들면서 생기는 자연스러운 현상이다. 젊은 사람들에게 생기는 난청은 귀지가 쌓이거나 가운데귀염 등의 문제에서 비롯되었을 수 있다. 한쪽에 난청이 생기면 병원에 가서 검사를 받아보는 것이 좋다.

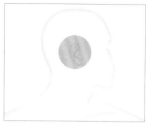

참고하기
귀 외관 pp.60~61

청력 손실

노인성 난청(p.174) ✚
양쪽 귀의 청력이 서서히 상실된다. 나이가 들면 생기는 질환이다. 고주파 영역에서 청력이 감소하기 시작해 서서히 저주파 영역으로 진행된다. 주변 소음도 점차 안 들리게 된다. 보청기가 필요하다면 의사와 먼저 상담해보자.

가운데귀염(삼출성 중이염)(p.174) ✚✚
청력이 감소(TV 소리를 높여야 잘 들린다)하고 말소리가 평소보다 더 작게 들린다. 최근에 감기에 걸렸을 수 있다. 아이들에게 더 잘 나타나는 질환이다.

미로염(p.176) ✚✚
현기증이 머리를 움직이면 더 심해진다. 그 외에 이명, 청력 상실, 발열, 귀가 먹먹한 증상이 나타나기도 한다.

메니에르병(p.176) ✚✚
어지러움, 청력 상실, 이명이 증상으로 나타난다. 증상은 몇 분에서 며칠 동안 이어지기도 한다.

귀지(p.174) ✚
귀가 막히면 약간의 불편함과 청력 감소가 나타난다.

귀경화증(p.174) ✚✚
양 귀에 난청이 생기며 점점 심해진다. 소음이 심한 곳에서 소리가 더 잘 들리는 경우도 있다. 그 외에 이명과 현기증이 증상으로 나타나며, 여성에게 더 흔한 질환이다.

속귀신경집종(p.176) ✚✚✚
이명과 함께 한쪽 귀의 청력이 점점 감소한다. 균형감각 상실, 두통, 해당 부위의 얼굴이 마비 또는 힘이 빠지는 증상이 나타나기도 한다.

감각신경 난청(p.174) ✚✚
귀 한쪽이 갑자기 잘 안 들리기 시작한다. 바로 병원에 가보는 것이 좋다.

고막 파열(p.175) ✚✚
짧고 강렬한 통증 이후 잠시 귀가 안 들릴 수 있다. 출혈이나 분비물이 조금 나오기도 한다.

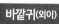
바깥귀(외이)

어지러움을 동반함

미로염(p.176) ✚✚
머리를 움직이면 현기증이 더 심해진다. 그 외에 이명, 청력 상실, 발열, 귀가 먹먹한 증상이 나타나기도 한다.

메니에르병(p.176) ✚✚
어지러움, 청력 상실, 이명이 증상으로 나타난다. 증상은 몇 분에서 며칠 동안 이어지기도 한다.

안뜰(전정)신경염(p.176) ✚✚
어지러움, 메스꺼움, 구토가 갑자기 나타나며, 비틀거리기도 한다.

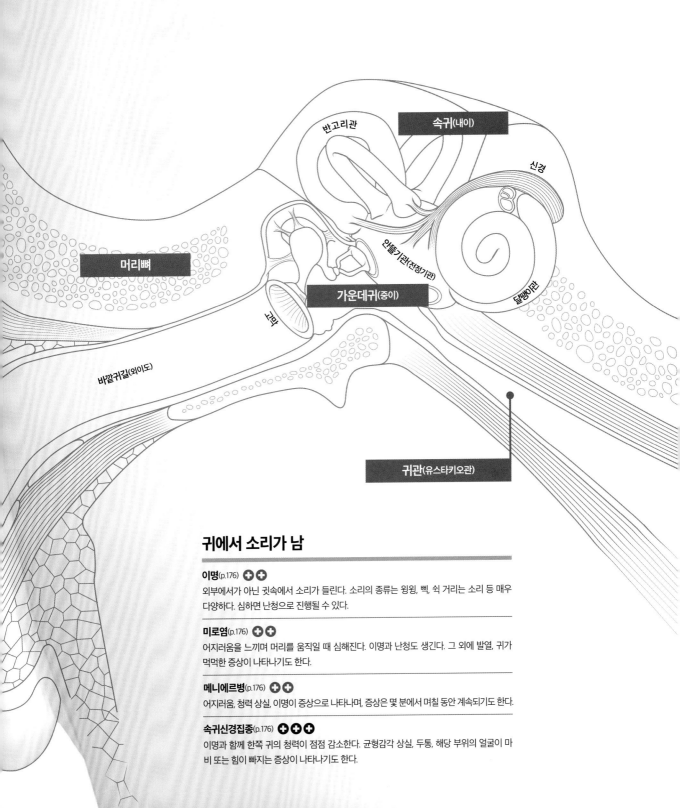

반고리관

속귀(내이)

신경

머리뼈

안뜰기관(전정기관)

가운데귀(중이)

고막

바깥귀길(외이도)

달팽이관

귀관(유스타키오관)

귀에서 소리가 남

이명(p.176) ➕➕
외부에서가 아닌 귓속에서 소리가 들린다. 소리의 종류는 윙윙, 삑, 쉭 거리는 소리 등 매우 다양하다. 심하면 난청으로 진행될 수 있다.

미로염(p.176) ➕➕
어지러움을 느끼며 머리를 움직일 때 심해진다. 이명과 난청도 생긴다. 그 외에 발열, 귀가 먹먹한 증상이 나타나기도 한다.

메니에르병(p.176) ➕➕
어지러움, 청력 상실, 이명이 증상으로 나타나며, 증상은 몇 분에서 며칠 동안 계속되기도 한다.

속귀신경집종(p.176) ➕➕➕
이명과 함께 한쪽 귀의 청력이 점점 감소한다. 균형감각 상실, 두통, 해당 부위의 얼굴이 마비 또는 힘이 빠지는 증상이 나타나기도 한다.

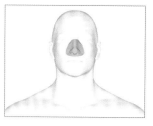

참고하기
얼굴 pp.54~55

코

코막힘은 코 내부의 구조적 문제나 감기 같은 바이러스 질환으로 생길 수 있다. 코의 피부가 변하면 염증성 질환의 징후일 수 있으니 병원에 가보도록 하자.

코곁굴염(부비동염)(p.191) ✚
얼굴 통증, 컨디션 난조, 맑은 콧물, 기침이 증상으로 나타난다. 초록색 콧물이 나오면 병원에 가보도록 하자.

알레르기 비염(p.190) ✚
재채기와 콧물이 나온다. 컨디션은 좋지만 가려움과 코막힘이 생길 수 있으며, 눈과 목이 가렵기도 하다.

코사이막(비중격) 만곡증(p.190) ✚ ✚
겉으로 보기에는 직선으로 뻗어 있지만, 한쪽 코가 자꾸 막힌다. 만약 부상이나 비슷한 상황으로 생겼다면, 바로 병원에 가보도록 하자.

비용종(코폴립)(p.190) ✚ ✚
코가 막히고 콧속에 보라색 혹이 난다. 재채기, 콧물, 코뒤흐름(후비루)이 증상으로 나타나고, 후각이 떨어지기도 한다.

코로나바이러스감염증-19(p.232) ✚
후각과 미각이 사라지거나 변할 수 있다. 특히 열 또는 새로운 기침이 계속되거나, 기존의 기침이 심해지는 특징을 보인다. 증세가 악화되거나 기저 질환이 있다면 병원에 가보도록 하자.

이마굴

벌집굴

위턱굴

턱

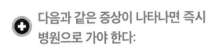

다음과 같은 증상이 나타나면 즉시
병원으로 가야 한다:

20분 넘게 코피가 난다.

피부 변화

고름딱지증(농가진)(p.228)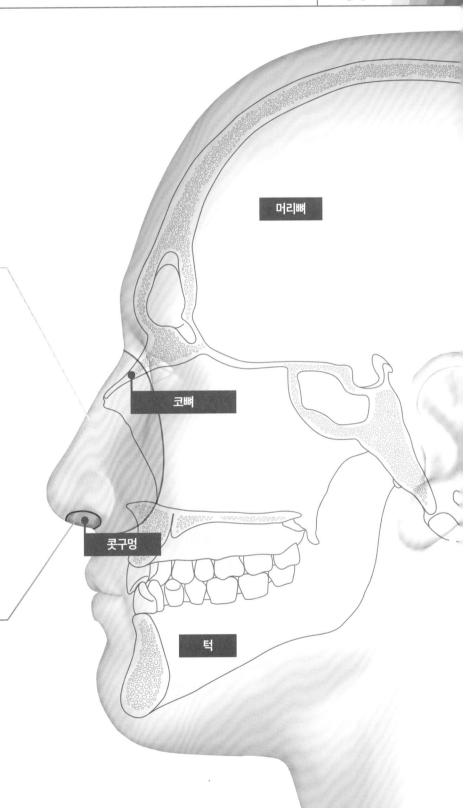
코부터 시작해서 얼굴에 노란색 딱지가 생긴다.

딸기코종(주사비)(p.223)
코 바깥쪽의 부드러운 조직이 두꺼워지며 점점 커진다. 고
름이 찬 농포가 생기기도 한다. 또한 얼굴에 구진이 올라오
고 간헐적으로 홍조 현상이 나타나기도 한다.

동창성 루푸스(p.224)
코가 보라색을 띠며, 물집 같은 것이 올라올 수도 있다.

전신홍반 루푸스(SLE)(p.189)
코와 뺨에 붉은 반점이 생긴다. 통증이나 가려움이 생길 수
있고, 햇빛에 노출되면 더 심해진다.

코피(p.190)
코에서 갑자기 피가 흐르기 시작한다. 집에서 간단한 응급
처치를 한 후 20분이 지나도 멈추지 않으면 바로 병원에
가야 한다.

머리뼈

코뼈

콧구멍

턱

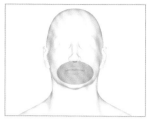

입

입에는 통증을 유발하는 궤양이 생길 수 있다. 궤양이 자주 재발하면 병원에서 검사를 받아보자. 잘 낫지 않는 구강 궤양은 치과나 일반 병원에서 치료받을 수 있다.

참고하기
목구멍 pp.68~69

구순포진(단순포진)(p.229) 🔵 ☺
통증을 유발하는 물집이 갑자기 입술의 같은 자리에 반복적으로 난다. 입안에도 생길 수 있으며 먹을 때마다 아픔을 느낀다.

손발입병(수족구병)(p.229) 🔵🔵 ☺
입술과 입안에 작은 발진이 난 후 곧 궤양으로 변한다. 발열과 인후통 증상 외에도 손과 발에 작은 물집이 생길 수 있다. 발진은 신체 다른 곳에서 올라오기도 한다.

치성 농양(p.197) 🔵 🔵
잇몸 부종, 통증, 발적이 생기고 치통이 나타날 수도 있다. 치과에 가보도록 하자.

아구창(구강 칸디다증)(p.238) 🔵 🔵
통증과 함께 혀 표면에 백태가 끼고, 미각에 변화가 생긴다. 붉은 반점이 몇 개 나타나기도 한다.

지도모양혀(p.199) 🔵 🔵
혀 가운데에 흰색 돌기가 없어 붉게 보이고, 경계는 흰색을 띠면서 혀 표면이 마치 지도 같다. 특정 음식을 먹을 때 혀가 따끔거리거나 타는 듯한 느낌을 받을 수 있다.

구강 편평태선(p.222) 🔵 🔵
안쪽 뺨, 혀, 잇몸에 보통 레이스 천과 같은 흰색 줄이 생기며, 때로는 편평한 흰색 반점 형태로 나기도 한다. 신체 특정 부위에 발진이 올라오는 경우도 있다. 시거나 매운 음식을 먹으면 통증과 작열감이 더 심해진다.

연성 섬유종 🔵 🔵
살구색의 작고 부드러운 형태를 띠며, 혀 양쪽이나 뺨 안쪽에 많이 난다. 치과에 가보도록 하자.

코로나바이러스감염증-19(p.232) 🔵
후각과 미각이 사라지거나 변할 수 있다. 새로운 기침이 계속되거나, 기존의 기침이 심해지고 또는 열이 나는 특징을 보인다. 증세가 악화되거나 기저 질환이 있다면 병원에 가보도록 하자.

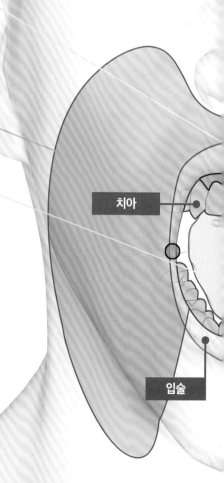

치아

입술

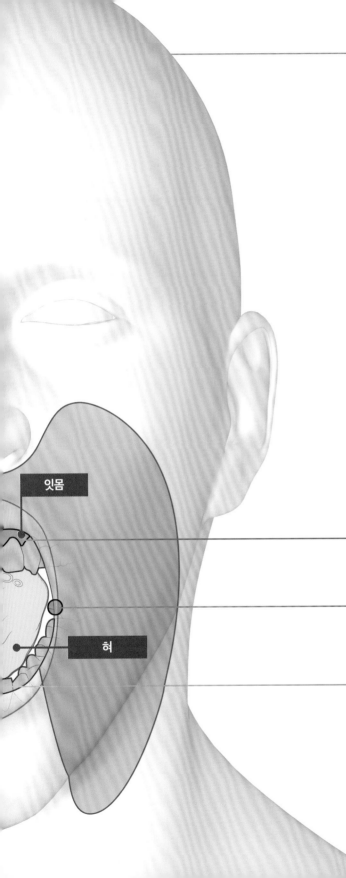

입안

구강 궤양(p.198)
입안에 하나 이상의 움푹 파인 궤양이 생기며, 통증도 있다. 이런 증상이 자주 재발하거나 3주 뒤에도 낫지 않는다면 병원에 가보도록 하자.

손발입병(수족구병)(p.229) ✚✚✚
입술과 입안에 작은 발진이 난 후 곧 궤양으로 변한다. 발열과 인후통 증상 외에도 손과 발에 작은 물집이 생길 수 있다. 발진은 신체 다른 곳에 올라오기도 한다.

연성 섬유종 ✚✚
살구색의 작고 부드러운 형태를 띠며, 혀 양쪽이나 뺨 안쪽에 많이 난다. 치과에 가보도록 하자.

구강 편평태선(p.222) ✚✚
안쪽 뺨, 혀, 잇몸에 레이스 천과 같은 흰색 줄이 생긴다. 혹은 편평한 흰색 반점 형태로 나기도 한다. 시거나 매운 음식을 먹으면 통증과 작열감이 더 심해지고, 신체 특정 부위에 발진이 올라오는 경우도 있다.

구강백반증(p.198) ✚✚
입안에 하얗거나 붉은색 반점이 나며 사라지지 않는다.

구강암(p.198) ✚✚✚
입안에 단단한 궤양이 단독으로 생겨 3주가 지나도 낫지 않는다. 새로 생긴 딱딱한 혹이 암으로 진행되기도 한다.

잇몸염(치은염)(p.198) ✚✚
잇몸이 붉어지고 아프며 붓는 질환이다. 치과에 가보도록 하자.

입꼬리염(p.228) ✚
입꼬리의 피부가 갈라지고 붉어지면서 약간의 불편함을 느끼게 되는 질환이다.

충치(p.197) ✚✚
치아에 검은색 또는 갈색의 반점이 생긴다. 음식물을 씹을 때 통증을 유발하고 입 냄새가 고약하다. 치과에 가보도록 하자.

잇몸

혀

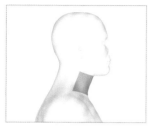

목구멍

목구멍 뒤쪽에는 편도선 같은 림프 조직이 분포하고 있으며, 이들은 감염을 막는 역할을 한다. 목에 생기는 인후통은 바이러스 등의 감염이 원인이며, 자연 치유가 된다. 그러나 편도선염 같은 세균 감염은 항생제로 치료해야 한다.

참고하기
목구멍 목소리 pp.70~71,
목 pp.72~73

바이러스성 인후통(인두염)(p.192) ✚

목구멍 뒤쪽에 약간의 열이 나며 붉어진다. 콧물과 기침이 나기도 한다.

세균성 편도선염(p.192) ✚✚

극심한 목구멍 통증, 인후통, 고열이 증상으로 나타난다. 경부 림프절이 커지고, 목구멍 뒤에 있는 편도선에 흰 반점이 생긴다. 몸에는 붉은 발진이 나고, 입술 주변이 창백해지며, 뺨이 붉어지고, '딸기' 혀가 된다. 어린이와 젊은 사람에게 더 흔하게 나타나는 질환이다.

헤르페스 목구멍염(헤르팡지나)(p.192) ✚✚

고열, 인후통과 함께 목구멍 뒤에 궤양이 생긴다. 궤양은 흰색을 띠며 경계는 붉다. 목 앞쪽이 붓기도 한다(커진 림프절). 아이들에게 더 흔하게 나타나는 질환이다.

편도돌(편도 결석)(p.191) ✚✚

편도선 안에 있는 구멍에 흰색 알갱이가 들어 있다. 인후통 증상은 없지만 심한 입 냄새가 나기도 한다.

급성 후두덮개염(p.191) ✚✚✚

고열, 심한 인후통과 함께, 음식물을 삼키기 어렵고 목소리가 변한다. 침까지 삼키기 어렵거나 숨소리가 매우 거칠다면 상태가 아주 좋지 않다는 신호다. 119에 전화해 바로 병원으로 간다.

급성 폐쇄성 후두염(p.192) ✚✚

발열, 콧물과 함께 목소리가 쉬고, 숨을 들이쉴 때 소리가 나며, 물개나 개 짖는 소리 같은 기침을 한다. 드물지만 호흡에 문제가 생기기도 한다. 이런 경우 빨리 병원 치료를 받아야 하는 응급 상황이다. 보통 아이들에게 많이 생기는 질환이다.

선열(p.235) ✚✚

인후통이 시작되고, 목의 앞과 뒤, 겨드랑이, 사타구니에 있는 림프절(림프절 비대)이 커질 수 있다. 편도선은 흰 막으로 덮인다. 눈 주변 피부가 붓기도 하고, 입천장에 붉은 발진이 생길 수 있다. 아이들과 젊은 사람에게 더 많이 나타나는 질환이다.

헤르페스 목구멍염(헤르팡지나)(p.192) ✚✚

고열, 인후통과 함께 목구멍 뒤에 궤양이 생긴다. 궤양은 흰색을 띠며 경계는 붉다. 목 앞쪽 림프절이 붓는다.

급성 후두덮개염(p.191) ✚✚✚

고열, 심한 인후통과 함께, 음식물을 삼키기 어렵고 목소리가 변한다. 침까지 삼키기 어렵거나 숨소리가 매우 거칠다면 상태가 아주 좋지 않다는 신호다. 119에 전화해 바로 병원으로 간다.

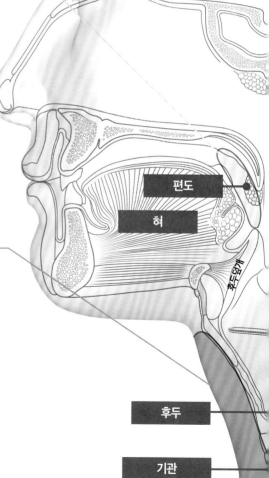

편도

혀

후두덮개

후두

기관

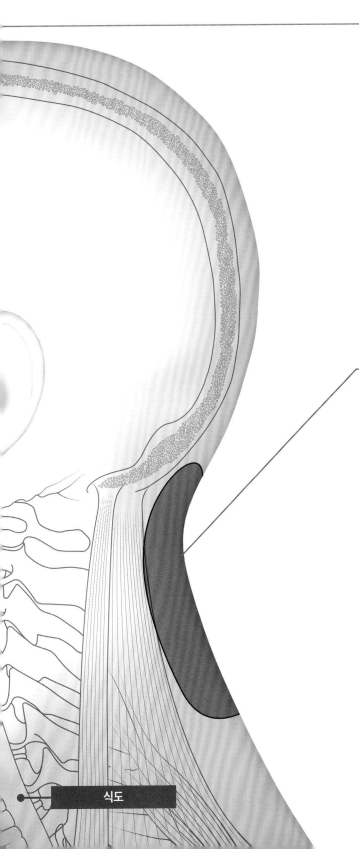

식도

➕ 다음과 같은 증상이 나타나면 즉시
병원으로 가야 한다:

뭔가를 **삼키지 못하거나 호흡 곤란**이 온다.

코골이 ➕
잘 때 큰 소음을 낸다. 코가 막혀 있는 경우도 있다. 아이들이 코를 곤다면 아데노이드 비대증이나 편도선 비대증이 원인일 수 있다.

수면 무호흡증(p.191) ➕➕
코를 골다가 간헐적으로 호흡이 멈춘다. 호흡이 다시 시작되는 신호는 '거센 콧바람'이다. 중년 남성에게 가장 흔하게 나타나지만, 편도선 비대나 아데노이드 비대증을 가진 아이들에게도 생길 수 있다.

선열(p.235) ➕➕
목이 아프기 시작하고 인후통, 특히 목 앞쪽과 뒤쪽(림프절)에 덩어리가 생긴다. 편도선은 흰 막으로 덮인다. 눈 주변 피부가 붓기도 하고, 입천장에 붉은 발진이 올라올 수 있다. 아이들과 젊은 사람들에게 더 흔한 질환이다.

림프절 부종
일부 질환은 림프절('임파선') 비대를 유발하며, 턱선과 목에서 이를 느낄 수 있다. 종류에는 세균성 편도선염(p.192), 선열(p.235), 헤르페스 목구멍염(p.192)이 있다. 드물지만 림프종(p.188)과 백혈병(p.187)이 원인이 되기도 한다.

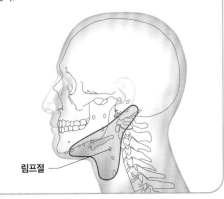

림프절

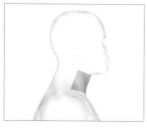

목구멍 목소리

갑작스런 목소리 변화의 원인은 대개 바이러스 감염이며, 간단한 치료로 금방 완치된다. 그러나 쉰 목소리가 3주 이상 간다면 의사와 상담해보는 것이 좋다.

참고하기
목구멍 pp.68~69

목소리 과다 사용(p.192) ✚✚
소리치는 행위처럼 오랫동안 목을 혹사하면 목이 쉰다.

기능성 발성 장애(p.192) ✚✚
목이 쉬지만, 성대에는 이상이 없다. 스트레스(p.240)가 원인일 수 있다.

갑상샘 저하증(p.220) ✚✚
갑상샘 기능이 저하되면서 목이 쉬고, 탈모, 피부 건조, 변비, 피로감이 나타난다.

성대결절(p.192) ✚✚
오랜 기간 목소리를 과하게 내면 목소리가 나오지 않거나 바뀐다. 가수들이 가장 흔하게 걸리는 질환이다.

후두암(p.193) ✚✚
목이 쉬는 증상이 3주 이상 지속된다. 주로 오랫동안 흡연한 사람에게 나타난다.

기침과 쉰 목소리

위식도 역류 질환(위산 역류)(p.199) ✚✚
목에 이물감이 느껴지고, 기침을 하며, 목이 쉰다. 그 외에 속쓰림(가슴이 타는 듯한 감각) 증상이 나타나기도 한다.

급성 폐쇄성 후두염(p.192) ✚✚
발열과 함께 개 짖는 소리와 비슷한 기침이 나고 목소리가 변한다. 호흡에 문제가 생기면 바로 병원에 가서 진료를 받아야 한다. 아이들에게 잘 생기는 질환이다.

폐암(p.195) ✚✚✚
목이 쉬고, 기침이 계속 나며, 각혈을 하기도 한다. 그 외에 가슴 통증, 호흡 곤란, 체중 감소, 식욕 저하가 증상으로 나타나기도 한다. 보통 오랫동안 흡연을 한 사람이 더 잘 걸리는 질환이다.

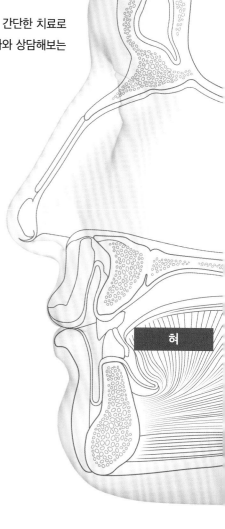

혀

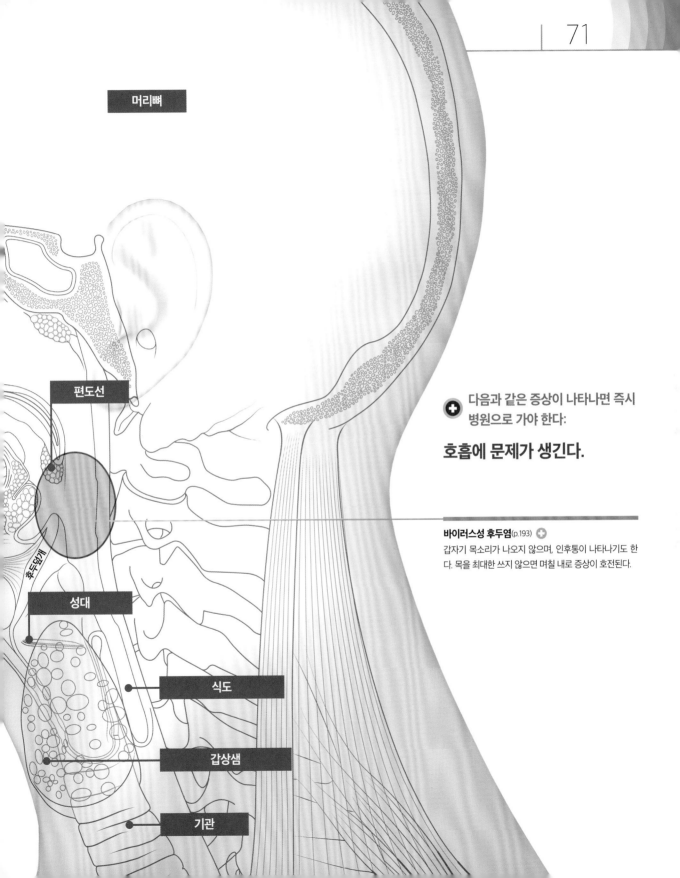

머리뼈

편도선

후두덮개

성대

식도

갑상샘

기관

다음과 같은 증상이 나타나면 즉시 병원으로 가야 한다:

호흡에 문제가 생긴다.

바이러스성 후두염(p.193)

갑자기 목소리가 나오지 않으며, 인후통이 나타나기도 한다. 목을 최대한 쓰지 않으면 며칠 내로 증상이 호전된다.

목

목 근육 주변과 척추에 문제가 생기면 통증과 목 경직이 발생한다. 대부분 목 통증은 자연적으로 가라앉지만, 다른 증상이 함께 나타난다면 뇌수막염(p.168)과 같은 더 심각한 질환의 징후일 수 있다.

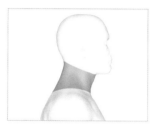

참고하기
머리 앞쪽 pp.48~49,
목구멍 pp.68~69,
목구멍 목소리 pp.70~71

림프절 부종(p.187) ✚
피부 밑에서 말랑한 혹이 만져지며 누르면 움직인다. 보통 부분 감염이나 바이러스로 인한 질병이 원인이다. 2~3주면 대개 낫지만, 증상이 사라지지 않으면 병원에 가보도록 하자.

채찍질 손상(편타증)(p.161) ✚ ✚
압통, 움직임 제한, 두통, 부분 통증이 생긴다. 손과 팔, 어깨, 가슴에 감각이 없어지면 바로 병원에 가보도록 하자.

목 결림 ✚
목이 아프고 잘 움직여지지 않는다. 나쁜 수면 자세나 평소 자세가 나빠 생길 수 있다. 1~3일 정도면 회복되며, 진통제와 온찜질이 도움이 된다.

근육 경직/스트레스 ✚
스트레스와 나쁜 자세는 근육 압통, 두통, 특정 부위 통증을 유발한다. 운동으로 유연성을 기르고, 코어 근육을 강화하며, 수분을 자주 섭취하자.

경부척추증(p.158) ✚ ✚
목에 뻣뻣함과 둔한 통증이 생기며, 어깨와 위팔까지 증상이 이어지는 경우도 있다. 목을 돌리면 갈리는 듯한 소리가 나기도 한다. 나이가 들면 더 흔하게 나타난다.

등세모근(승모근)

어깨뼈(견갑골)

뇌수막염(p.168) ⊕⊕ ⊕⊕
목 결림, 발열, 심한 컨디션 난조, 눈부심 증상
이 나타난다. 살짝 눌렀을 때 사라지지 않는 발
진이 나기도 한다. 빠르게 생명을 위협할 수 있
다. 119에 전화해 바로 병원으로 간다.

⊕ 다음과 같은 증상이 나타나면 즉시
병원으로 가야 한다:

목이 뻣뻣해지는 증상과 함께, 발열, 발진, 눈부심이 나타난다.

침샘돌(침샘 결석)(p.198) ⊕ ⊕
턱 밑과 귀 앞쪽이 붓는다. 음식물을 먹은 후
극심한 통증을 느끼기도 한다.

볼거리(유행 귀밑샘염)(p.233) ⊕ ⊕
귀밑샘 한쪽이나 양쪽에 눈에 띄는 덩어리
가 생기고 열이 난다. 예방 접종이 보편화
되면서 발생 빈도가 급격히 감소했다.

머리뼈

기운목(사경)(p.162) ⊕
목에 통증과 한쪽 근육 경련 증상이 나타난다.
잠을 잘못 잤거나 자세가 나쁠 때 생긴다.

류마티스성 다발근통(p.189) ⊕ ⊕
경직, 전신 통증, 근육통이 생기며, 어깨나 위
팔, 골반에 증상이 나타나기도 한다. 몸을 돌
리거나, 일어나기, 팔을 어깨보다 높이 들기가
어렵다. 65세 이상에서 더 흔히 볼 수 있는 질
환이다.

눌린 신경(목뼈 신경근종)(p.173) ⊕ ⊕
작열통이 갑자기 시작된다. 주로 한쪽 목
에 더 심하게 나타나며, 저린 느낌이 들
수도 있다. 관절염과 관련이 있는 질
환이다. 해당 부위에 감각이 사라지
거나 힘이 빠지면 바로 병원에
가보도록 하자.

등세모근(승모근)

림프절 부종(p.187) ⊕
피부 밑에서 말랑한 혹이 만져지며 누르면 움직인
다. 보통 부분 감염이나 바이러스로 인한 질병이 원
인이다. 2~3주면 대개 낫지만, 증상이 사라지지 않
으면 병원에 가보도록 하자.

갑상샘종(p.221) ⊕ ⊕
목 앞쪽이 부으면서 덩어리가 생긴다. 빠른 맥박, 체
중 감소, 식은땀이 증상으로 나타나기도 한다.

어깨 앞쪽

어깨 질환은 흔하다. 어깨 관절은 활동 반경이 넓으면서 안정감은 부족하기 때문에 염좌, 반복적인 부상, 파열의 위험을 항상 안고 있다. 다음에 소개하는 질환에서 별도의 설명이 없다면, 증상은 한쪽이나 양쪽에 모두 나타난다고 알아두자.

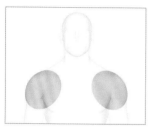

참고하기
목 pp.72~73,
어깨 뒤쪽 pp.76~77,
위팔 pp.78~79

빗장뼈 골절(p.156) ✚✚✚
부상으로 인해 극심한 통증과 부종과 변형이 빠르게 나타난다. 팔을 움직일 때마다 찌르는 듯한 통증을 느낀다.

위팔뼈 골절(p.156) ✚✚✚
부상으로 인해 극심한 통증, 부종, 변형이 나타나기도 한다.
팔을 움직이려고 하면 통증을 느낀다.

연관통

가슴이나 배에서 생기는 여러 가지 질환이 어깨 통증도 유발할 수 있다. 보통 쥐어짜는 듯한 통증이 나타나지만, 찌르는 듯이 날카로운 통증을 느낄 때도 있다. 이런 질환에는 심근경색증(p.180)과 가슴조임증(p.181)이 있고, 그 외에 폐암(p.195), 폐렴(p.194), 가슴막염(p.194) 같은 폐 질환이 있다. 통증은 깊고 몸을 움직인다고 더 심해지거나 하지 않으며, 만져서 더 아프지도 않다.

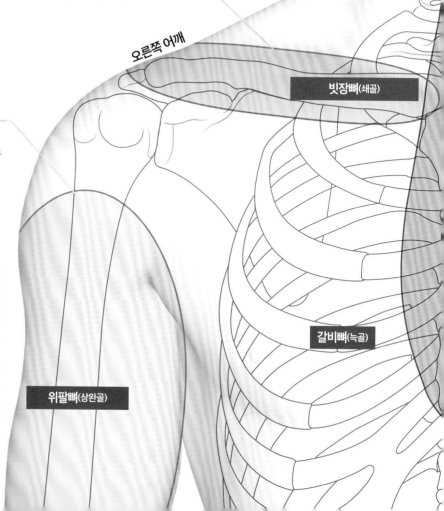

오른쪽 어깨

빗장뼈(쇄골)

갈비뼈(늑골)

위팔뼈(상완골)

가슴조임증(협심증)(p.181) ➕➕

가슴과 어깨 부위에 통증과 조임 증상이 나타난다. 운동을 하거나 스트레스를 받으면 통증이 더 심해지고 쉬면 나아진다. 이런 증상이 처음이라면 바로 병원에 가보도록 하자.

심근경색증(심장마비)(p.180) ➕➕➕

가슴에서 어깨까지 쥐어짜는 듯한 심한 통증이 느껴지며, 종종 한쪽이나 양쪽 팔, 턱, 목까지 이어진다. 그 외에 몽롱함, 어지러움, 식은땀, 호흡 곤란, 메스꺼움이 나타난다. 응급 상황이니 119에 전화해 바로 병원으로 간다.

뼈관절염(골관절염)(p.157) ➕

만성통증이 어깨를 움직이면 더 심해진다. 해당 관절(봉우리빗장관절)은 압통, 경직 증상과 함께 뼈끼리 갈리는 듯한 느낌이 들기도 한다. 과거에 입은 부상으로 주로 생긴다.

➕ **다음과 같은 증상이 나타나면 즉시 병원으로 가야 한다:**

의식이 흐려지거나 통증이 매우 심하다.

돌림근띠(회전근개) 질환(p.163) ➕➕

깊고 묵직한 통증이 해당 부위 쪽으로 누울 때 더 심해진다. 머리를 만지거나 팔을 등 뒤로 넘기는 동작을 하기가 어렵고, 때로는 팔에 힘이 빠지기도 한다. 나이가 들거나, 운동을 즐기거나, 팔을 머리 위로 올리는 작업을 많이 하는 사람에게 더 잘 생기는 질환이다.

동결견(오십견)(p.159) ➕➕

움직임이 원활하지 않고 통증이 며칠에서 몇 주에 걸쳐 심해진다. 주로 50세 이상에서 흔하게 볼 수 있는 질환이다.

점액주머니염(점액낭염)(p.159) ➕➕

팔의 특정 자세로 인해 통증과 경직이 생기며, 팔을 쭉 뻗을 때 더 심해진다. 원인은 팔의 부상이나 반복적인 움직임이다.

어깨 탈구(p.161) ➕➕➕

갑자기 극심한 통증과 함께 팔을 움직일 수 없으며, 어깨 앞쪽에 혹이 생기는 경우가 많다. 부상이 주원인이다.

어깨 불안정성(p.160) ➕➕

어깨가 불안정하고 약해진 느낌이 든다. 과거의 어깨 탈구가 원인이다.

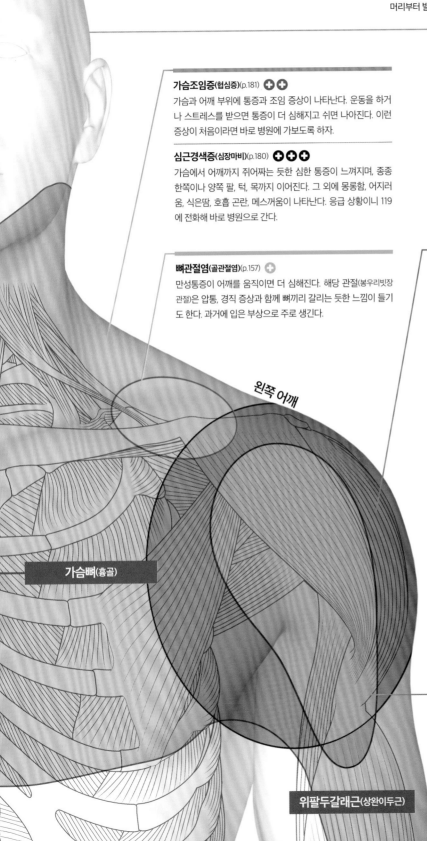

왼쪽 어깨

가슴뼈(흉골)

위팔두갈래근(상완이두근)

위팔두갈래근힘줄염(이두근건염)(p.164) ➕

팔의 특정 자세를 취하면 통증과 경직이 나타난다. 특히 머리 위로 드는 동작이 증상을 유발한다.

어깨 뒤쪽

등 쪽 어깨는 큰 근육과 어깨뼈가 많은 부분을 차지하며, 작은 부상, 나쁜 자세, 내부 질환 등으로 통증이 생길 수 있다. 나이가 들면 움직임이 제한되고, 통증은 없지만 갈리는 느낌 또는 딸깍거리는 소리가 나기도 한다. 다음에 소개하는 질환에서 별도의 설명이 없다면 증상은 양어깨에 모두 나타난다고 알아두자.

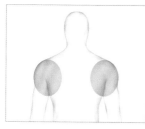

참고하기
목 pp.72~73,
어깨 앞쪽 pp.74~75,
등 pp.96~97

근육 긴장(p.163) ✚
부분적인 근육 압통, 어깨뼈 부위 통증이 보통 한쪽에만 나타난다. 원인은 나쁜 자세나 잘못된 수면 자세다.

류마티스성 다발근통(p.161) ✚ ✚
경직, 전신 통증, 근육통이 나타나며, 몸을 돌리거나, 일어나거나, 팔을 어깨보다 높이 들기가 어렵다. 아침에 특히 심해진다. 65세 이상이거나 여성에게 더 흔한 질환이다.

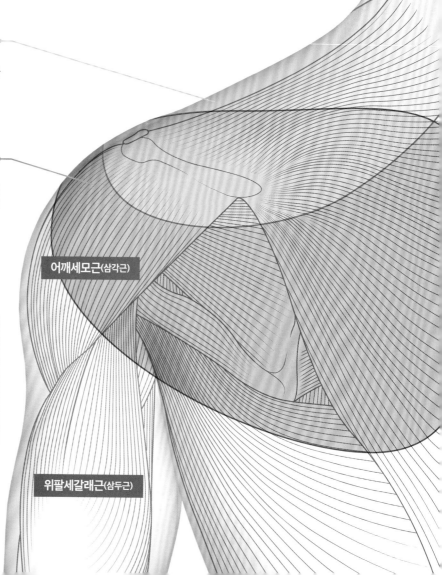

어깨세모근(삼각근)

위팔세갈래근(삼두근)

연관통

등 쪽 어깨에서 느껴지는 통증은 움직인다고 더 심해지지 않으며, 특별히 압통도 없다. 이 부위는 보통 가슴이나 배의 질환 때문에 통증이 생기며, 이를 연관통이라 한다. 다른 곳의 질환으로 신경에 영향을 받아서 어깨 뒤쪽에 통증을 느끼게 되는 것이다. 관련 질환에는 심근경색증(p.180), 가슴조임증(p.181)이 있고, 폐암(p.195), 폐렴(p.194), 가슴막염(p.194) 같은 폐 질환이 있다.

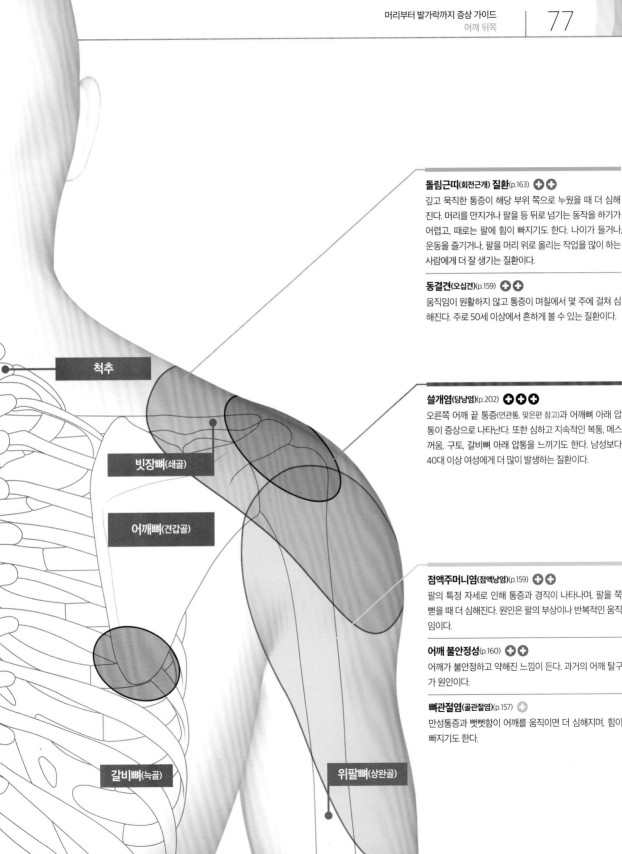

돌림근띠(회전근개) 질환(p.163) ➕➕

깊고 묵직한 통증이 해당 부위 쪽으로 누웠을 때 더 심해진다. 머리를 만지거나 팔을 등 뒤로 넘기는 동작을 하기가 어렵고, 때로는 팔에 힘이 빠지기도 한다. 나이가 들거나, 운동을 즐기거나, 팔을 머리 위로 올리는 작업을 많이 하는 사람에게 더 잘 생기는 질환이다.

동결견(오십견)(p.159) ➕➕

움직임이 원활하지 않고 통증이 며칠에서 몇 주에 걸쳐 심해진다. 주로 50세 이상에서 흔하게 볼 수 있는 질환이다.

쓸개염(담낭염)(p.202) ➕➕➕

오른쪽 어깨 끝 통증(연관통, 맞은편 참고)과 어깨뼈 아래 압통이 증상으로 나타난다. 또한 심하고 지속적인 복통, 메스꺼움, 구토, 갈비뼈 아래 압통을 느끼기도 한다. 남성보다 40대 이상 여성에게 더 많이 발생하는 질환이다.

점액주머니염(점액낭염)(p.159) ➕➕

팔의 특정 자세로 인해 통증과 경직이 나타나며, 팔을 쭉 뻗을 때 더 심해진다. 원인은 팔의 부상이나 반복적인 움직임이다.

어깨 불안정성(p.160) ➕➕

어깨가 불안정하고 약해진 느낌이 든다. 과거의 어깨 탈구가 원인이다.

뼈관절염(골관절염)(p.157) ➕

만성통증과 뻣뻣함이 어깨를 움직이면 더 심해지며, 힘이 빠지기도 한다.

척추

빗장뼈(쇄골)

어깨뼈(견갑골)

갈비뼈(늑골)

위팔뼈(상완골)

위팔

신체의 대표적인 '지렛대'인 위팔은 과도한 사용 때문에 부상의 위험이 큰 곳이다. 목과 어깨에 문제가 생기면 팔에도 영향을 받을 수 있다. 그리고 일부 심각한 질환은 증상이 위팔에 나타나기도 한다. 왼팔까지 내려오는 통증은 가슴조임증 또는 심근경색증의 잠재적 징후일 수 있다. 별도의 설명이 없다면 증상은 한쪽이나 양쪽 팔에 나타난다고 알아두자.

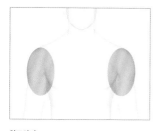

참고하기
어깨 앞쪽 pp.74~75,
어깨 뒤쪽 pp.76~77,
가슴 위쪽 pp.88~89

눌린 신경 (목뼈 신경근종)(p.173) ✛✛

통증이 한쪽에서 갑자기 시작되는 경우가 많다. 저린 감각이 팔 아래로 내려오며 손가락까지 이어진다. 목 관절염과 관련이 있다. 무감각 또는 힘이 빠지는 증상이 생기면 바로 병원에 가보도록 하자.

류마티스성 다발근통(p.161) ✛✛

경직, 전신 통증, 근육통이 생기며, 목과 골반에도 증상이 나타날 수 있다. 몸을 돌리거나, 일어나거나, 팔을 어깨보다 높이 들기가 어렵다. 증상은 아침에 특히 심해진다. 65세 이상이거나 여성에게 더 흔한 질환이다.

위팔두갈래근힘줄염(이두근건염)(p.164) ✛

어깨와 위팔 앞쪽이나 옆쪽에 통증이 생기기 시작하며, 밤이나 해당 부위 쪽으로 누웠을 때 심해진다. 팔을 머리 위로 들거나 등 뒤로 젖히는 등의 행동을 할 때도 아프다. 어깨에 힘이 빠지고 뻣뻣해지기도 한다. 해당 부위의 과도한 사용이나 좌상이 원인이다.

위팔두갈래근 파열(p.165) ✛✛✛

무거운 것을 들어 올리다 갑자기 통증을 느낀다. 처음에는 팔꿈치가 아프다가 2~3일 후에 팔꿈치와 아래팔에 멍이 들기 시작하고 형태에 변형(위팔두갈래근이 불룩 올라온다)이 생긴다. 손바닥을 위쪽으로 하면 힘이 빠지기도 한다.

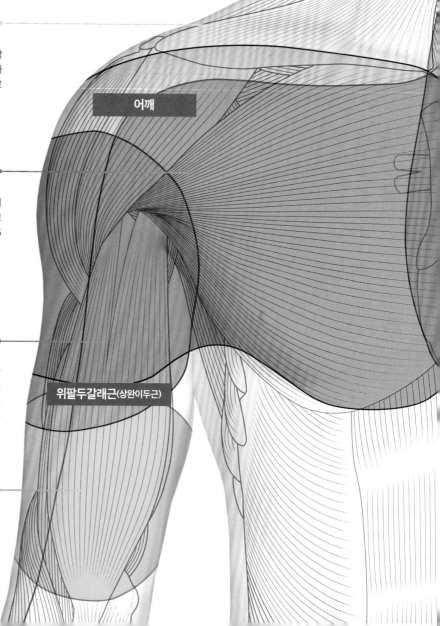

오른쪽 어깨

어깨

위팔두갈래근(상완이두근)

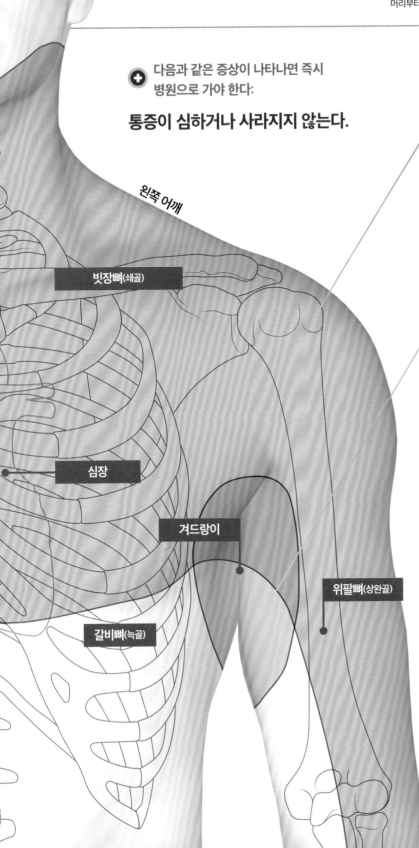

➕ 다음과 같은 증상이 나타나면 즉시
병원으로 가야 한다:

통증이 심하거나 사라지지 않는다.

왼쪽 어깨

빗장뼈 (쇄골)

심장

겨드랑이

위팔뼈 (상완골)

갈비뼈 (늑골)

골절 (p.156) ➕➕➕
외상 이후 통증, 부종, 변형(점점 악화됨)이 나타난다. 응급
상황이니 119에 전화해 바로 병원으로 간다.

가슴조임증(협심증) (p.181) ➕➕
가슴과 어깨 부위에 통증과 조임 증상이 나타나며 위팔(보
통 왼쪽)까지 이어진다. 운동을 하거나 스트레스를 받으면
통증이 더 심해지고 쉬면 나아진다. 이런 증상이 처음이라
면 바로 병원에 가보도록 하자.

심근경색증(심장마비) (p.180) ➕➕➕
가슴 중앙에 지속적인(때로는 쥐어짜는 듯이 심한) 통증을 느
낀다. 그리고 대개 이런 통증은 가슴 한쪽(보통 왼쪽)이나 양
쪽 팔, 턱, 목, 등, 배까지 내려온다. 몽롱함, 어지러움, 식은
땀, 호흡 곤란, 메스꺼움이 나타나기도 한다. 응급 상황이
니 119에 전화해 바로 병원으로 간다.

연성 섬유종(쥐젖) (p.226) ➕
아주 작은 풍선처럼 생긴 작은 살이 올라오며, 대개 돌기처
럼 튀어나와 있다. 피부나 옷과의 마찰로 생기는 경우도 있
다. 건강상의 문제를 일으키지 않는다.

지방종 (p.226) ➕
피부 아래에 생기는 지방 덩어리다. 만지면 쉽게 움직이기
도 한다.

피지낭종 (p.225) ➕
피부 아래에 생기는 부드럽고 동그란 물혹이다.

피부 농양 (p.228) ➕➕
겨드랑이에 큰 혹이 생기면서 통증을 유발한다. 면도를 하
거나 땀 억제제를 사용하면 더 잘 난다. 증상이 계속되면
병원에 가보도록 하자.

피부스침증(간찰진) (p.224) ➕➕
팔 아래에 발적, 농포, 가려움, 작열감이 증상으로 나타난
다. 더운 환경에서 일하는 사람에게 흔하다. 증상이 계속되
면 병원에 가보도록 하자.

림프절 부종 (p.187) ➕
피부 아래에 하나 이상의 덩어리가 생겨 부어오른다. 컨디
션이 나빠지고 때로는 열이 나기도 한다. 증상이 계속되면
병원에 가보도록 하자.

림프종 (p.188) ➕➕
처음에는 겨드랑이에 통증이 없는 멍울이 만져지고 시간
이 지나도 사라지지 않는다. 2~3주 뒤에도 그대로면 병원
에 가보도록 하자.

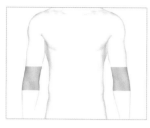

참고하기
위팔 pp.78~79,
아래팔과 손목 pp.82~83

팔꿈치

팔꿈치는 위팔과 아래팔에 있는 두 개의 뼈가 만나는 경첩 관절이다. 팔꿈치 통증은 보통 과도한 사용이나 부상이 원인이다. 운동, 취미, 일을 과도하게 하면서 손과 손목, 팔을 반복적으로 많이 움직이면 팔꿈치에 문제가 생길 수 있다.

부종

류마티스 관절염(p.157) ✚✚
관절이 붓고 아프며, 많이 진행되면 변형이 일어나기도 한다. 무릎과 골반 같은 다른 관절에도 흔하게 생긴다. 그 외에 피로감과 체중 감소도 증상으로 나타난다.

통풍(p.159) ✚✚✚
팔꿈치 주변이 부으면서 통증이 생긴다. 관절 주변 피부가 빛나고 붉게 변하기도 한다.

위팔두갈래근힘줄 파열(p.165) ✚✚✚
무거운 것을 들어 올리다가 통증(팔꿈치부터)이 갑자기 나타난다. 팔꿈치와 아래팔 주변에 멍이 든다. 특징적으로 위팔두갈래근 부위 변형(위팔두갈래근이 불룩 올라온다)이 생기거나, 손바닥을 위로하면 힘이 빠진다. 30대 이상의 남성에게 더 흔한 질환이다.

팔꿈치머리 점액주머니염(주두점액낭염)(p.159) ✚✚
해당 부위에 열감, 부종, 말랑한 낭종, 움직임이 제한되는 증상이 나타난다. 팔꿈치로 넘어지는 등의 부상이나, 공부하면서 팔꿈치를 책상에 대는 행동 같은 장기간의 과도한 사용이 원인일 수 있다.

가족성 고콜레스테롤혈증(p.221) ✚✚
피부 아래에 지방 덩어리가 형성되는 질환이며, 특히 무릎, 팔꿈치, 눈꺼풀 주변에 생긴다.

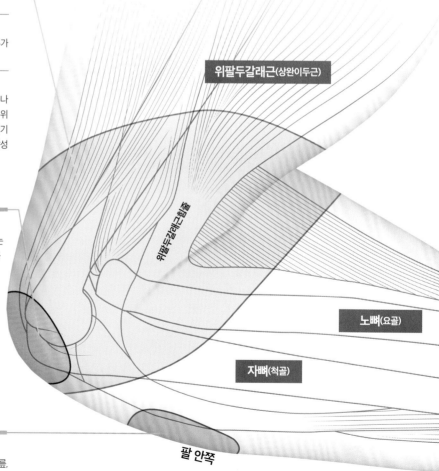

위팔두갈래근(상완이두근)

위팔두갈래근힘줄

노뼈(요골)

자뼈(척골)

팔 안쪽

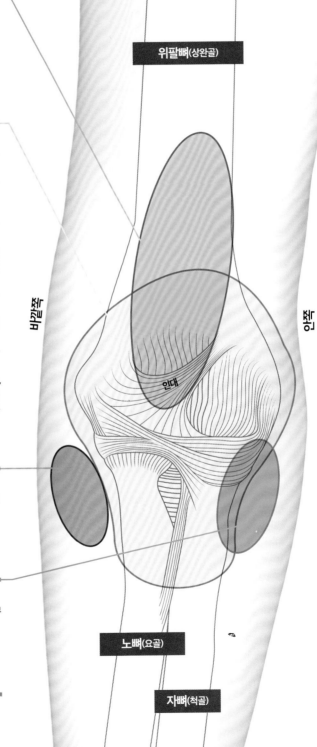

위팔두갈래근힘줄염(p.164)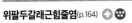
힘을 줘서 팔을 구부릴 때 통증을 느낀다. 팔꿈치 주름 부위에 압통과 발적이 나타나고 피부가 두꺼워진다.

염좌(p.162)
통증과 약간의 뻣뻣함 증상이 나타난다. 며칠 후면 괜찮아지며 휴식이 도움이 된다.

뼈관절염(골관절염)(p.157)
움직이면 만성 통증과 뻣뻣한 증상이 더 심해진다.

류마티스 관절염(p.157)
관절이 붓고 아프며, 많이 진행되면 변형이 일어나기도 한다. 무릎과 골반 같은 다른 관절에도 흔하게 생긴다. 그 외에 피로감과 체중 감소도 증상으로 나타난다.

통풍(p.159)
팔꿈치 주변이 부으면서 통증이 생긴다. 관절 주변 피부가 빛나고 붉게 변하기도 한다.

섬유근육통(p.162)
작열감과 통증이 온몸 깊숙이 느껴지며, 활동, 스트레스, 날씨 변화로 더 악화된다. 근육 경직, 아린감, 피로감이 증상으로 나타나기도 한다. 계속 증상이 지속되면 병원에 가보도록 하자.

테니스 엘보(p.165)
지속적인 통증이 아래팔을 비틀 때 더 심해진다. 특히 40~60대에서 많이 발생하는 질환이다.

골프 엘보(p.165)
팔꿈치 안쪽에 통증이 지속된다. 반복적으로 손목을 구부리거나 물체를 잡는 동작을 할 때 더 심해진다.

골절(p.156)
외상 이후 통증, 부종, 변형(점점 악화됨)이 생긴다.

위팔뼈(상완골)

바깥쪽

안쪽

인대

노뼈(요골)

자뼈(척골)

아래팔과 손목

아래팔에는 두 개의 뼈(노뼈와 자뼈)가 있으며, 이 뼈들은 손목을 이루는 여덟 개의 뼈와 만난다. 손목을 다치면 손을 잘 움직이지 못해 손목이 약해질 수 있다. 다음에 소개하는 질환에서 별도의 설명이 없다면 증상은 한쪽이나 양쪽에 모두 나타난다고 알아두자.

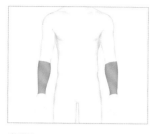

참고하기
팔꿈치 pp.80~81,
손등 pp.84~85,
손바닥 pp.86~87

뼈관절염(골관절염)(p.157) ✚
손목에 뻣뻣함, 통증, 부종이 생기며, 글씨를 쓰거나 뚜껑을 열거나 열쇠를 돌리는 행위를 하기가 어려워진다. 또는 해당 관절 주변에 혹이 생기기도 한다. 나이가 들면서 생길 수 있는 질환이다.

힘줄염(건염)(p.164) ✚
통증과 뻣뻣한 증상은 쉬면 나아진다. 운동이나 다른 신체 활동을 하면서 던지는 행위, 또는 매일 반복적으로 하는 동작을 할 때 순간적으로 강하게 힘을 주다가 생길 수 있다.

앞쪽

팔꿈치

손목

손바닥

류마티스 관절염(p.157) ✚✚
통증, 부종, 뻣뻣한 증상이 여러 관절에 나타나는 만성 질환이다. 보통 신체 양쪽에 모두 생기며 피로감과 체중 감소가 동반되기도 한다.

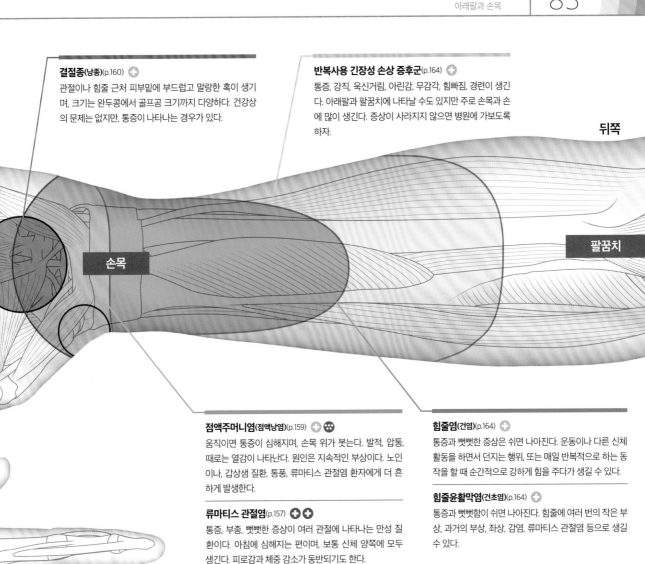

결절종(낭종)(p.160) ✛
관절이나 힘줄 근처 피부밑에 부드럽고 말랑한 혹이 생기며, 크기는 완두콩에서 골프공 크기까지 다양하다. 건강상의 문제는 없지만, 통증이 나타나는 경우가 있다.

반복사용 긴장성 손상 증후군(p.164) ✛
통증, 강직, 욱신거림, 아린감, 무감각, 힘빠짐, 경련이 생긴다. 아래팔과 팔꿈치에 나타날 수도 있지만 주로 손목과 손에 많이 생긴다. 증상이 사라지지 않으면 병원에 가보도록 하자.

뒤쪽

팔꿈치

손목

점액주머니염(점액낭염)(p.159) ✛ ✢
움직이면 통증이 심해지며, 손목 위가 붓는다. 발적, 압통, 때로는 열감이 나타난다. 원인은 지속적인 부상이다. 노인이나, 갑상샘 질환, 통풍, 류마티스 관절염 환자에게 더 흔하게 발생한다.

류마티스 관절염(p.157) ✛ ✛
통증, 부종, 뻣뻣한 증상이 여러 관절에 나타나는 만성 질환이다. 아침에 심해지는 편이며, 보통 신체 양쪽에 모두 생긴다. 피로감과 체중 감소가 동반되기도 한다.

힘줄염(건염)(p.164) ✛
통증과 뻣뻣한 증상은 쉬면 나아진다. 운동이나 다른 신체 활동을 하면서 던지는 행위, 또는 매일 반복적으로 하는 동작을 할 때 순간적으로 강하게 힘을 주다가 생길 수 있다.

힘줄윤활막염(건초염)(p.164) ✛
통증과 뻣뻣함이 쉬면 나아진다. 힘줄에 여러 번의 작은 부상, 과거의 부상, 좌상, 감염, 류마티스 관절염 등으로 생길 수 있다.

골절(p.156) ✛ ✛ ✛
해당 부위에 통증(악화될 수 있음), 압통, 멍, 부종, 아린감, 무감각한 증상이 나타난다. 손이나 팔을 움직이기 어려우며, 형태가 변형될 수 있다.

손등

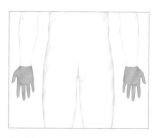

참고하기
아래팔과 손목 pp.82~83,
손바닥 pp.86~87

손에는 뭔가를 잡거나 만지는 데 필요한 많은 관절, 작은 근육, 신경이 분포되어 있다. 손은 끊임없이 움직이기 때문에 과도한 사용으로 부상을 입는 경우가 많다. 손톱은 잠재적으로 손상과 감염에 취약하다.

골절(p.156) ➕➕➕
해당 부위에 통증(악화될 수 있음), 압통, 멍, 부종, 변형, 아린감, 무감각한 증상이 나타난다. 손가락이나 손을 움직이기 어렵다. 외상이 원인이다.

통풍결절(p.159) ➕➕
분필처럼 생긴 혹이 피부 안쪽에 나며, 통증은 없다. 보통 손가락, 발톱, 무릎, 귀에 잘 생긴다. 염증으로 진행되면 치약 같은 분비물이 나온다. 남성에게 더 흔한 질환이다.

레이노병(p.185) ➕➕➕
손가락이 하얘지면서 차갑게 변하고 감각이 사라진다. 따뜻하게 해주면 선홍빛을 띠고 아린감, 욱신거림, 통증이 시작된다. 때로는 다른 부위(발가락, 귀, 코)에 생기기도 한다. 여성에게 흔하게 나타나고, 가족력이 있으며, 흡연가가 더 잘 걸린다.

손팔진동 증후군(p.185) ➕➕
손가락이 차가워지고 하얗게 변하면서 무감각, 아린감, 통증이 나타난다. 뭔가를 집거나 세심한 작업을 하기 어렵다. 보통 전동 기구나 기계 작업 후 나타난다.

손톱 증상

건강한 손톱은 보통 부드럽고 색이 일정하다. 손톱 변형은 대개 피부 질환과 감염이 원인이지만, 내부 질환을 의심해볼 수도 있다. 나이가 들면서 손톱이 변하는 경우도 흔하게 일어난다.

손발톱 주위염(생인손)(p.231)　손톱과 피부가 만나는 부위에 감염이 생기는 질환이다. 해당 부위는 곧 욱신거림, 압통, 부종, 열감이 나타나고 결국 농포가 생긴다.

손톱의 가로선　나이든 사람과 류마티스 관절염(p.157), 편평태선(p.222), 습진(p.222) 환자에게 더 흔하게 나타난다.

오목형성손발톱　건선(p.222)과 습진(p.222)이 관련된 경우가 많다.

손발톱박리증　손발톱이 피부에서 분리되는 증상이다. 건선(p.222), 편평태선(p.222), 갑상샘 질환(p.220)으로 생기는 경우가 많다.

황색 손톱　흡연이나 곰팡이 감염(손발톱곰팡이병, p.231), 간 질환, 폐 질환 때문에 생길 수 있다.

스푼형 손톱　철 결핍의 징후일 수 있다.

곤봉 손톱　손끝 주변이 아래로 굽고 손톱과 피부가 맞닿는 부위가 볼록 올라온다. 폐, 심장, 간 질환의 징후일 수 있다.

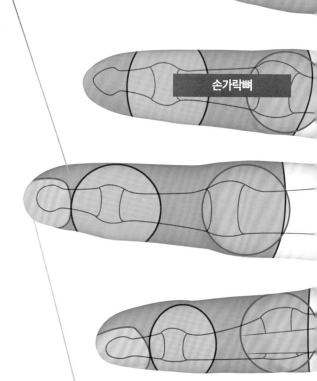

손가락뼈

곤봉손가락(p.231) ➕➕
손가락 끝(때로는 발가락) 주변 부드러운 조직이 부어오르지만, 통증은 없다. 손톱과 피부가 만나는 부분이 아래로 굽고 살이 손톱 위로 올라온다.

84

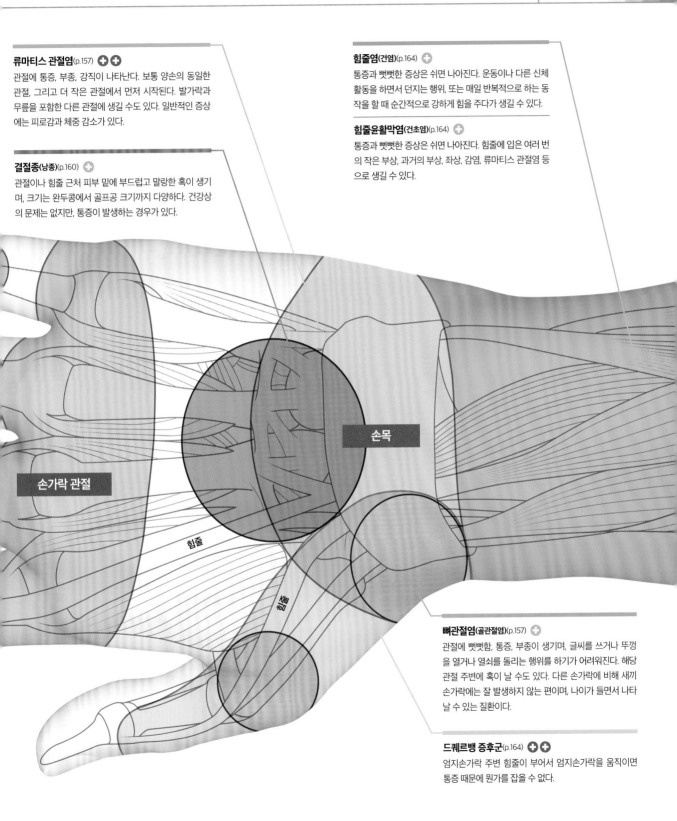

류마티스 관절염(p.157) ➕ ➕
관절에 통증, 부종, 강직이 나타난다. 보통 양손의 동일한 관절, 그리고 더 작은 관절에서 먼저 시작된다. 발가락과 무릎을 포함한 다른 관절에 생길 수도 있다. 일반적인 증상에는 피로감과 체중 감소가 있다.

결절종(낭종)(p.160) ➕
관절이나 힘줄 근처 피부 밑에 부드럽고 말랑한 혹이 생기며, 크기는 완두콩에서 골프공 크기까지 다양하다. 건강상의 문제는 없지만, 통증이 발생하는 경우가 있다.

힘줄염(건염)(p.164) ➕
통증과 뻣뻣한 증상은 쉬면 나아진다. 운동이나 다른 신체 활동을 하면서 던지는 행위, 또는 매일 반복적으로 하는 동작을 할 때 순간적으로 강하게 힘을 주다가 생길 수 있다.

힘줄윤활막염(건초염)(p.164) ➕
통증과 뻣뻣한 증상은 쉬면 나아진다. 힘줄에 입은 여러 번의 작은 부상, 과거의 부상, 좌상, 감염, 류마티스 관절염 등으로 생길 수 있다.

손목

손가락 관절

힘줄

힘줄

뼈관절염(골관절염)(p.157) ➕
관절에 뻣뻣함, 통증, 부종이 생기며, 글씨를 쓰거나 뚜껑을 열거나 열쇠를 돌리는 행위를 하기가 어려워진다. 해당 관절 주변에 혹이 날 수도 있다. 다른 손가락에 비해 새끼손가락에는 잘 발생하지 않는 편이며, 나이가 들면서 나타날 수 있는 질환이다.

드퀘르뱅 증후군(p.164) ➕ ➕
엄지손가락 주변 힘줄이 부어서 엄지손가락을 움직이면 통증 때문에 뭔가를 잡을 수 없다.

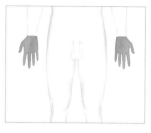

손바닥

손등에 생기는 질환은 손바닥에도 거의 동일한 영향을 끼친다. 일부 관절 질환은 손바닥 통증과 변형을 유발한다.

참고하기
아래팔과 손목 pp.82~83,
손등 pp.84~85

방아쇠 손가락(p.164) ✚

손가락을 손바닥 쪽으로 구부릴 때 딱 소리가 나는 질환이다. 해당 손가락에 통증, 뻣뻣함, 작은 혹이 생긴다. 여성, 40대 이상, 당뇨병, 류마티스 관절염에 걸린 사람에게 더 흔하게 나타난다.

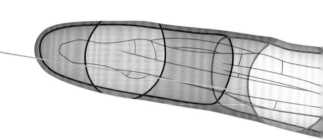

듀프이트렌 구축(p.165) ✚✚

손바닥 연결조직이 두꺼워지면서 하나 이상의 손가락이 손바닥 쪽으로 굽는 질환이다.

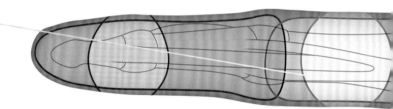

레이노병(p.185) ✚✚✚

손가락이 하얗게 변하고 무감각해지며 차가워지는 질환이다. 따뜻하게 해주면 선홍빛을 띠면서 아린감, 욱신거림, 통증이 시작된다. 때로는 다른 부위(발가락, 귀, 코)에 생기기도 한다. 여성에게 흔하며, 가족력이 있고, 흡연가가 더 잘 걸린다.

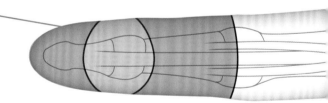

피부 질환

물집습진(한포진)(p.222) ✚✚

손가락과 손바닥, 때로는 발바닥에 아주 작은 물집이 생긴다. 모든 연령에서 나타날 수 있지만, 40대 이하 성인에서 많이 보이는 질환이다.

손발입병(수족구병)(p.229) ✚

손가락과 손바닥에는 작고 아픈 물집이, 입안에는 궤양이 생긴다. 어린아이가 주로 걸리는 질환이다. 며칠이 지나도 낫지 않거나 입안 궤양으로 수분 섭취가 어렵다면 병원에 가보도록 하자.

사마귀(p.229) ✚

바이러스로 인해 작고 표면이 거친 형태의 구진이 피부에 나타나며, 전염성이 있다. 증상이 계속되면 병원에 가보도록 하자.

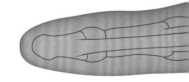

골절(p.156) ✚✚✚

통증(악화될 수 있음), 멍, 부종, 변형, 아린감, 압통, 무감각한 증상이 나타난다. 손가락이나 손을 움직이기 어렵다.

손팔진동 증후군(p.185) ✚✚

무감각, 아린감, 통증이 나타나며, 손가락이 차가워지고 하얗게 변한다. 뭔가를 집거나 세심한 작업을 하기 어렵다.

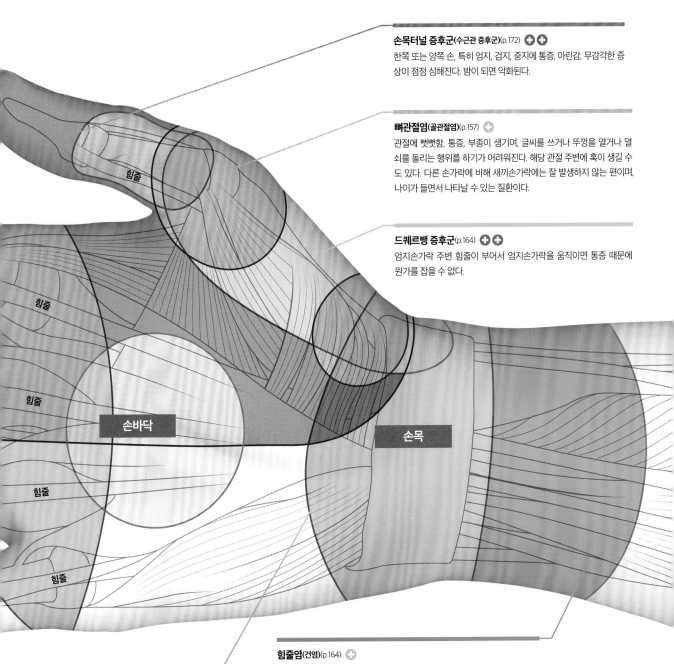

손목터널 증후군(수근관 증후군)(p.172) ✛ ✛
한쪽 또는 양쪽 손, 특히 엄지, 검지, 중지에 통증, 아린감, 무감각한 증상이 점점 심해진다. 밤이 되면 악화된다.

뼈관절염(골관절염)(p.157) ✛
관절에 뻣뻣함, 통증, 부종이 생기며, 글씨를 쓰거나 뚜껑을 열거나 열쇠를 돌리는 행위를 하기가 어려워진다. 해당 관절 주변에 혹이 생길 수도 있다. 다른 손가락에 비해 새끼손가락에는 잘 발생하지 않는 편이며, 나이가 들면서 나타날 수 있는 질환이다.

드퀘르뱅 증후군(p.164) ✛ ✛
엄지손가락 주변 힘줄이 부어서 엄지손가락을 움직이면 통증 때문에 뭔가를 잡을 수 없다.

힘줄

힘줄

힘줄

손바닥

손목

힘줄

힘줄

류마티스 관절염(p.157) ✛ ✛
관절에 통증, 부종, 강직이 나타난다. 보통 양손의 동일한 관절, 그리고 더 작은 관절에서 먼저 시작된다. 발가락과 무릎을 포함한 다른 관절에 생길 수도 있다. 일반적인 증상에는 피로감과 체중 감소가 있다.

힘줄염(건염)(p.164) ✛
통증과 뻣뻣한 증상은 쉬면 나아진다. 운동이나 다른 신체활동을 하면서 던지는 행위, 또는 매일 반복적으로 하는 동작을 할 때 순간적으로 강하게 힘을 주다가 생길 수 있다.

힘줄윤활막염(건초염)(p.164) ✛
통증과 뻣뻣한 증상은 쉬면 나아진다. 힘줄에 여러 번의 작은 부상, 과거의 부상, 좌상, 감염, 류마티스 관절염 등으로 생길 수 있다. 증상이 계속되면 병원에 가보도록 하자.

가슴 위쪽

가슴 위쪽에 생기는 문제는 대부분 심장과 폐 관련, 위와 위장관(식도)에서 비롯되며, 외상 또한 해당 부위에 골절과 심한 통증을 유발할 수 있다. 또한 숨이 차는 증상은 여러 가지 질환의 징후이기도 하다.

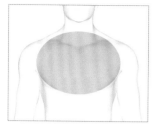

참고하기
가슴 중앙 pp.90~91,
가슴 옆쪽 pp.92~93

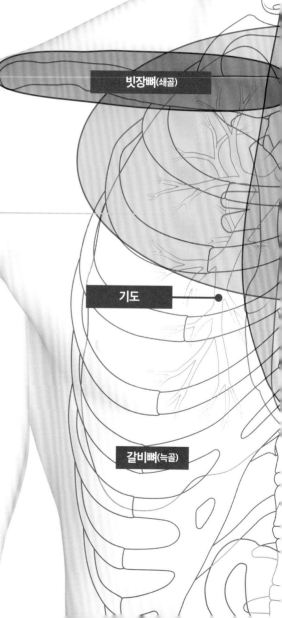

식도

빗장뼈(쇄골)

기도

갈비뼈(늑골)

빗장뼈 골절(p.156) ➕➕
다친 부위 주변이 붓고 압통이 느껴지며, 멍이 생긴다. 팔에 있는 신경을 다쳤다면 감각이 사라지거나 찌릿한 느낌이 들기도 한다.

기관지염(p.193) ➕➕
발열, 기침, 두통, 독감 증상이 나타나고, 녹색·노란색 가래가 나온다.

코로나바이러스감염증-19(p.232) ➕
새로운 기침이 계속되거나, 기존의 기침이 심해진다. 또한 발열과 미각이나 후각이 변하거나 사라지는 특징이 있다. 증세가 악화되거나 기저 질환이 있다면 병원에 가보도록 하자.

폐암(p.195) ➕➕➕
체중 감소, 통증, 지속적인 기침, 각혈이 증상으로 나타난다.

결핵(p.236) ➕➕➕
가슴 통증과 함께 수면 중 식은땀, 체중 감소, 각혈 증상이 나타난다.

갈비뼈 골절(p.156) ➕
골절된 부분을 움직이면 통증이 심해진다. 그리고 깊게 숨을 들이쉴 때마다 증상이 악화되어 호흡 곤란을 일으킬 수 있다.

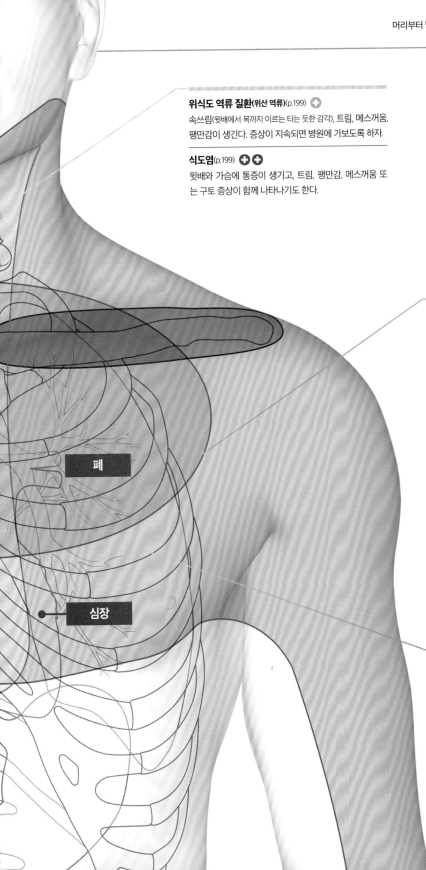

위식도 역류 질환(위산 역류)(p.199) ➕

속쓰림(윗배에서 목까지 이르는 타는 듯한 감각), 트림, 메스꺼움, 팽만감이 생긴다. 증상이 지속되면 병원에 가보도록 하자.

식도염(p.199) ➕➕

윗배와 가슴에 통증이 생기고, 트림, 팽만감, 메스꺼움 또는 구토 증상이 함께 나타나기도 한다.

➕ **다음과 같은 증상이 나타나면 즉시 병원으로 가야 한다:**

호흡이 어려워진다.

아주 심하고 지속적인 통증이 있다.

호흡 곤란

천식(p.193) ➕➕

기침, 천명음, 가슴 조임이 나타나며, 말을 제대로 하지 못하고 괴로워할 수도 있다.

심장기능상실(심부전)(p.181) ➕➕

활동이나 휴식 후 한동안 호흡 곤란이 온다. 그 외에 피로감과 발목 부종이 증상으로 나타나고, 드물지만 지속적인 기침, 천명음, 식욕 저하를 겪기도 한다.

만성 폐쇄성 폐 질환(p.194) ➕➕

지속적인 기침, 카타르*, 천명음, 호흡 곤란이 나타나며, 보통 흡연가가 잘 걸리는 질환이다.

불안감(p.240) ➕➕

호흡 곤란과 함께 두근거림, 팔에 아린감이 나타난다.

알레르기 비염(p.190) ➕

천명음, 가슴 조임, 재채기, 코막힘 또는 콧물, 눈 가려움, 눈 충혈, 눈물 등의 증상이 나타난다.

* 감기 등으로 코와 목의 점막에 생기는 염증.-옮긴이

가슴조임증(협심증)(p.181) ➕➕

가슴에 통증과 조임 증상이 나타난다. 운동을 하거나 스트레스를 받으면 통증이 심해지고 쉬면 나아진다. 이런 증상이 처음이라면 바로 병원에 가보도록 하자.

심근경색증(심장마비)(p.180) ➕➕➕

가슴 중앙에 지속적인 통증(때로는 심하다)을 느낀다. 그리고 대개 이런 통증은 가슴 한쪽이나 양쪽 팔, 턱, 목, 등, 배까지 내려온다. 몽롱함, 어지러움, 식은땀, 호흡 곤란, 메스꺼움이 나타나기도 한다. 응급 상황이니 119에 전화해 바로 병원으로 간다.

폐

심장

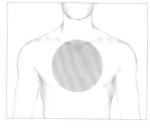

가슴 중앙

가슴 중앙에만 국한된 통증은 심장, 기도, 위, 식도에서 시작되었을 가능성이 있다. 식도는 심장 뒤쪽을 지나며, 이 관이 자극을 받으면 '속쓰림'을 유발할 수 있다.

참고하기
가슴 옆쪽 pp.92~93,
가슴 위쪽 pp.88~89,
윗배 pp.100~101

➕ 다음과 같은 증상이 나타나면 즉시 병원으로 가야 한다:

휴식을 취해도 나을 기미가 보이지 않는 **심한 가슴 통증**을 느낀다.

기침에 피가 섞여 나온다.

갈비연골염(p.158) ➕➕
날카롭고 찌르는 듯한 통증과 압통이 생기며, 깊은 호흡이나 기침을 하면 증상이 더 심해진다.

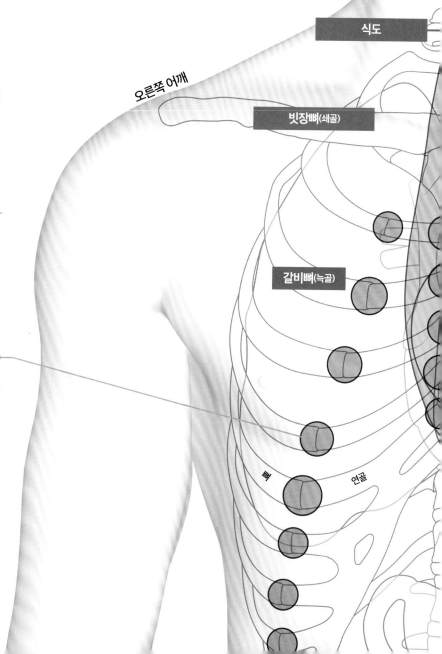

식도

오른쪽 어깨

빗장뼈(쇄골)

갈비뼈(늑골)

뼈   연골

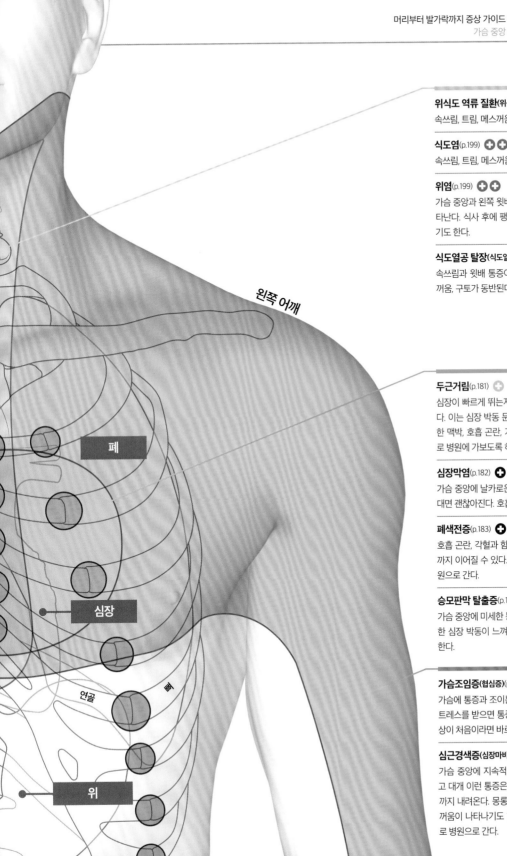

왼쪽 어깨

폐

심장

연골

뼈

위

위식도 역류 질환(위산 역류)(p.199) ✚✚
속쓰림, 트림, 메스꺼움, 팽만감이 생긴다.

식도염(p.199) ✚✚
속쓰림, 트림, 메스꺼움 또는 구토, 팽만감이 나타난다.

위염(p.199) ✚✚
가슴 중앙과 왼쪽 윗배에 보통 가벼운 작열감과 통증이 나타난다. 식사 후에 팽만감, 트림, 메스꺼움, 포만감이 생기기도 한다.

식도열공 탈장(식도열공 헤르니아)(p.204) ✚✚
속쓰림과 윗배 통증이 나타나며, 주로 트림, 팽만감, 메스꺼움, 구토가 동반된다.

두근거림(p.181) ✚
심장이 빠르게 뛰는지, 느리게 뛰는지, 건너뛰는지 느껴진다. 이는 심장 박동 문제(p.181)를 의심해볼 수 있다. 불규칙한 맥박, 호흡 곤란, 가슴 통증, 어지러움이 지속된다면 바로 병원에 가보도록 하자.

심장막염(p.182) ✚✚✚
가슴 중앙에 날카로운 통증이 느껴지며, 앉거나 어딘가 기대면 괜찮아진다. 호흡 곤란이 발생하기도 한다.

폐색전증(p.183) ✚✚✚
호흡 곤란, 각혈과 함께 통증을 느낀다. 이 통증은 가슴 옆까지 이어질 수 있다. 응급 상황이니 119에 전화해 바로 병원으로 간다.

승모판막 탈출증(p.182) ✚✚
가슴 중앙에 미세한 통증이 나타나며, 때로는 '건너뛰는' 듯한 심장 박동이 느껴지기도 한다. 보통 운동을 할 때 발생한다.

가슴조임증(협심증)(p.181) ✚✚
가슴에 통증과 조이는 증상이 나타난다. 운동을 하거나 스트레스를 받으면 통증이 심해지고 쉬면 나아진다. 이런 증상이 처음이라면 바로 병원에 가보도록 하자.

심근경색증(심장마비)(p.180) ✚✚✚
가슴 중앙에 지속적인 통증(때로는 심하다)을 느낀다. 그리고 대개 이런 통증은 가슴 한쪽이나 양쪽 팔, 턱, 목, 등, 배까지 내려온다. 몽롱함, 어지러움, 식은땀, 호흡 곤란, 메스꺼움이 나타나기도 한다. 응급 상황이니 119에 전화해 바로 병원으로 간다.

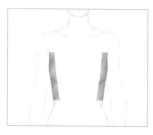

참고하기
가슴 위쪽 pp.88~89,
가슴 중앙 pp.90~91

가슴 옆쪽

갈비뼈와 근육에 부상을 입으면 가슴 양쪽 끝에서 이를 느
낄 수 있다. 폐 아랫부분과 콩팥에 질환이 생겼을 때 이 부
위에 증상이 나타나기도 한다. 다음에 소개하는 질환에서
별도의 설명이 없다면 증상은 한쪽이나 양쪽에 모두 발현
된다고 알아두자.

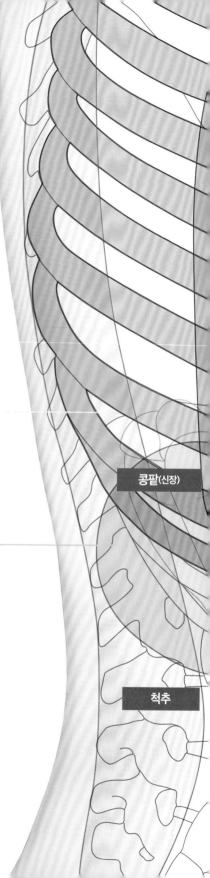

콩팥(신장)

척추

척추 뼈관절염(골관절염)(p.157) ➕➕
척추와 이어지는 신경이 눌려 가슴 뒤쪽에서 앞쪽까지 통
증이 생긴다.

콩팥돌(신장 결석)(p.208) ➕➕
갑작스럽고 극심한 통증이 생겼다 사라지기를 반복한다.
통증은 보통 허리에서 시작해 앞쪽으로 이어진다. 발열, 심
한 오한과 떨림, 배뇨통이 증상으로 나타나며, 혈뇨가 나오
고 구토를 하기도 한다. 증상이 심하다면 병원에 가보도록
하자.

깔때기콩팥염(신우신염)(p.208) ➕➕
발열, 구토, 혈뇨, 허리 통증, 갈비뼈와 골반 사이 통증이 나
타난다. 증상이 심하다면 병원에 가보도록 하자.

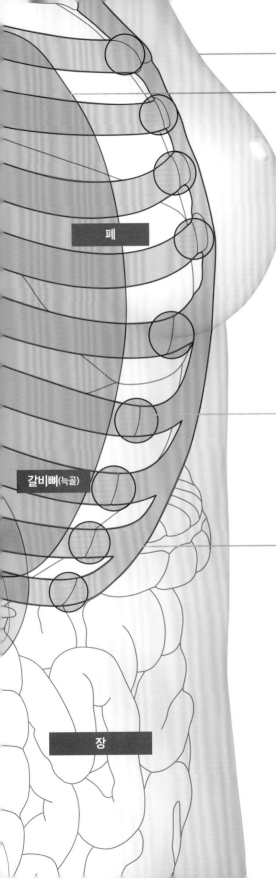

폐

갈비뼈(늑골)

장

긴장된 근육(p.163) ✚

무거운 것을 들거나 장기간 기침을 하면 통증이 나타난다. 몸을 움직이거나 깊은 호흡을 할 때 증상은 더 심해진다.

가슴막염(흉막염)(p.194) ✚✚✚

날카롭게 찌르는 듯한 가슴 통증이 생기며, 숨을 들이쉬거나 기침을 하면 더 심해진다. 그리고 발열, 몸살, 무기력증이 나타나기도 한다.

폐색전증(p.183) ✚✚✚

호흡 곤란과 통증이 발생하며, 각혈을 하기도 한다. 응급 상황이니 119에 전화해 바로 병원으로 간다.

공기가슴증(기흉)(p.195) ✚✚✚

호흡 곤란과 함께 가슴 한쪽 끝에 날카롭게 찌르는 듯한 통증이 갑자기 나타난다. 숨을 들이쉬면 통증은 더 심해진다. 젊은 남성에게 더 흔한 질환이다.

대상포진(p.233) ✚✚✚

가슴벽에 있는 신경을 따라 심한 통증이 나타난다. 보통 한쪽에만 생기며 발진이 동반되는 경우가 많다. 만성 통증으로 진행될 수 있다.

갈비연골염(p.158) ✚✚

날카롭고 찌르는 듯한 통증과 압통이 생기며, 깊은 호흡이나 기침을 하면 증상이 더 심해진다.

갈비뼈 골절(p.156) ✚✚✚

골절된 부분을 움직이며 통증이 심해진다. 고통으로 깊은 호흡을 하지 못해 호흡 곤란이 오기도 한다.

뼈암(p.155) ✚✚✚

지속적이고 심한 통증이 나타나며 보통 체중 감소처럼 다른 증상이 동반된다.

폐암(p.195) ✚✚✚

통증(가슴 모든 곳에서 나타날 수 있다)과 함께 호흡 곤란, 체중 감소, 지속적인 기침, 각혈이 증상으로 나타난다. 암세포가 갈비뼈나 폐의 외부 기관으로 전이되기 시작하면 통증이 발생한다.

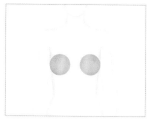

유방

여성의 유방은 사춘기, 임신, 수유, 생리 기간, 심지어는 폐경을 겪으면서 모양과 크기가 변한다. 유방 질환은 대부분 여성에게 나타나며 건강상의 문제는 없는 편이다.

참고하기
가슴 중앙 pp.90~91, 가슴 옆쪽 pp.92~93

습진(p.222) 🌑 🌑
젖꼭지 한쪽이나 양쪽에 발진이 생기고 각질이 벗겨지면서 가려움을 유발할 수 있다.

갈라진 젖꼭지(p.216) ➕ ➕
수유 중일 때 흔하게 발생한다. 조산사, 약사, 의사와 상담해보자.

젖꼭지 분비물(p.216) ➕ ➕
임신부나 수유부라면 문제가 없다. 그러나 생리를 하는 여성의 젖꼭지에서 분비물이 한 달 이상 나온다면 병원에 가보도록 하자. 피가 묻어나오거나, 폐경 후의 여성, 남성의 경우 병원에 가서 검사를 받아야 한다.

함몰 젖꼭지(p.216) ➕ ➕
젖꼭지가 유방 안쪽으로 들어간 형태다. 선천적일 수도 있지만, 정상 젖꼭지가 변형된 경우라면 병원에서 진료를 받도록 하자.

유방암(p.216) ➕ ➕ ➕
젖꼭지 주변 피부가 변하거나 함몰되며, 피가 섞인 분비물이 나오기도 한다. 보통 불규칙한 모양의 단단한 혹이 유방에 생기며 움직이지 않는다. 30대 중반 이하에서는 드물다.

피부스침증(간찰진)(p.224) ➕ ➕ 🌑
유방 아래쪽, 피부가 접히는 부분에 발적, 작열감, 가려움이 나타난다. 그 외에 겨드랑이와 (가장 흔하게는) 사타구니에 생기기도 한다.

남성의 유방 문제

남성의 유방 조직도 여성과 같지만 덜 발달되어 있다. 비만, 호르몬 문제, 다른 질환 때문에 유방이 커지기도 하지만 대개 건강상의 문제는 없다. (여성형유방, p.212를 참고하자) 남성도 유방암에 걸릴 수 있지만, 여성보다는 확률이 매우 적다. 유방 조직에 단단한 혹이 만져지는 중년 이상의 남성은 빨리 병원에 가보도록 하자.

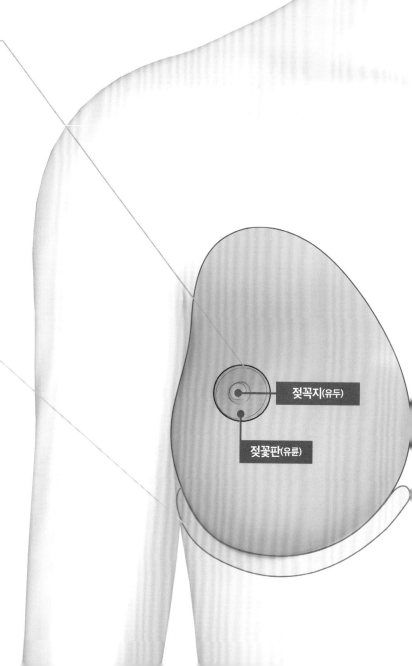

젖꼭지(유두)

젖꽃판(유륜)

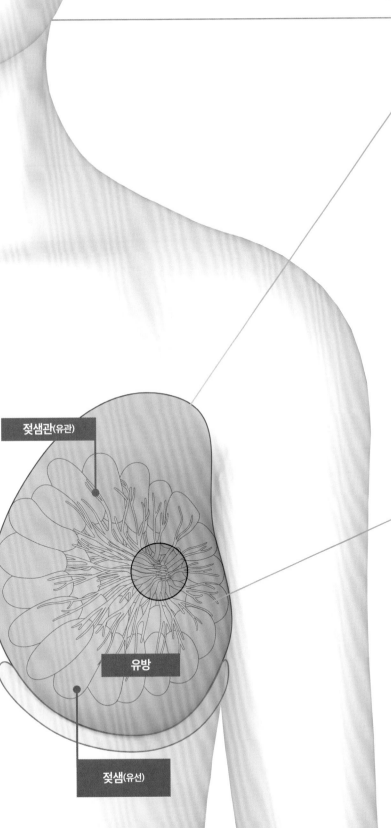

젖샘관(유관)

유방

젖샘(유선)

혹

유방 섬유낭종(p.217) ✛
유방에 혹이 생기고 때로는 아프기도 하다. 보통 여러 개가 생기며 생리 주기에 따라 크기가 변한다.

섬유선종(p.217) ✛✛
부드럽고 단단한 혹이 만져지며, 쉽게 움직인다. 20~25세 여성에서 가장 흔하게 발견할 수 있는 질환이다.

유방 낭종(p.217) ✛✛
만지면 잘 움직이는 부드러운 혹이 생긴다. 갑자기 생기는 경우가 많고 통증도 있는 편이다. 30~50세 여성에게 흔하다.

유방암(p.216) ✛✛✛
불규칙한 모양의 단단한 혹이 가슴에 생기며 움직이지 않는다. 젖꼭지 주변 피부가 변하거나 함몰된다. 보통 통증은 없으며, 30대 중반 이하에서는 드물다.

지방종(p.226) ✛✛
피부 바로 아래 반죽 모양의 혹이 생기며, 만지면 쉽게 움직인다. 병원에 가서 정확한 검사를 해보는 것이 좋다.

유방 지방(조직) 괴사(p.216) ✛✛
부상으로 혹이 생기며 통증이 있다. 병원에 가서 정확한 검사를 받아보자.

통증

주기적 유방통(p.216) ✛
생리일이 되면 한쪽이나 양쪽 유방에 통증, 욱신거림, 압통이 느껴진다.

유방통(p.216) ✛✛
생리와는 상관이 없으며, 감염이나 가슴벽의 근육이 원인이다. 피부에 발적이 생기고 열감이 느껴지면 병원에 가보도록 하자.

젖샘염(유선염)(p.216) ✛✛✛
발열, 발적, 통증이 나타나며 보통 수유할 때 생긴다.

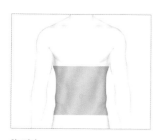

참고하기
윗배 pp.100~101,
아랫배 왼쪽 pp.104~105,
아랫배 오른쪽 pp.106~107,
장 설사 pp.122~123,
장 변비 pp.124~125,
장 비정상적인 대변 pp.126~127

배 전체

배의 통증은 정확한 곳을 딱 집어내기가 어려울 때가 있다. 전반적인 통증이라면 몇 가지 원인이 있다. 그중 일부는 구토, 설사, 변비와 관련이 있다. 아이들의 경우 신체 다른 곳의 문제로 복통이 생기기도 한다.

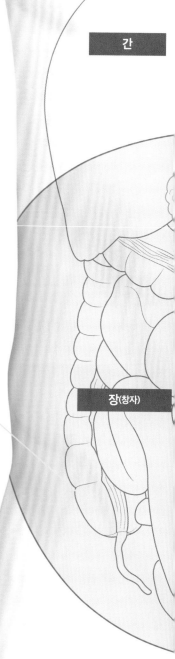

간

장(창자)

➕ 다음과 같은 증상이 나타나면 즉시 병원으로 가야 한다:

갑작스럽고 극심한 복통이 나타난다.

피를 토한다.

혈변 또는 검고 끈적한 대변이 나온다.

막창자꼬리염(충수염)(p.205) ➕➕➕
배 전체 또는 중앙에 통증이 생긴다. 그리고 몇 시간 내로 아랫배 오른쪽으로 통증이 옮겨가며, 지속적이고 매우 심해진다.

배막염(복막염)(p.205) ➕➕➕
극심한 복통이 보통은 갑자기 나타나지만, 서서히 생길 수도 있다. 배가 딱딱하게 굳는 느낌이 든다. 컨디션이 매우 좋지 않고, 열이 나며, 창백해지고, 식은땀이 난다. 응급 상황이니 119에 전화해 바로 병원으로 간다.

기생충 감염(p.237) ➕➕
편모충(p.237) 같은 기생충이 복통이나 위경련, 방귀, 팽만감, 체중 감소를 유발할 수 있다.

낫적혈구병(p.186) ➕➕➕
극심한 통증이 배를 포함해 신체 곳곳에서 나타난다. 아프리카, 카리브해, 중동, 동지중해, 남아시아에서 더 흔하게 나타나는 질환이다.

간경변증(p.201) ➕➕😖
배와 다리에 통증과 부종이 생긴다. 그리고 피로감, 식욕 저하, 잦은 멍과 출혈, 황달과 가려움 증상이 나타나기도 하며, 정신 착란을 일으키기도 한다.

혹

유방 섬유낭종(p.217) ✛
유방에 혹이 생기고 때로는 아프기도 하다. 보통 여러 개가 생기며 생리 주기에 따라 크기가 변한다.

섬유선종(p.217) ✛✛
부드럽고 단단한 혹이 만져지며, 쉽게 움직인다. 20~25세 여성에서 가장 흔하게 발견할 수 있는 질환이다.

유방 낭종(p.217) ✛✛
만지면 잘 움직이는 부드러운 혹이 생긴다. 갑자기 생기는 경우가 많고 통증도 있는 편이다. 30~50세 여성에게 흔하다.

유방암(p.216) ✛✛✛
불규칙한 모양의 단단한 혹이 가슴에 생기며 움직이지 않는다. 젖꼭지 주변 피부가 변하거나 함몰된다. 보통 통증은 없으며, 30대 중반 이하에서는 드물다.

지방종(p.226) ✛✛
피부 바로 아래 반죽 모양의 혹이 생기며, 만지면 쉽게 움직인다. 병원에 가서 정확한 검사를 해보는 것이 좋다.

유방 지방(조직) 괴사(p.216) ✛✛
부상으로 혹이 생기며 통증이 있다. 병원에 가서 정확한 검사를 받아보자.

통증

주기적 유방통(p.216) ✛
생리일이 되면 한쪽이나 양쪽 유방에 통증, 욱신거림, 압통이 느껴진다.

유방통(p.216) ✛✛
생리와는 상관이 없으며, 감염이나 가슴벽의 근육이 원인이다. 피부에 발적이 생기고 열감이 느껴지면 병원에 가보도록 하자.

젖샘염(유선염)(p.216) ✛✛✛
발열, 발적, 통증이 나타나며 보통 수유할 때 생긴다.

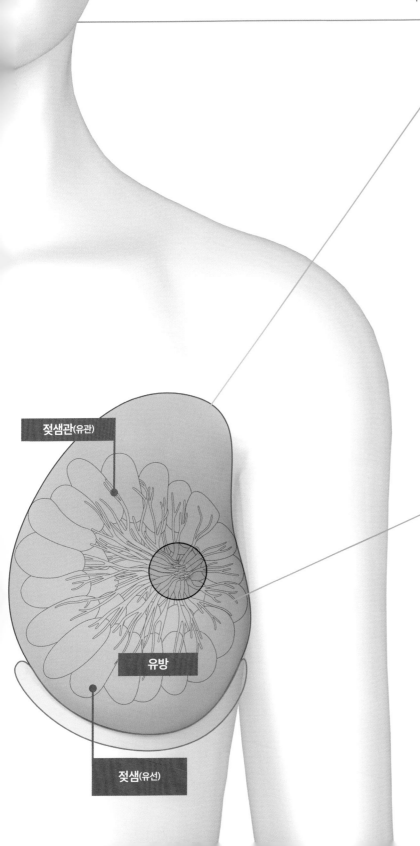

젖샘관(유관)

유방

젖샘(유선)

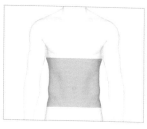

참고하기
윗배 pp.100~101,
아랫배 왼쪽 pp.104~105,
아랫배 오른쪽 pp.106~107,
장 설사 pp.122~123,
장 변비 pp.124~125,
장 비정상적인 대변 pp.126~127

배 전체

배의 통증은 정확한 곳을 딱 집어내기가 어려울 때가 있다. 전반적인 통증이라면 몇 가지 원인이 있다. 그중 일부는 구토, 설사, 변비와 관련이 있다. 아이들의 경우 신체 다른 곳의 문제로 복통이 생기기도 한다.

간

➕ 다음과 같은 증상이 나타나면 즉시 병원으로 가야 한다:

갑작스럽고 극심한 복통이 나타난다.

피를 토한다.

혈변 또는 검고 끈적한 대변이 나온다.

장(창자)

막창자꼬리염(충수염)(p.205) ➕➕➕
배 전체 또는 중앙에 통증이 생긴다. 그리고 몇 시간 내로 아랫배 오른쪽으로 통증이 옮겨가며, 지속적이고 매우 심해진다.

배막염(복막염)(p.205) ➕➕➕
극심한 복통이 보통은 갑자기 나타나지만, 서서히 생길 수도 있다. 배가 딱딱하게 굳는 느낌이 든다. 컨디션이 매우 좋지 않고, 열이 나며, 창백해지고, 식은땀이 난다. 응급 상황이니 119에 전화해 바로 병원으로 간다.

기생충 감염(p.237) ➕➕
편모충(p.237) 같은 기생충이 복통이나 위경련, 방귀, 팽만감, 체중 감소를 유발할 수 있다.

낫적혈구병(p.186) ➕➕➕
극심한 통증이 배를 포함해 신체 곳곳에서 나타난다. 아프리카, 카리브해, 중동, 동지중해, 남아시아에서 더 흔하게 나타나는 질환이다.

간경변증(p.201) ➕➕➕
배와 다리에 통증과 부종이 생긴다. 그리고 피로감, 식욕 저하, 잦은 멍과 출혈, 황달과 가려움 증상이 나타나기도 하며, 정신 착란을 일으키기도 한다.

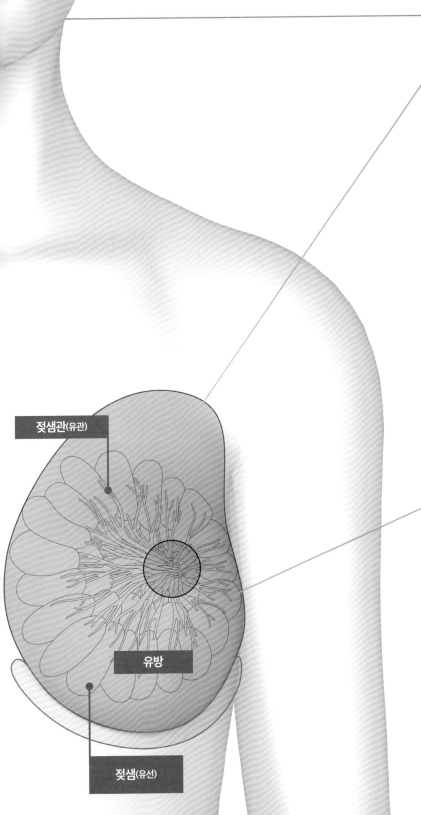

젖샘관(유관)

유방

젖샘(유선)

혹

유방 섬유낭종(p.217) ⊕
유방에 혹이 생기고 때로는 아프기도 하다. 보통 여러 개가 생기며 생리 주기에 따라 크기가 변한다.

섬유선종(p.217) ⊕ ⊕
부드럽고 단단한 혹이 만져지며, 쉽게 움직인다. 20~25세 여성에서 가장 흔하게 발견할 수 있는 질환이다.

유방 낭종(p.217) ⊕ ⊕
만지면 잘 움직이는 부드러운 혹이 생긴다. 갑자기 생기는 경우가 많고 통증도 있는 편이다. 30~50세 여성에게 흔하다.

유방암(p.216) ⊕ ⊕ ⊕
불규칙한 모양의 단단한 혹이 가슴에 생기며 움직이지 않는다. 젖꼭지 주변 피부가 변하거나 함몰된다. 보통 통증은 없으며, 30대 중반 이하에서는 드물다.

지방종(p.226) ⊕ ⊕
피부 바로 아래 반죽 모양의 혹이 생기며, 만지면 쉽게 움직인다. 병원에 가서 정확한 검사를 해보는 것이 좋다.

유방 지방(조직) 괴사(p.216) ⊕ ⊕
부상으로 혹이 생기며 통증이 있다. 병원에 가서 정확한 검사를 받아보자.

통증

주기적 유방통(p.216) ⊕
생리일이 되면 한쪽이나 양쪽 유방에 통증, 욱신거림, 압통이 느껴진다.

유방통(p.216) ⊕ ✱
생리와는 상관이 없으며, 감염이나 가슴벽의 근육이 원인이다. 피부에 발적이 생기고 열감이 느껴지면 병원에 가보도록 하자.

젖샘염(유선염)(p.216) ⊕ ⊕ ✱
발열, 발적, 통증이 나타나며 보통 수유할 때 생긴다.

등

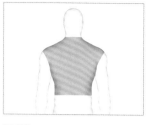

등에 생기는 질환은 대부분 등 근육이나 척추가 원인이다. 그리고 등 근육통은 보통 움직이면 더 심해진다. 앞쪽 가슴이나 윗배에 생기는 질환 역시 등에 통증을 유발할 수 있다.

참고하기
어깨 뒤쪽 pp.76~77,
허리 pp.102~103

근육통(p.163) ✛

가방을 들거나 컴퓨터를 사용해서 등이 긴장되거나, 자세가 잘못되어 나타날 수 있는 통증이다. 특정 자세를 취하면 증상이 더 심해진다.

폐암(p.195) ✛✛✛

등에 심한 통증이 계속된다. 기침을 많이 하고 각혈을 하기도 한다. 그 외에 체중 감소도 나타난다. 흡연가에게 더 많이 생기는 질환이다.

위궤양(p.200) ✛✛

쥐어짜는 듯한 통증이 등을 관통해서 나타난다. 보통 식사 후 속쓰림과 컨디션 난조가 동반되며, 메스꺼움과 구토도 증상으로 생길 수 있다.

췌장염(p.202) ✛✛✛

등을 관통하는 듯한 깊은 통증이 나타나며, 정도가 매우 심하고 자주 생긴다. 그 외에 메스꺼움, 구토, 식욕 저하가 생길 수 있으며, 보통 황달과 체중 감소가 동반된다.

췌장암(p.202) ✛✛✛

등을 관통하는 듯한 깊은 통증이 나타나며, 정도가 매우 심하고 자주 생긴다. 그 외에 메스꺼움, 구토, 식욕 저하가 생길 수 있으며, 보통 황달과 체중 감소가 동반된다.

복부대동맥류 파열(p.184) ✛✛✛

배, 등, 가슴에 통증이 생긴다. 보통 나이 든(60대 이상 남성) 사람, 특히 고혈압을 앓는 사람에게 더 흔하게 나타난다. 응급 상황이니 119에 전화해 바로 병원으로 간다.

깔때기콩팥염(신우신염)(p.208) ✛✛

보통 한쪽에만 통증이 나타나며, 발열, 떨림, 오한, 혈뇨 같은 증상이 생기기도 한다.

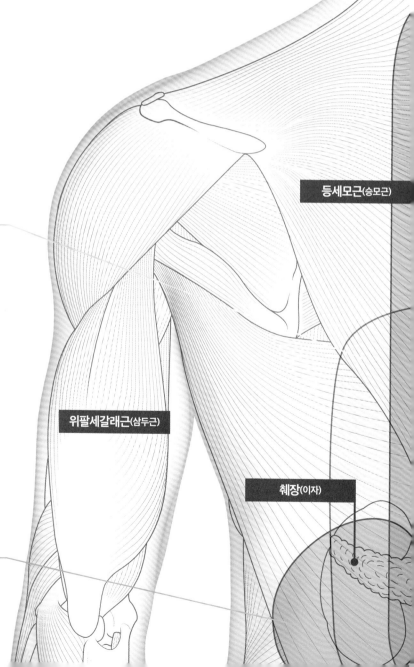

등세모근(승모근)

위팔세갈래근(삼두근)

췌장(이자)

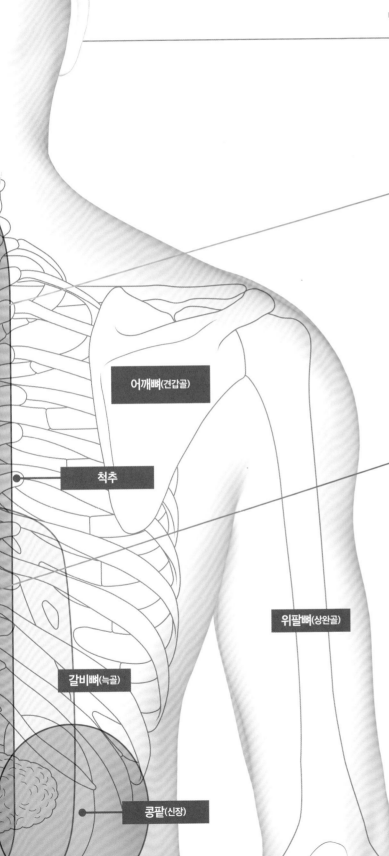

뼈관절염(골관절염)(p.157)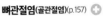

아침이면 통증과 뻣뻣한 증상이 나타나고 움직이면 다소 가라앉는다. 척추나 다른 관절을 따라 어디든 생길 수 있으며, 중년 이상에게 더 흔한 질환이다. 의사와 상담해 증상을 완화해보자.

뼈엉성증(골다공증)(p.154)

키가 줄어들고 척추가 굽으면서 자세가 바뀌고 근육통이 생긴다. 갑작스러운 척추 골절이 발생해 심한 통증을 유발하기도 한다.

강직성 척추염(p.158)

허리 통증이 점점 심해지고 지속된다. 이른 아침에는 뻣뻣해지지만, 운동 후 나아졌다가 밤이 되면 다시 나빠진다. 남성에게 더 흔하게 발생한다.

척추 골절(p.156)

갑작스럽고 극심한 통증으로 수면을 방해할 수도 있다. 보통 뼈엉성증을 앓는 사람에게 나타난다. 응급 상황이니 119에 전화해 바로 병원으로 간다.

척추암(p.155)

심한 통증이 지속되어 수면을 방해한다. 통증은 간단한 진통제로는 가라앉지 않는다. 이유 없이 체중이 감소한다.

뼈속질염(골수염)(p.154)

해당 부위에 말랑한 혹이 나서 통증이 발생하고 주변 피부에는 발적이 생긴다. 열이 나고 컨디션이 나빠질 수도 있다. 아이들에게 주로 생기는 질환이다.

척주 변형

척주옆굽음증(척주측만증)(p.156)

척주가 점점 오른쪽이나 왼쪽으로 휘는 질환이다.

척주뒤굽음증(척주후만증)(p.156)

척주가 과도하게 앞쪽으로 휘어서 혹이 난 듯한 형태를 띤다. 서서히 진행되는 질환이다. 통증이 있거나 호흡이 힘들면 병원에 가보도록 하자.

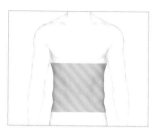

참고하기
윗배 pp.100~101,
아랫배 왼쪽 pp.104~105,
아랫배 오른쪽 pp.106~107,
장 설사 pp.122~123,
장 변비 pp.124~125,
장 비정상적인 대변 pp.126~127

배 전체

배의 통증은 정확한 곳을 딱 집어내기가 어려울 때가 있다. 전반적인 통증이라면 몇 가지 원인이 있다. 그중 일부는 구토, 설사, 변비와 관련이 있다. 아이들의 경우 신체 다른 곳의 문제로 복통이 생기기도 한다.

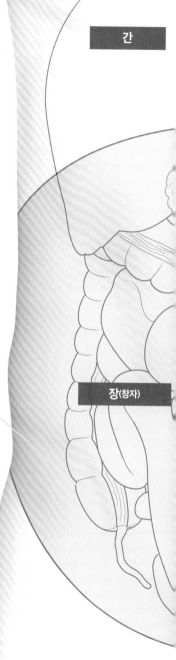

간

장(창자)

➕ 다음과 같은 증상이 나타나면 즉시 병원으로 가야 한다:

갑작스럽고 극심한 복통이 나타난다.

피를 토한다.

혈변 또는 검고 끈적한 대변이 나온다.

막창자꼬리염(충수염)(p.205) ➕➕➕
배 전체 또는 중앙에 통증이 생긴다. 그리고 몇 시간 내로 아랫배 오른쪽으로 통증이 옮겨가며, 지속적이고 매우 심해진다.

배막염(복막염)(p.205) ➕➕➕
극심한 복통이 보통은 갑자기 나타나지만, 서서히 생길 수도 있다. 배가 딱딱하게 굳는 느낌이 든다. 컨디션이 매우 좋지 않고, 열이 나며, 창백해지고, 식은땀이 난다. 응급 상황이니 119에 전화해 바로 병원으로 간다.

기생충 감염(p.237) ➕➕
편모충(p.237) 같은 기생충이 복통이나 위경련, 방귀, 팽만감, 체중 감소를 유발할 수 있다.

낫적혈구병(p.186) ➕➕➕
극심한 통증이 배를 포함해 신체 곳곳에서 나타난다. 아프리카, 카리브해, 중동, 동지중해, 남아시아에서 더 흔하게 나타나는 질환이다.

간경변증(p.201) ➕➕✹
배와 다리에 통증과 부종이 생긴다. 그리고 피로감, 식욕 저하, 잦은 멍과 출혈, 황달과 가려움 증상이 나타나기도 하며, 정신 착란을 일으키기도 한다.

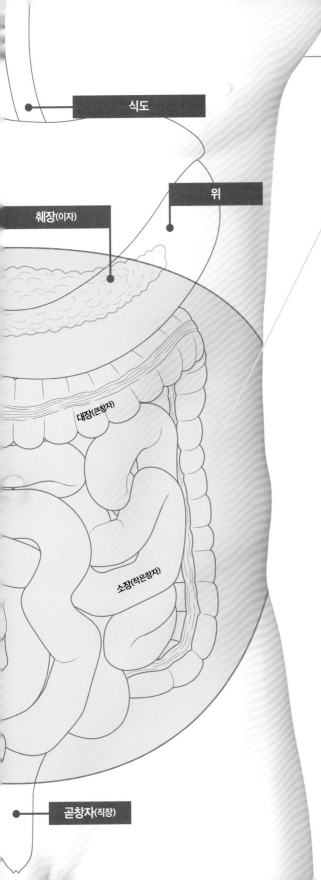

식도

위

췌장(이자)

대장(큰창자)

소장(작은창자)

곧창자(직장)

설사나 변비를 동반함

위장염(p.196)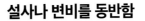

대개 윗배에 통증 또는 압통을 느끼지만, 전반적인 복통이 나타날 수도 있다. 그리고 메스꺼움 또는 구토, 설사 증상이 있다. 구토가 잦거나, 증상이 계속되거나, 어린이라면 병원에 가보도록 하자.

식중독(p.197) ✚

전반적인 복통이 발생하지만, 일부분에만 통증이 느껴질 수도 있다. 메스꺼움 또는 구토와 설사 증상도 나타난다. 자주 구토를 하거나, 증상이 계속되거나, 어린이라면 병원에 가보도록 하자.

과민성 대장 증후군(p.203) ✚

복통이 여러 번 일어나고, 설사 또는 변비가 동반된다. 변에 점액이 섞이기도 한다. 그 외에 팽만감과 잦은 방귀가 증상으로 나타나기도 한다.

젖당못견딤증(유당분해효소 결핍증) ✚ ✚

잦은 방귀, 복통, 팽만감, 설사가 증상으로 나타난다.

곁주머니염(게실염)(p.205) ✚ ✚ ✚

배 전체 또는 아랫배 왼쪽에 통증이 생긴다. 배변 습관이 바뀌고 (설사나 변비 등), 열이 나기도 한다.

곁주머니(게실) 질환(p.205) ✚ ✚

대개 아랫배에 불편함과 압통을 느끼지만, 배 전체에 증상이 나타나기도 한다. 변에 피나 점액이 섞여 나오거나 설사 또는 변비가 생기기도 한다.

셀리악병(p.204) ✚ ✚

복통과 함께 설사나 변비가 나타나고, 피로와 가려움이 생기기도 한다. 변의 냄새가 지독하고 빈혈이 생긴다.

크론병(p.203) ✚ ✚

배의 특정 부위에 통증이 생긴다. 피나 점액이 섞인 설사가 나올 수 있고 항문 주변이 갈라지는 경우도 많다. 그리고 체중 감소, 빈혈, 발열, 컨디션 난조가 증상으로 나타난다. 반복적으로 증상이 발현된다.

아이들의 복통

8세 이하 어린이의 경우 통증이 느껴지는 곳과 원인이 일치하지 않을 때도 많다. 다시 말해 복통이 가운데귀염, 인후통(p.192), 심적 괴로움, 변비(p.196), 요로 감염증(p.209)의 징후일 수 있다는 뜻이다. 그리고 복통과 함께 구토, 설사, 혈변, 변비 같은 증상이 동반되기도 한다.

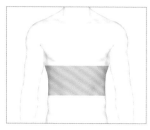

윗배

윗배에는 위, 비장, 간, 쓸개, 췌장, 십이지장이 있다. 이 장기들에 문제가 생기면 윗배에 통증이 생긴다. 그 외 증상에는 팽만감, 구토, 식욕 저하, 체중 감소, 황달, 속쓰림이 있다. 만약 토할 때 피가 섞여 나온다면 바로 병원에 가도록 하자.

참고하기
가슴 중앙 pp.90~91,
배 전체 pp.98~99

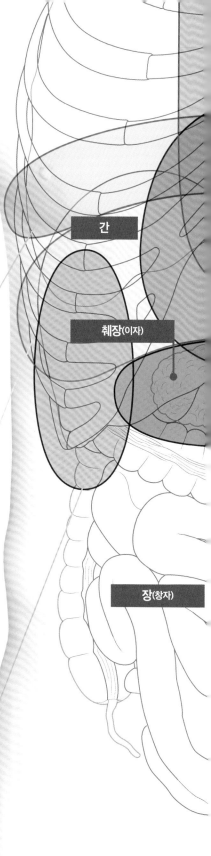

간

췌장(이자)

장(창자)

갈비연골염(p.158) ➕➕
날카롭고 찌르는 듯한 통증과 압통이 생기며, 깊은 호흡이나 기침을 하면 증상이 더 심해진다.

폐렴(p.194) ➕➕
복통(한쪽), 기침, 발열, 각혈, 전반적인 컨디션 난조가 증상으로 나타난다.

가슴막염(흉막염)(p.194) ➕➕➕
숨을 들이쉬면 가슴 한쪽과 배(한쪽)에서 통증이 느껴지고, 각혈을 한다.

간염(p.200) ➕➕✚
황달, 피부 가려움, 컨디션 난조, 피로감이 증상으로 나타난다. 그리고 오른쪽 배에 불편함이 느껴진다.

간경변증(p.201) ➕➕✚
배와 다리에 통증과 부종이 생긴다. 그 외에 피로감, 식욕 저하, 잦은 멍과 출혈, 황달, 가려움이 생긴다. 정신 착란을 일으키기도 한다.

간암(p.201) ➕➕➕
윗배 오른쪽 통증, 황달, 복부 팽만, 전반적인 가려움이 증상으로 나타난다.

렙토스피라증(p.236) ➕➕✚
황달, 피부 가려움, 전반적인 컨디션 난조, 피로감이 증상으로 나타나며, 윗배 오른쪽에 불편함을 느낀다.

간디스토마(간흡충)(p.238) ➕➕✚
황달, 독감 증상, 피로감, 윗배 오른쪽에 불편함을 느낀다.

아메바증(p.237) ➕➕
전반적으로 아랫배에 통증이 생기며 설사에 피가 섞여 나온다. 위생시설이 열악하고 깨끗한 물을 취하기 어려운 국가의 거주민과 여행자에게 흔한 질환이다.

포충낭종(p.238) ➕➕
복통, 황달, 독감 증상, 피로감, 오른쪽 배가 불편한 증상이 나타난다. 이 질환은 몇 년에 걸쳐 서서히 진행된다. 보통 아프리카, 아시아, 중동, 중앙아메리카와 남아메리카 여행자나 이곳에서 온 이민자들에게 흔한 질병이다.

쓸개돌증(담석증)(p.202) ➕➕✚
경련성 통증이 간헐적으로 나타나며, 메스껍고 구토를 한다. 황달이 생기기도 한다.

쓸개관염(담관염)(p.201) ➕➕➕
오른쪽 흉곽 바로 아래에 지속적인 통증이 나타난다. 그리고 발열, 오한, 황달도 생긴다.

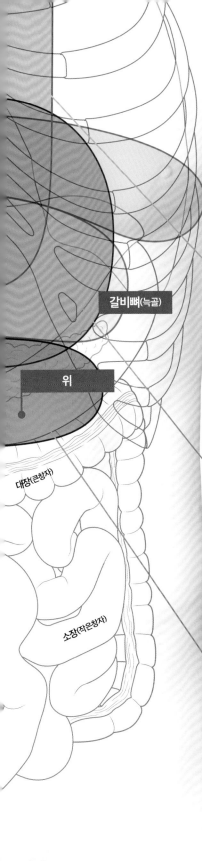

갈비뼈(늑골)

위

대장(큰창자)

소장(작은창자)

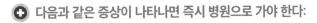 다음과 같은 증상이 나타나면 즉시 병원으로 가야 한다:

복통이 계속되거나 토할 때 피가 나온다.

위식도 역류 질환(소화불량/위산 역류)(p.199) ➕

윗배 또는 가슴 위쪽 중앙에 통증이 나타난다. 그리고 트림, 메스꺼움, 팽만감이 생길 수도 있다. 증상이 지속되면 병원에 가보도록 하자.

위염(p.199) ➕

가슴 중앙과 윗배 왼쪽에 가벼운 작열감과 통증이 나타난다. 식사 후에는 복부 팽만, 트림, 메스꺼움, 포만감이 생기기도 한다.

가슴조임증(협심증)(p.181) ➕ ➕

가슴에 통증과 조이는 증상이 나타난다. 운동을 하거나 스트레스를 받으면 통증이 더 심해지고 쉬면 나아진다. 이런 증상이 처음이라면 바로 병원에 가보도록 하자.

심근경색증(심장마비)(p.180) ➕ ➕ ➕

가슴 중앙에 지속적인 통증(때로는 심하다)을 느낀다. 그리고 대개 이런 통증은 가슴 한쪽이나 양쪽 팔, 턱, 목, 등, 배까지 내려온다. 몽롱함, 어지러움, 식은땀, 호흡 곤란, 메스꺼움이 증상으로 나타나기도 한다. 응급 상황이니 119에 전화해 바로 병원으로 간다.

위장염(p.196) ➕

통증과 함께 메스꺼움, 구토와 설사가 증상으로 나타난다. 어린이거나, 증상이 지속되거나, 구토가 너무 잦다면 병원에 가도록 하자.

위궤양(p.200) ➕ ➕

배 중앙 또는 왼쪽이나 오른쪽에 쥐어짜는 듯하고 타는 듯한 통증이 간헐적으로 나타난다. 식욕 저하, 팽만감, 트림도 생긴다. 식사 후에는 컨디션이 나빠지고 포만감을 느낄 수도 있다.

위암(p.200) ➕ ➕ ➕

윗배 통증이 있다. 체중 감소, 식욕 저하, 소화불량, 메스꺼움, 컨디션 난조 같은 증상이 나타나고, 빈혈기(피로감과 창백한 피부)가 있으며, 대변에서 짙은 피가 섞여 나오기도 한다.

천공 궤양(p.200) ➕ ➕ ➕

윗배 중앙에 심한 통증이 일어난다. 냄새가 독한 검은 변에서 피가 섞인 것이 확인히 보인다. 피를 토하거나 실신할 수도 있다. 응급 상황이니 119에 전화해 바로 병원으로 간다.

췌장암(p.202) ➕ ➕ ➕ ✚

윗배에 극심한 통증이 등까지 번진다. 체중 감소, 구토, 황달 같은 증상이 동반된다.

급성 췌장염(p.202) ➕ ➕ ➕

배 중앙에 심한 통증이 며칠간 지속된다. 그 후 구토, 설사, 발열, 전반적인 컨디션 난조로 이어진다.

만성 췌장염(p.202) ➕ ➕

심한 복통이 반복적으로 나타나며, 등까지 통증이 이어질 수 있다. 대변은 밝은색으로 냄새가 지독하다. 40대 이상 남성에게 더 흔한 질환이다.

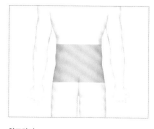

허리

허리는 우리가 올바른 자세로 걷게 도와주는 하나의 뼈대다. 이곳에 생기는 문제는 대부분 허리에 있는 근육이나 척추가 원인이다. 가장 대표적인 증상은 통증이다.

참고하기
등 pp.96~97,
엉덩이와 항문 pp.120~121,
골반 뒤쪽 pp.130~131

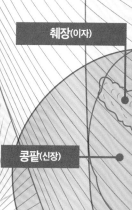

췌장(이자)

콩팥(신장)

큰볼기근(대둔근)

➕ 다음과 같은 증상이 나타나면 즉시 병원으로 가야 한다:

통증이 너무 심하다.

소변이나 대변을 볼 수 없다.

한쪽 또는 양쪽 다리에 힘이 빠진다.

깔때기콩팥염(신우신염)(p.208) ➕➕
한쪽에만 통증이 나타나는 편이다. 종종 발열, 떨림, 오한, 혈뇨 증상이 동반되며, 여성에게 흔하다. 증상이 심하면 병원에 가도록 하자.

콩팥돌(신장 결석)(p.208) ➕➕➕
통증이 허리부터 시작해 배로 이어지며 아프고 가라앉기를 반복한다. 요의를 더 자주 느끼기도 하고 혈뇨가 나오는 경우도 있다.

복부대동맥류 파열(p.184) ➕➕➕
배, 등, 가슴에 통증이 생긴다. 나이 든(60대 이상 남성) 사람 중에서도 특히 고혈압인 환자에게서 더 많이 나타난다. 응급 상황이니 119에 전화해 바로 병원으로 간다.

근육 긴장(p.163) ➕
통증이 짧은 간격으로 사라졌다 다시 나타난다. 온찜질과 진통제면 통증이 가라앉을 수 있다.

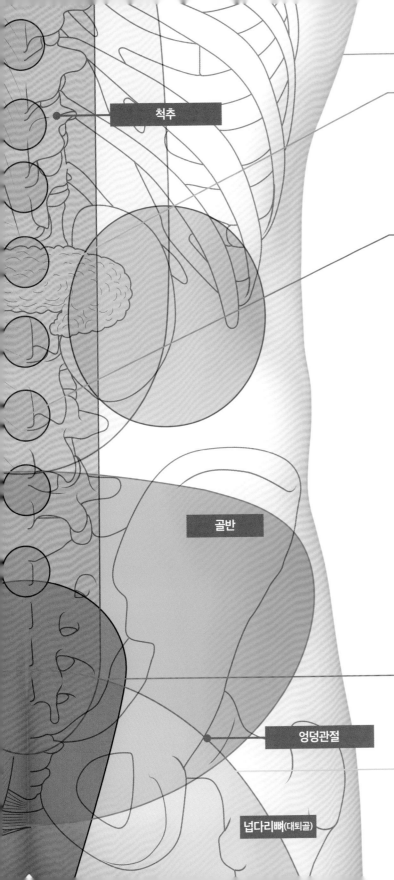

척추

골반

엉덩관절

넙다리뼈(대퇴골)

뼈관절염(골관절염)(p.157)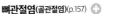
아침에 통증과 뻣뻣한 증상이 나타나며 움직이면 다소 가라앉는다. 다른 관절에도 생길 수 있다. 의사와 상담해 증상을 완화해보자.

뼈엉성증(골다공증)(p.154) ✚ ✚
키가 줄어들고 척주가 굽으면서 자세가 바뀌고 근육통이 생긴다. 갑작스러운 척추 골절이 발생해 심한 통증을 유발하기도 한다.

척추 골절(p.156) ✚ ✚ ✚
갑작스럽고 극심한 통증이 주로 척추 중앙이나 아래쪽에 나타난다. 서 있거나 움직일 때 더 심해진다. 응급 상황이니 119에 전화해 바로 병원으로 간다.

류마티스 관절염(p.157) ✚ ✚
통증과 뻣뻣해지는 증상이 나타난다. 발가락, 손목뿐만 아니라 다른 관절에도 생길 수 있다. 전반적인 증상에는 미열, 몸살, 피로감, 체중 감소가 있다.

뼈암(p.155) ✚ ✚ ✚
극심한 통증이 밤이 되면 더 심해진다. 자세와는 상관이 없으며 진통제를 먹어도 효과가 없다.

척추미끄럼증(척추전방전위증)(p.158) ✚ ✚
뒤로 기댈 때 통증과 뻣뻣함이 더 심해진다. 신체적으로 활발하게 활동하는 청소년과 젊은 사람들에게 더 흔하게 생긴다.

척추 분리증(p.154) ✚ ✚
허리의 피로 골절로 통증이 발생하며, 운동경기를 할 때 특정 부위에 통증을 유발하는 경우가 많다. 청소년에게 흔하게 생기는 질환이다.

강직성 척추염(p.158) ✚ ✚
허리 통증이 점점 심해지고 지속된다. 이른 아침에는 뻣뻣해지지만, 운동 후 나아졌다가 밤이 되면 다시 나빠진다. 남성에게 더 흔하게 발생한다.

추간판 탈출증(p.158) ✚ ✚
심한 허리 통증과 함께 궁둥뼈 신경통(p.173)이 동반된다. 아린감, 힘빠짐, 무감각도 나타난다. 움직이거나 기침, 재채기를 하면 더 심해진다.

마미 증후군(p.171) ✚ ✚ ✚
허리 통증이 있고, 엉치뼈 주변이 무감각해진다. 방광과 장운동을 방해해 소변과 대변을 보는 데 장애가 생기며, 한쪽이나 양쪽 다리에 힘이 빠지기도 한다. 응급 상황이니 119에 전화해 바로 병원으로 간다.

궁둥뼈(좌골) 신경통(p.173) ✚
허리 통증과 함께 다리에서 종아리까지, 또는 엄지발가락까지 통증이 이어진다. 엉덩이, 다리, 발에 찌릿한 감각, 감각이 없거나 또는 힘이 빠지기도 한다. 증상이 지속되면 병원에 가보도록 하자.

아랫배 왼쪽

여기는 소화기관을 거쳐온 단단한 물질이 머물다 주기적으로 빠져나가는 대장이 있는 곳이다. 곧창자에서 피가 난다면, 선홍색 피만 나오든지 변에 섞여 나오든지 상관없이 병원에 가보는 것이 좋다. 곧창자에서 분비물이 나오거나, 배변 습관이 바뀌는 현상 또한 의사와 상담해야 하는 부분이다.

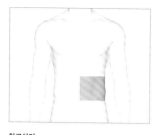

참고하기
배 전체 pp.98~99,
아랫배 오른쪽 pp.106~107

간

위장염(p.196) ✚
전반적인 아랫배 통증 또는 특정 부위에 통증이 생긴다. 메스꺼움 또는 구토와 설사 증상도 나타난다. 어린이거나, 증상이 지속되거나, 구토가 너무 잦다면 병원에 가도록 하자.

식중독(p.197) ✚
오염된 음식 섭취 후 전반적인 아랫배 또는 배의 특정 부위에 통증이 나타난다. 메스꺼움 또는 구토와 설사 증상도 동반된다.

과민성 대장 증후군(p.203) ✚✚
복통이 여러 번 일어나고, 설사나 변비가 동반된다. 변에 점액이 섞이기도 한다. 그 외에 복부 팽만과 잦은 방귀가 증상으로 나타나기도 한다.

이질(p.237) ✚✚
설사에 피가 섞여 나오며 간혹 점액이 나오기도 한다. 위경련과 발열 증상도 나타난다. 어린이나 노인이라면 탈수가 될 수 있으니 바로 병원에 가야 한다.

아메바증(p.237) ✚✚
전반적으로 아랫배에 통증이 나타나며 설사에 피가 섞여 나온다. 위생시설이 열악하고 깨끗한 물을 취하기 어려운 국가의 거주민과 여행자에게 흔한 질환이다.

크론병(p.203) ✚✚
복통과 팽만감을 느낀다. 피나 점액이 섞인 설사, 체중 감소, 빈혈, 컨디션 난조가 생기기도 하며, 증상은 가끔씩 나타난다. 항문 주변이 갈라지는 경우도 많다. 젊은 사람들에게 더 흔한 질환이다.

콜레라(p.235) ✚✚✚
물설사가 다량 나오면서 빠른 속도로 탈수에 빠지다가, 결국 사망에 이르는 무서운 질병이다. 보통 자연재해 후 세균에 오염된 물로 전염된다.

창자막힘(장폐색)(p.204) ✚✚✚
아랫배 통증, 구토와 함께 방귀가 나오지 않고 장이 움직이지 않는다. 배가 굳는(딱딱) 것 같고 팽만감을 느끼기도 한다.

창자꼬임(장염전)(p.204) ✚✚✚
통증과 함께 창자막힘(위쪽 참고) 증상이 나타난다. 배는 굳는 것 같고 팽만감을 느끼기도 한다. 나이 든 사람에게 더 흔한 질환이다.

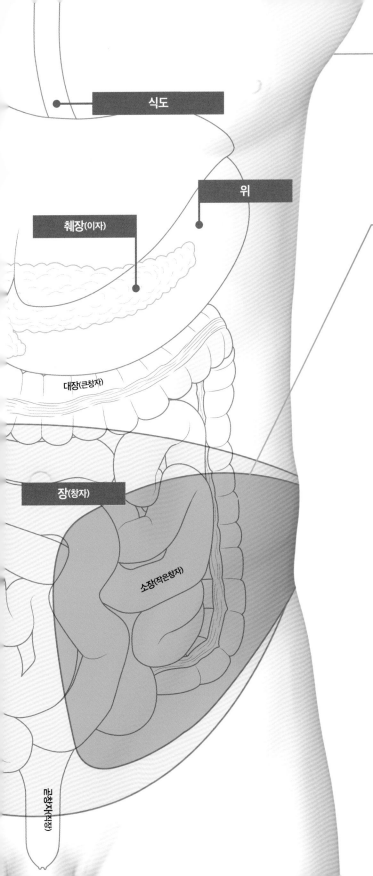

식도

위

췌장(이자)

대장(큰창자)

장(창자)

소장(작은창자)

곧창자(직장)

변비(p.196) ⊕

장이 규칙적으로 운동하지 않아 아랫배 왼쪽에 경련성(산통) 통증과 불편함이 발생한다. 변은 딱딱해져서 배출하기가 쉽지 않다. 증상이 계속되면 병원에 가보도록 하자.

곁주머니(게실) 질환(p.205) ⊕ ⊕

왼쪽 또는 배 전체에 불편함과 압통이 생긴다. 곧창자에서 피와 점액질이 나오며, 종종 설사를 하거나 변비가 생기기도 한다.

곁주머니염(게실염)(p.205) ⊕ ⊕ ⊕

아랫배 왼쪽 통증이 생기고 배변 습관이 변한다. 그 외에 발열, 빠른 맥박, 컨디션 난조 등의 증상이 있다.

궤양 잘록창자염(궤양성 대장염)(p.203) ⊕ ⊕

배 왼쪽에 통증이 생긴다. 피가 섞인 설사, 컨디션 난조, 발열, 체중 감소, 빈혈(적혈구 수치가 낮아 피부가 창백해지고 피로감을 느낌) 증상이 나타나며, 주로 10~40세 사이에 증상이 시작된다.

대장암(p.206) ⊕ ⊕

아랫배(보통 왼쪽) 통증이 나타난다. 암세포가 자라면서 창자막힘(맞은편 참고)이 생길 수 있다. 그 외에 혈변, 체중 감소, 배변 습관 변화(보통 평소보다 더 자주 화장실에 가게 된다), 빈혈 같은 증상이 있다.

아랫배 오른쪽

아랫배 오른쪽에는 소장의 끝과 대장의 시작 부분이 있고, 막창자꼬리와 (여성이라면) 오른쪽 난소와 오른쪽 나팔관이 있다. 막창자꼬리염, 막창자꼬리 농양, 감염, 과민성 대장 증후군이 발생했을 때 가장 대표적인 증상은 바로 통증이다.

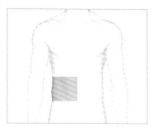

참고하기
배 전체 pp.98~99,
아랫배 왼쪽 pp.104~105,
여성 아랫배 pp.108~109

➕ **다음과 같은 증상이 나타나면 즉시 병원으로 가야 한다:**

통증이 **지속되거나 심하다.**

장간막 림프절염(p.188) ➕➕
통증과 바이러스로 인한 증상(보통 인후통)이 발현된다. 림프절이 붓기도 한다. 15세 이하 아이들에게 흔한 질병이다.

막창자꼬리(충수) 농양(p.205) ➕➕
배 중앙에 통증이 생겼다 없어지기를 반복한다. 그리고 한참 동안 통증이 사라진 듯하다가 다시 재발한다. 막창자꼬리염(아래쪽)으로 진행될 수도 있다.

막창자꼬리염(충수염)(p.205) ➕➕➕
배 중앙에 통증이 생겼다 사라지기를 반복하다가 몇 시간 후 아랫배 오른쪽으로 이어진다. 그리고 점차 강도와 지속 시간이 증가한다. 보통 발열, 구토, 컨디션 난조가 함께 나타난다.

메켈 곁주머니(게실)(p.203) ➕➕➕
증상은 막창자꼬리염과 비슷하다. 통증은 6~24시간 안에 서서히 진행되며, 배꼽 주변에서 시작해 아랫배 오른쪽으로 옮겨간다. 발열, 구토, 컨디션 난조가 함께 나타나기도 한다.

간

장(창자)

막창자꼬리(충수)

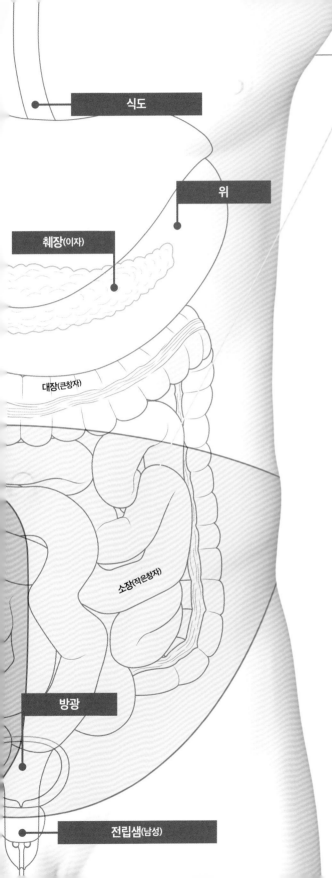

식도

위

쳬장(이자)

대장(큰창자)

소장(작은창자)

방광

전립샘(남성)

위장염(p.196) ✚
전반적인 아랫배 통증 또는 특정 부위에 통증이 생긴다. 메스꺼움 또는 구토와 설사도 증상으로 나타난다. 어린이거나, 증상이 지속되거나, 구토가 너무 잦다면 병원에 가도록 하자.

식중독(p.197) ✚
오염된 음식 섭취 후 전반적인 아랫배 통증 또는 배의 특정 부위에 통증이 나타난다. 메스꺼움 또는 구토와 설사도 동반된다.

과민성 대장 증후군(p.203) ✚ ✚
복통이 여러 번 나타나고, 설사 또는 변비가 동반된다. 변에 점액이 섞이기도 한다. 그 외에는 팽만감과 잦은 방귀가 증상으로 나타난다.

크론병(p.203) ✚ ✚
복통과 팽만감을 느낀다. 피나 점액이 섞인 설사, 체중 감소, 빈혈, 컨디션 난조가 생기기도 하며, 증상은 가끔 나타난다. 항문 주변이 갈라지는 경우도 많다. 젊은 사람들에게 더 흔한 질환이다.

곁주머니(게실) 질환(p.205) ✚ ✚
배 전체에 불편함과 압통이 발생한다. 곧창자에서 피와 점액질이 나오며, 종종 설사 또는 변비가 생기기도 한다.

콜레라(p.235) ✚ ✚ ✚
물설사가 다량 나오면서 빠른 속도로 탈수가 되고, 결국 사망에 이르는 무서운 질병이다. 보통 자연재해 후 세균에 오염된 물로 전염된다.

이질(p.237) ✚ ✚
설사에 피가 섞여 나오며 간혹 점액이 나오기도 한다. 위경련과 발열 증상도 나타난다. 어린이나 노인이라면 탈수가 될 수 있으니 바로 병원에 가야 한다.

아메바증(p.237) ✚ ✚
전반적으로 아랫배 통증이 나타나며 설사에 피가 섞여 나온다. 기후가 따뜻하고 위생시설이 열악하며 깨끗한 물을 취하기 어려운 국가의 거주민에게 흔하게 생기는 질병이다.

창자막힘(장폐색)(p.204) ✚ ✚ ✚
아랫배에 통증이 있고, 구토와 함께 방귀가 나오지 않고 장이 움직이지 않는다. 배는 굳는(딱딱) 것 같고 팽만감을 느끼기도 한다.

창자꼬임(장염전)(p.204) ✚ ✚ ✚
통증과 함께 창자막힘(위쪽 참고) 증상이 나타난다. 배는 굳는 것 같고 팽만감을 느끼기도 한다. 나이 든 사람에게 더 흔한 질환이다.

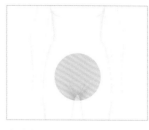

여성 아랫배

난소, 나팔관, 자궁, 질이 포함된 여성의 생식기관은 골반에 위치해 있다.
생식기관에 생기는 문제는 부정 출혈, 통증, 분비물 등으로 발현된다.

참고하기
비뇨기 문제 여성 pp.112~113,
여성 생식기 pp.114~115

배란통(p.213) ✚
통증은 거의 매달, 보통 배란(비 생리 기간)되는 쪽 난소에서 나타난다.

난소 낭종(p.213) ✚ ✚
아랫배가 아릿하고 배 전체가 묵직한 느낌이 든다. 그 외에 성교통이나
배변통이 생기기도 한다.

난소암(p.213) ✚ ✚
아랫배가 묵직하고 지속적인 팽만감과 성교통 같은 증상이 있지만, 정도
가 매우 약하다. 그 외에 체중이 줄고, 전반적으로 컨디션이 나쁘며, 소변
횟수가 변하기도 한다.

임신

임신 중에 문제가 생기면 의사나 조산사와 상의를 하는 것이 좋다. 출혈이 발생하면
바로 병원에 가도록 하자.

유산(p.217) ✚ ✚
질 출혈 이후 복통과 함께 핏덩어리가 나온다. 임신 초기라면 병원에 가서 태아의 상태를 살펴봐
야 한다.

자궁외임신(딴곳임신)(p.217) ✚ ✚ ✚
아랫배에 날카로운 통증이 생겼다 사라지기를 반복하고 질에서 피가 나온다. 평소 생리 양보다
더 많거나 적다. 기력이 떨어지고 어지러울 수도 있다. 응급 상황이니 119에 전화해 바로 병원으
로 간다.

태반 조기 박리(p.217) ✚ ✚ ✚
출혈, 배나 등에 지속적인 통증, 배 뭉침이 증상으로 나타나며, 태동이 줄어든다. 임신 후반에 생
길 확률이 더 높다. 응급 상황이니 119에 전화해 바로 병원으로 간다.

조산(p.217) ✚ ✚ ✚
37주 이전에 출산(일정한 자궁 수축)을 할 때 조산이라 정의한다. 임신 초기라면 바로 병원에 가야
한다.

골반

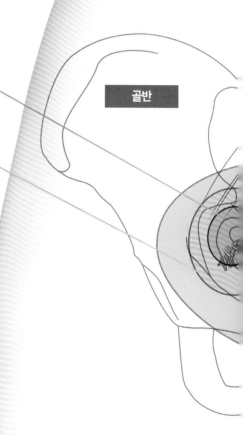

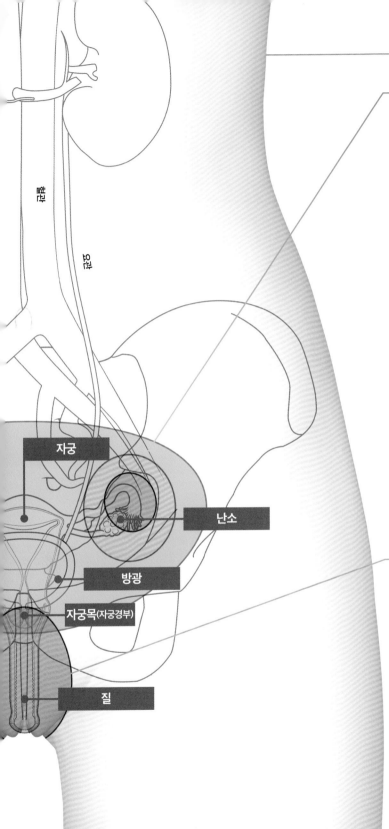

자궁

난소

방광

자궁목(자궁경부)

질

요관

방광

자궁내막증(p.214) ➕➕
성교통, 계속되는 생리통, 전반적인 아랫배 통증, 난임이 증상으로 나타난다. 부정 출혈이 발생하기도 한다.

골반염(p.213) ➕➕
아랫배에 가벼운 정도에서 심한 정도의 통증이 생긴다. 분비물(비정상적인 냄새나 색깔이 나타날 수 있음), 부정 출혈, 성교통, 발열, 허리 통증이 나타날 수도 있다.

간질성 방광염(방광통증 증후군)(p.209) ➕➕
만성통증과 소변을 보는 데 장애가 생긴다. 배꼽 아래에 통증이 매우 심하고, 갑자기 요의를 느끼며, 평소보다 소변을 자주 본다.

클라미디아 감염(p.218) ➕➕
분비물(보통 걸쭉하고 녹색을 띤), 아랫배 통증, 성교통, 부정 출혈 증상이 나타난다.

임질(p.218) ➕➕
분비물, 아랫배 통증, 성교통, 부정 출혈 증상이 나타난다.

난소 낭종 파열(p.213) ➕➕➕
낭종이 꼬이거나 터지면 극심한 통증이 아랫배에 발생하며, 보통 구토가 동반된다.

자궁외임신(딴곳임신)(p.217) ➕➕➕
아랫배에 날카로운 통증이 생겼다 사라지기를 반복하고 질에서 피가 나온다. 평소 생리 양보다 더 많거나 적다. 기력이 떨어지고 어지러울 수도 있다. 응급 상황이니 119에 전화해 바로 병원으로 간다.

출혈

골반염(p.213) ➕➕
부정 출혈, 아랫배에 가벼운 정도에서 심한 정도의 통증, 분비물(비정상적인 냄새나 색깔이 나타날 수 있음), 성교통 증상이 나타난다. 발열과 허리 통증이 생길 수도 있다.

근종(p.215) ➕
보통 증상이 없지만, 생리 양이 평소보다 많고 기간이 길어질 수 있다. 크기가 크다면 아랫배가 묵직한 느낌이 들기도 한다.

임질(p.218) ➕➕
분비물, 아랫배 통증, 성교통, 부정 출혈이 증상으로 나타난다.

클라미디아 감염(p.218) ➕➕
분비물(보통 걸쭉하고 녹색을 띤), 아랫배 통증, 성교통, 부정 출혈 같은 증상이 나타난다.

자궁암(p.214) ➕➕
부정 출혈이 나타나고, 아랫배 통증과 팽만감을 느낄 수도 있다. 출산 경험이 없거나 비만인 나이 든 여성에게 더 많이 생기는 질환이다.

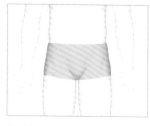

참고하기
여성 아랫배 pp.108~109,
여성 생식기 pp.114~115,
남성 생식기 pp.118~119

사타구니
남성과 여성

사타구니(샅골부위, 서혜부)는 넓적다리 위쪽과 아랫배 사이에 있는 움푹 꺼진 공간이다. 형태상 사타구니는 다른 곳보다 따뜻하고 땀이 차기 쉬워 피부 감염에 취약하다. 또한 부종이 잘 생기고 림프절이나 탈장(헤르니아)과 관련된 질환이 발생하기도 한다.

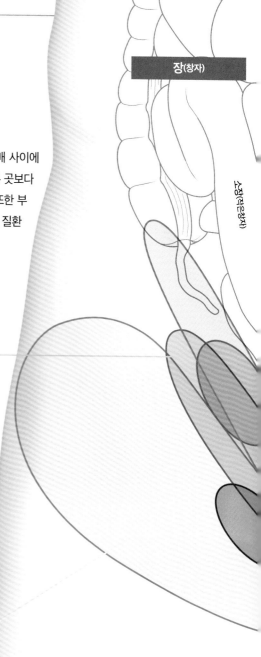

장(창자)

소장(작은창자)

피부 질환

피지낭종 (p.225) ✚ ✚
통증이 없고 건강상 문제가 없는 물혹이 난다. 여러 개가 생기기도 한다.

음부 사마귀(곤지름) (p.218) ✚ ✚
사타구니 부위에 작고 통통한 혹이 난다. 표면이 거칠고 단단한 형태가 대부분이다. 보통 성관계로 전염된다.

피부 농양 (p.228) ✚ ✚ ✚
발진과 함께 통증이 있는 혹이 난다. 고름이 생기기도 한다.

피부염 (p.222) ✚ ✚ ✚
피부가 가렵고 붉어진다. 다른 부위의 피부염이나 습진이 원인일 수 있다.

피부스침증(간찰진) (p.224) ✚ ✚ ✚
피부가 접히는 부위에 발적과 가려움이 생기며 덥거나 습기가 차면 더 심해진다. 유방과 겨드랑이 부위에도 잘 난다. 비만인에게 흔한 질환이다.

완선(샅진균증, 샅백선) (p.230) ✚ ✚ ✚
곰팡이 감염으로 발적과 가려움이 증상으로 나타난다. 젊은 남성에게 더 흔한 질환이다.

사타구니 좌상 (p.163) ✚ ✚
사타구니와 넓적다리 위쪽을 움직이거나 운동을 하면 통증을 느낀다. 보통 운동경기 후에 많이 생긴다.

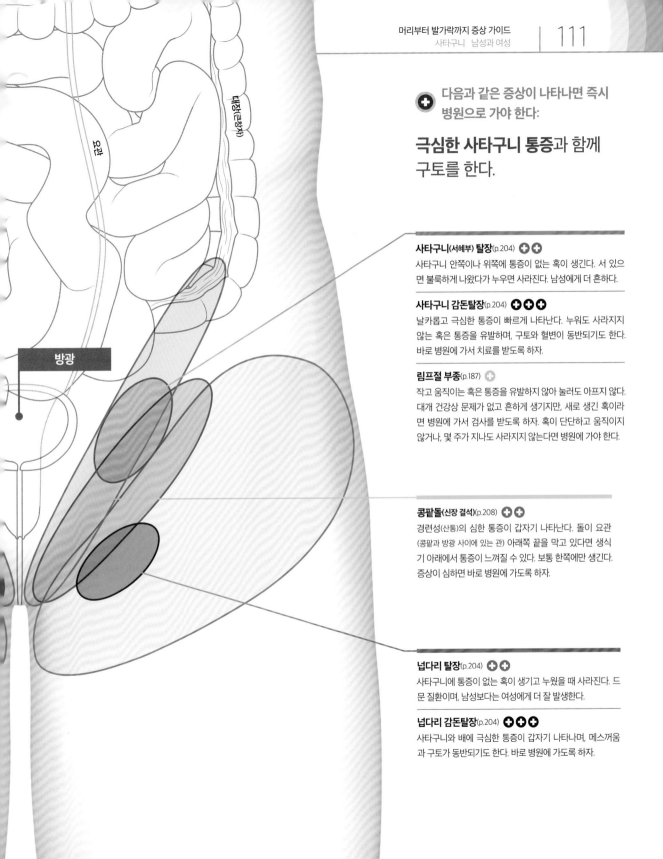

대장(큰창자)

요관

방광

➕ 다음과 같은 증상이 나타나면 즉시 병원으로 가야 한다:

극심한 사타구니 통증과 함께 구토를 한다.

사타구니(서혜부) 탈장(p.204) ➕➕
사타구니 안쪽이나 위쪽에 통증이 없는 혹이 생긴다. 서 있으면 불룩하게 나왔다가 누우면 사라진다. 남성에게 더 흔하다.

사타구니 감돈탈장(p.204) ➕➕➕
날카롭고 극심한 통증이 빠르게 나타난다. 누워도 사라지지 않는 혹은 통증을 유발하며, 구토와 혈변이 동반되기도 한다. 바로 병원에 가서 치료를 받도록 하자.

림프절 부종(p.187) ➕
작고 움직이는 혹은 통증을 유발하지 않아 눌러도 아프지 않다. 대개 건강상 문제가 없고 흔하게 생기지만, 새로 생긴 혹이라면 병원에 가서 검사를 받도록 하자. 혹이 단단하고 움직이지 않거나, 몇 주가 지나도 사라지지 않는다면 병원에 가야 한다.

콩팥돌(신장 결석)(p.208) ➕➕
경련성(산통)의 심한 통증이 갑자기 나타난다. 돌이 요관(콩팥과 방광 사이에 있는 관) 아래쪽 끝을 막고 있다면 생식기 아래에서 통증이 느껴질 수 있다. 보통 한쪽에만 생긴다. 증상이 심하면 바로 병원에 가도록 하자.

넙다리 탈장(p.204) ➕➕
사타구니에 통증이 없는 혹이 생기고 누웠을 때 사라진다. 드문 질환이며, 남성보다는 여성에게 더 잘 발생한다.

넙다리 감돈탈장(p.204) ➕➕➕
사타구니와 배에 극심한 통증이 갑자기 나타나며, 메스꺼움과 구토가 동반되기도 한다. 바로 병원에 가도록 하자.

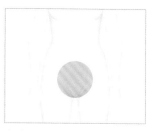

참고하기
아랫배 왼쪽 pp.104~105,
아랫배 오른쪽 pp.106~107,
여성 아랫배 pp.108~109

비뇨기 문제
여성

요로 감염은 여성에게 매우 흔하게 생기며, 배뇨통(때로는 혈뇨)을 유발한다. 감염이 콩팥으로 옮겨가면 발열, 구토, 심한 허리 통증이 발생할 수 있다.

조절 장애

복압성 요실금(소변찔끔증)(p.209)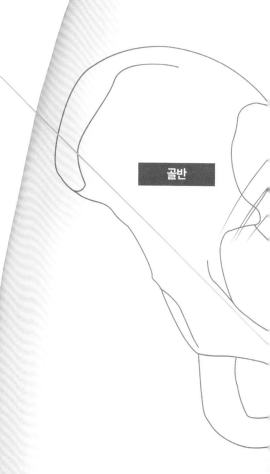
방광에 압력(기침, 재채기, 운동 등)이 가해질 때 소변이 샌다.

절박성 요실금(p.209)
갑작스럽고 심한 요의를 느낀다. 소변이 약간 샐 수 있다.

과민성 방광(p.209)
자주 요의를 느끼지만, 소변량은 적다. 종종 소변을 보기 위해 밤에 깨기도 한다.

만성 소변정체(요폐)(p.210)
방광이 완전히 비워지지 않아 자주 소변이 샌다.

완전 요실금(p.209)
배뇨 조절을 전혀 하지 못한다는 의미는 소변이 지속적으로 샌다는 말이다.

급성 소변정체(요폐)(p.210)
소변을 누지 못해서 통증이 심할 수 있다. 드문 질환이지만 척추 손상이나 출산 후 생길 수 있다.

골반

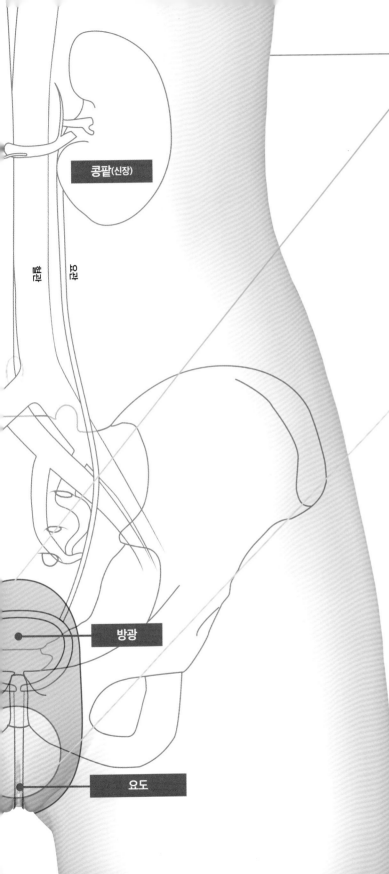

콩팥(신장)

콩팥

요관

방광

요도

방광 감염(방광염)(p.209) ✚✚

소변을 눌 때 통증, 작열감, 얼얼한 증상이 나타난다. 평소보다 자주 급한 요의를 느끼며, 소변 색은 짙고, 탁하며 강한 냄새가 난다. 아랫배에 통증이 생기기도 한다. 전반적으로 컨디션이 좋지 않다.

방광돌(방광 결석)(p.210) ✚✚

아랫배에 통증이 갑자기 시작되었다 사라진다. 혈뇨가 나오거나, 소변을 누지 못해 통증이 생긴다.

간질성 방광염(방광통증 증후군)(p.209) ✚✚

갑작스럽고 강한 요의를 느끼며 평소보다 더 자주 소변을 누지만, 양은 매우 적다. 배꼽 아래가 매우 아프고 소변에 피가 비친다. 증상이 처음이라면 통증은 30~40초 정도 지속된다. 남성보다 여성에게 흔하다.

혈뇨

방광암(p.210) ✚✚

소변에 피가 나지만 통증은 없다. 이유 없이 살이 빠진다. 여성보다 남성에게 더 잘 생기며 특히 흡연가에게 흔하다.

깔때기콩팥염(신우신염)(p.208) ✚✚

발열, 구토, 혈뇨, 허리 통증, 갈비뼈와 골반 사이에 통증이 나타난다. 소변을 자주 누며 소변량은 적다. 병원에 빨리 가보는 것이 좋다.

콩팥돌(신장 결석)(p.208) ✚✚

갑작스러운 복통이 생겼다 사라지기를 반복한다. 혈뇨, 갈비뼈와 골반 사이에 통증, 구토 증상이 나타난다. 병원에 빨리 가보는 것이 좋다.

방광돌(방광 결석)(p.210) ✚✚

아랫배에 통증이 갑자기 시작되었다 사라진다. 혈뇨가 나오거나, 소변을 누지 못해 통증이 생긴다.

간질성 방광염(방광통증 증후군)(p.209) ✚✚

갑작스럽고 강한 요의를 느끼며 평소보다 더 자주 소변을 누지만, 양은 매우 적다. 배꼽 아래가 매우 아프고 소변에 피가 비친다.

콩팥 낭종(p.208) ✚✚

소변에 피가 나올 수 있지만, 그 외 증상은 없다.

주혈흡충증(p.238) ✚✚

소변에 피가 나올 수 있지만, 통증은 없으며 자주 요의를 느낀다. 아프리카와 남아메리카 일대, 카리브해, 중동, 아시아 지역에서 흔한 질환이다.

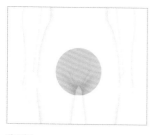

참고하기
여성 아랫배 pp.108~109,
비뇨기 문제 여성 pp.112~113

여성 생식기

칸디다증은 질에 흔하게 생기는 질환이다. 칸디다증에 걸리면 질 부위가 가렵고 흰색 분비물이 나온다. 특히 에스트로겐 수치가 많이 떨어지는 폐경 이후에는 가려움이 더 심해진다. 생리일이 아닐 때 나타나는 부정 출혈은 정상이 아니니 병원에 가야 한다.

피부 변화/가려움과 통증

칸디다증(p.238) ➕➕
질이 아프고, 가려우며, 걸쭉한 흰색 분비물이 나온다. 생리 전에 증상이 더 심해진다.

위축성 질염(p.215) ➕➕
질 건조, 통증, 성교통이 나타난다. 그리고 잦은 요의와 배뇨통도 생긴다. 폐경 이후에 흔하게 생기는 질환이다.

음부 헤르페스(p.218) ➕➕➕
외음부에 작은 물집들이 생긴다. 처음 발병 시에는 매우 아프지만 재발하면서 통증이 줄어드는 특징이 있다. 성교통을 유발할 수 있다.

편평태선(p.222) ➕➕➕
불그스름한 보라색 구진이 나면서 가려움을 유발한다.

음부 사마귀(곤지름)(p.218) ➕➕
외음부에 통통한 혹이 난다. 통증과 자극을 유발한다.

경화태선(p.227) ➕➕
외음부의 얇은 피부가 아프고 가렵다. 병변 부위가 매우 빛나 보인다. 성교통을 유발할 수 있다.

외음부통(외음부 통증)(p.215) ➕➕
외음부가 아프고 가려우며, 성교통이 생긴다. 젊은 여성에게 흔하게 발생한다.

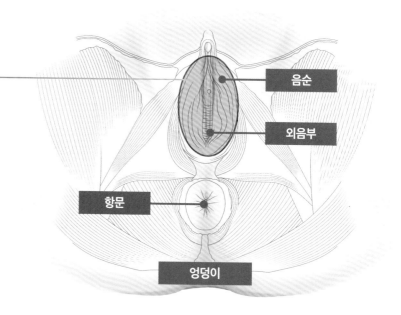

음순

외음부

항문

엉덩이

성교통

특히 여성이 첫 관계를 맺을 때 많이 느끼게 되는 통증이다. 그 외 원인에는 질 건조증, 감염, 자궁내막증(p.214), 질경련(p.215)이 있다. 다음에 나오는 질환 모두 성교통을 유발하며, 다른 증상이 동반되는 경우도 많다.

칸디다증(p.238)

클라미디아 감염(p.218)

임질(p.218)

트리코모나스증(p.218)

음부 헤르페스(p.218)

질경련(p.215)

자궁탈출증(p.214)

위축성 질염(p.215)

경화태선(p.227)

외음부통(외음부 통증)(p.215)

자궁목암(자궁경부암)(p.215)

골반염(p.213)

분비물

칸디다증(p.238) ➕➕
걸쭉한 흰색 분비물이 나오며, 보통 생리 전에 증상이 더 심해진다. 질 통증, 가려움, 성교통이 생기기도 한다.

세균성 질염(p.215) ➕
비릿한 냄새가 나는 분비물이 나온다. 증상이 계속되거나 임신 중이라면 병원에 가보도록 하자.

클라미디아 감염(p.218) ➕➕
분비물이 나오며 대개 걸쭉하고 녹색을 띤다. 아랫배 통증, 성교통, 부정 출혈이 발생한다.

임질(p.218) ➕➕
분비물, 아랫배 통증, 성교통, 부정 출혈이 나타난다.

골반염(p.213) ➕➕
아랫배에 가벼운 정도에서 심한 통증, 분비물, 부정 출혈, 성교통이 생긴다. 또한 발열과 허리 통증이 나타나기도 한다.

트리코모나스증(p.218) ➕➕
거품 섞인 노란색-녹색 질 분비물이 나온다. 질 입구가 아프고 성교통이 생긴다.

이물 ➕➕
질에 탐폰이나 다른 물체가 남아서 고약한 냄새가 나고 피가 섞인 분비물이 나온다.

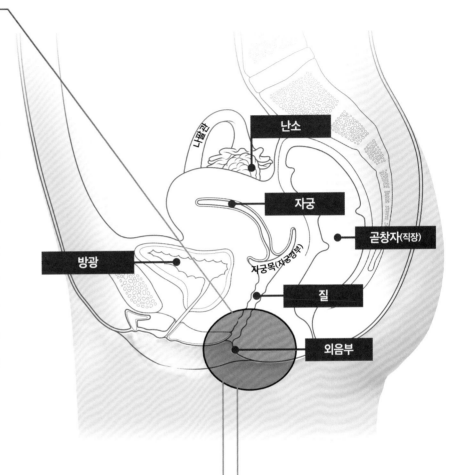

난관
난소
자궁
곧창자(직장)
방광
자궁목(자궁경부)
질
외음부

부정 출혈

자궁용종(p.215) ➕➕
부정 출혈, 또는 성교 중에 출혈이 발생한다. 또는 생리 양이 매우 늘어난다.

골반염(p.213) ➕➕
아랫배에 가벼운 정도에서 심한 통증, 분비물, 부정 출혈, 성교통이 생긴다. 또한 발열과 허리 통증이 나타나기도 한다.

근종(p.215) ➕➕
보통 증상이 없지만, 생리 양이 평소보다 늘고 기간이 길어질 수 있다. 크기가 크다면 아랫배가 묵직한 느낌이 들기도 한다.

클라미디아 감염(p.218) ➕➕
대개 걸쭉하고 녹색을 띤 분비물이 나온다. 아랫배 통증, 성교통, 부정 출혈이 발생한다.

임질(p.218) ➕➕
분비물, 아랫배 통증, 성교통, 부정 출혈이 나타난다.

자궁목(자궁경부) 외반증(p.214) ➕➕
부정 출혈이 생기거나, 성교 후 피가 난다. 젊은 여성에게 흔하게 나타난다.

자궁목암(자궁경부암)(p.215) ➕➕➕
부정 출혈(폐경 후, 비 생리 기간, 성교 후)이 발생한다. 냄새나는 분비물이 나오거나 성교 중 통증을 느끼기도 한다. 보통 건강 검진 중에 많이 발견된다.

자궁암(p.214) ➕➕
비정상적인 출혈이 생긴다. 아랫배 통증과 팽만감을 느낄 수도 있다.

질 탈출증(p.214) ➕➕
질에서 뭔가가 내려오거나 밖으로 나오는 듯한 느낌을 받는다. 출혈, 불편함, 성교통, 잦은 요의, 요실금, 항문 조절 문제 등이 나타난다.

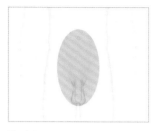

참고하기
아랫배 왼쪽 pp.104~105,
아랫배 오른쪽 pp.106~107,
남성 생식기 pp.118~119

비뇨기 문제
남성

남성에게 생기는 가장 흔한 비뇨기 문제는 전립샘에 관련된 것이다. 전립샘은 나이가 들면 커지는데, 소변을 볼 때 문제를 유발한다(요도라는 배출관을 막음). 다음에 소개하는 질환에서 별도의 설명이 없다면 증상은 한쪽이나 양쪽에 모두 나타난다고 알아두자.

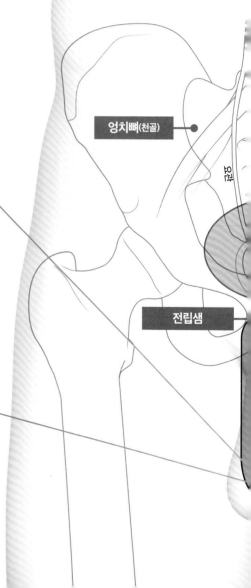

콩팥(신장)

엉치뼈(천골)

요도

전립샘

배뇨통

비임균성 요도염(p.218) ➕➕
소변을 볼 때 통증, 작열감, 얼얼함이 있다.

방광 감염(p.209) ➕➕
소변을 볼 때 통증, 작열감, 얼얼한 증상이 나타난다. 평소보다 자주 급한 요의를 느끼며, 소변 색은 짙고, 탁하며 강한 냄새가 난다. 아랫배에 통증이 생기기도 한다. 전반적으로 컨디션이 좋지 않다.

급성 소변정체(요폐)(p.210) ➕➕➕
소변을 누지 못해서 통증이 심할 수 있다.

전립샘염(p.211) ➕➕
소변을 자주 누고 통증이 있다. 그리고 발열과 독감 증상이 나타나기도 한다. 오랫동안(만성) 앓았다면 증상은 덜하지만 자주 재발한다.

방광돌(방광 결석)(p.210) ➕➕
경련성 통증이 아랫배에 나타난다. 혈뇨가 나오면서 통증이 생기거나 소변이 나오지 않는다.

잦은 요의

전립샘 비대증(p.212) ➕➕
급박한 요의를 자주 느낀다. 그 외에 소변 본 후 소변 방울이 떨어지거나, 소변 줄기가 가늘어지거나, 소변이 '바로' 나오지 않거나, 방광이 완전히 비워지지 않은 느낌이 들기도 한다. 혈뇨가 나오는 경우도 있다.

전립샘암(p.212) ➕➕
밤이 되면 급박한 요의를 자주 느낀다. 그 외에 소변 본 후 소변 방울이 떨어지거나, 소변 줄기가 가늘어지거나, 소변이 '바로' 나오지 않거나, 방광이 완전히 비워지지 않은 느낌이 들기도 한다. 혈뇨가 나오는 경우도 있다.

과민성 방광(p.209) ➕➕
잦은 요의와 복압성 요실금(기침, 재채기, 달리기를 할 때 소변이 샘) 증상이 나타난다.

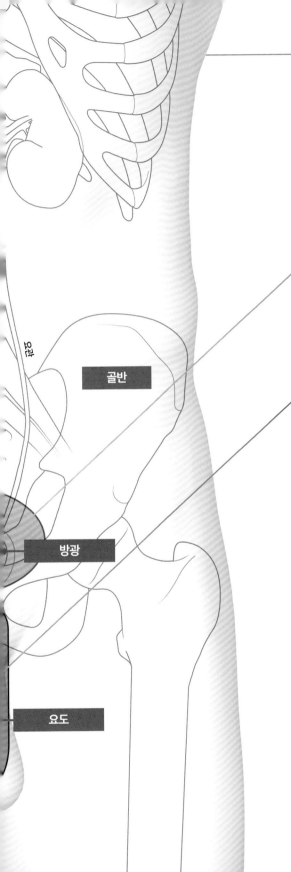

요관

골반

방광

요도

방광돌(방광 결석)(p.210) ➕➕

경련성 통증이 아랫배에 나타난다. 혈뇨가 나오면서 통증이 생기거나 소변이 나오지 않는다.

혈뇨

전립샘 비대증(p.212) ➕➕

밤이 되면 급박한 요의를 자주 느낀다. 그 외에 소변 본 후 소변 방울이 떨어지거나, 소변 줄기가 가늘어지거나, 소변이 '바로' 나오지 않거나, 방광이 완전히 비워지지 않은 느낌이 들기도 한다. 혈뇨가 나오는 경우도 있다.

전립샘암(p.212) ➕➕

밤이 되면 급박한 요의를 자주 느낀다. 그 외에 소변 본 후 소변 방울이 떨어지거나, 소변 줄기가 가늘어지거나, 소변이 '바로' 나오지 않거나, 방광이 완전히 비워지지 않은 느낌이 들기도 한다. 혈뇨가 나오는 경우도 있다.

방광암(p.210) ➕➕

혈뇨가 나오지만, 통증은 없다. 중년 남성, 흡연가, 고무 또는 염색 공장 근로자에게 더 흔하게 발생한다.

깔때기콩팥염(신우신염)(p.208) ➕➕

혈뇨, 발열, 구토, 허리 통증, 갈비뼈와 골반 사이 통증이 나타난다. 병원에 빨리 가보는 것이 좋다.

콩팥돌(신장 결석)(p.208) ➕➕

혈뇨, 경련성 복통, 갈비뼈와 골반 사이에 통증이 나타나며, 구토를 하기도 한다. 병원에 빨리 가보는 것이 좋다.

콩팥(신장)암(p.209) ➕➕

혈뇨가 나오지만, 통증은 없다. 빈혈과 수면 중 식은땀이 증상으로 나타난다.

방광돌(방광 결석)(p.210) ➕➕

경련성 통증이 아랫배에 나타난다. 혈뇨가 나오면서 통증이 생기거나 소변이 나오지 않는다. 병원에 빨리 가보는 것이 좋다.

콩팥(신장) 낭종(p.208) ➕➕

소변에 피가 나올 수 있지만, 그 외 증상은 없다.

주혈흡충증(p.238) ➕➕

소변에 피가 나올 수 있지만, 그 외 증상은 없으며 요의를 자주 느낀다. 주로 아프리카, 카리브해, 중동, 아시아, 남아메리카 일대에서 흔한 질환이다.

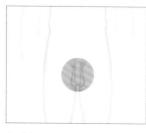

참고하기
비뇨기 문제 남성 pp.116~117

남성 생식기

음경이나 고환(또는 정소)에서 생기는 문제는 상당히 불편하다. 일부 질환은 성관계로 전염되어 나타나기도 하지만, 다른 원인일 경우가 더 많다. 초기에 암을 발견하려면 정기적으로 검사를 해서 고환에 혹이 생겼는지 확인해 보는 것이 좋다.

➕ 다음과 같은 증상이 나타나면 즉시 병원으로 가야 한다:

고환에 극심한 통증이 생긴다.

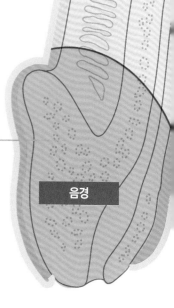

음경

발기부전(p.211) ➕➕
발기를 하지 못하거나 유지할 수 없다.

음부 사마귀(곤지름)(p.218) ➕➕
작고 단단하며 통통한 혹이 음경이나 음낭에 난다. 표면이 거칠고 살짝 튀어나와 있다.

음부 헤르페스(p.218) ➕➕➕
음경에 통증을 유발하는 붉은 물집이 생긴다. 이 물집들이 터지면서 음경이 욱신거린다.

피부염(p.222) ➕➕➕
발적과 가려움이 생기며, 성교통을 겪을 수도 있다.

비임균성 요도염(p.218) ➕➕
소변 볼 때 작열감이 나타난다. 그 외 증상에는 가려움과 음경 통증이 있으며, 음경에서 희고 탁한 분비물이 나오기도 한다.

클라미디아 감염(p.218) ➕➕
음경 끝에서 분비물이 나오거나, 발적, 가려움, 배뇨통, 성교통이 생기기도 한다. (대개 증상이 없다.)

임질(p.218) ➕➕
요의를 자주 느끼고 배뇨통이 생긴다. 음경 끝이 붉어지고 탁한 분비물이 나오기도 한다. 젊은 남성과 40세 이상 남성에게 흔하게 나타나는 질환이다.

칸디다증(p.238) ➕➕➕
음경의 포피나 음경 끝부분에 작열감, 자극, 가려움이 느껴지며, 발적이나 구진이 나타난다. 분비물이 나오고 포피가 뒤로 당겨지지 않기도 한다.

트리코모나스 감염(p.218) ➕➕➕
분비물, 발적, 가려움이 생기며, 성교 시 통증을 유발할 수 있다.

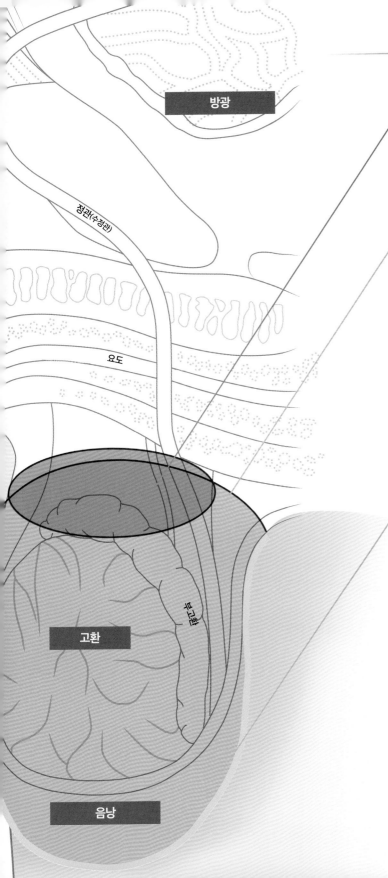

방광

정관(수정관)

요도

부고환

고환

음낭

사타구니 감돈탈장(p.204) ✚✚✚ ✚
음낭 끝에 통증이 생기며, 종종 메스꺼움과 구토가 동반된다. 눌렀을 때 안으로 들어가지 않는 혹이 생길 수도 있다. 바로 병원으로 가보도록 하자.

통증이 있는 혹

고환꼬임(p.210) ✚✚✚
고환이 꼬이면서 음낭에 혹이 생기며, 통증이 매우 심하다. 청소년과 젊은 남성에게 더 흔하게 나타난다. 응급 상황이니 바로 병원에 가보도록 하자.

고환-부고환염(p.210) ✚✚✚
음낭에 통증과 부종이 갑자기 발생한다. 보통 한쪽에만 증상이 생긴다.

외상(부상) ✚✚✚
멍과 함께 단단한 혹이 생기며, 통증이 있는 경우가 많다. 심하면 구토를 할 수도 있다.

고환염(p.210) ✚✚
하나 또는 양쪽 고환이 붓거나 통증이 생긴다. 발열, 메스꺼움, 구토가 나타나기도 한다.

통증이 없는 혹

사타구니 탈장(p.204) ✚✚
크기가 바뀌는 덩어리가 생긴다. 시간에 따라 크기가 더 커지기도 하고 작아지기도 한다.

음낭수종(p.211) ✚✚
음낭에 통증이 없는 부드러운 혹이 나며, 느낌은 낭종과 비슷하다. 똑바로 서거나, 기침을 하거나, 배에 힘을 주면 더 커지기도 한다.

덩굴(정계) 정맥류(p.211) ✚✚
고환에 연결된 정맥류가 부풀어 오른다. 왼쪽에 더 잘 생기고 건강상 문제를 일으키지 않는다. 대부분 통증이 없지만, 간혹 통증을 느끼는 사람도 있다.

부고환 낭종(p.210) ✚✚
음낭에 작은 혹이 난다. 통증이 없고 건강상 문제를 일으키지 않는다. 40대 이상 남성에게 더 흔하다.

고환암(p.211) ✚✚✚
한쪽 고환에 혹이 생긴다. 크기는 완두콩 정도 되지만 더 클 수도 있다. 음낭이 묵직한 느낌이 들며, 고환의 모양이 바뀔 수도 있다. 젊은 남성에서 더 흔하게 발견된다.

사상충증(p.238) ✚✚
음낭이 커지며, 상피병(다리가 붓고 상처가 남는다)이 생기기도 한다. 열대 지방에서 많이 발생하며, 그 외의 국가에서는 드문 질환이다.

엉덩이와 항문

항문은 장 끝에 있으며, 대변이 체외로 빠져나가는 공간이다. 항문에서 피가 나는 주원인은 변비나 치질이며, 때로는 요충이나 곰팡이 감염으로 항문이 가렵기도 하다. 연성 섬유종(쥐젖), 사마귀, 농양으로 혹이 생기는 경우도 흔하다.

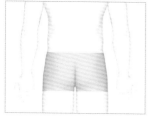

참고하기
장 설사 pp.122~123,
장 변비 pp.124~125,
장 비정상적인 대변 pp.126~127

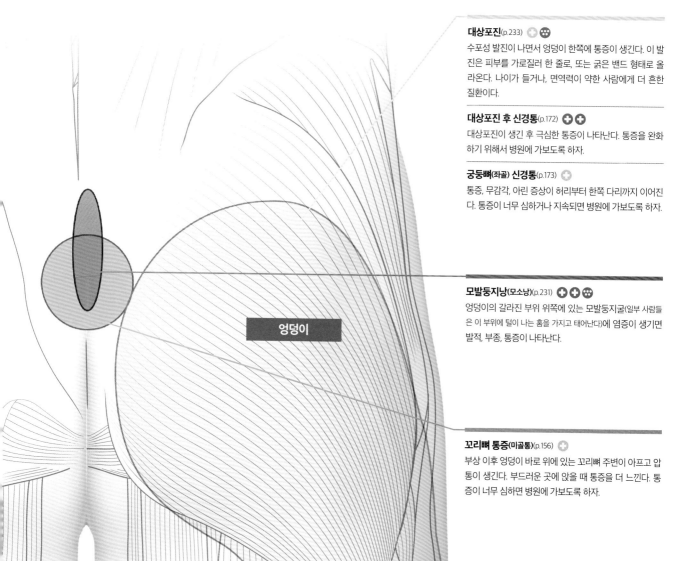

엉덩이

대상포진(p.233) ⊕ 😵
수포성 발진이 나면서 엉덩이 한쪽에 통증이 생긴다. 이 발진은 피부를 가로질러 한 줄로, 또는 굵은 밴드 형태로 올라온다. 나이가 들거나, 면역력이 약한 사람에게 더 흔한 질환이다.

대상포진 후 신경통(p.172) ⊕ ⊕
대상포진이 생긴 후 극심한 통증이 나타난다. 통증을 완화하기 위해서 병원에 가보도록 하자.

궁둥뼈(좌골) 신경통(p.173) ⊕
통증, 무감각, 아린 증상이 허리부터 한쪽 다리까지 이어진다. 통증이 너무 심하거나 지속되면 병원에 가보도록 하자.

모발둥지낭(모소낭)(p.231) ⊕ ⊕ 😵
엉덩이의 갈라진 부위 위쪽에 있는 모발둥지굴(일부 사람들은 이 부위에 털이 나는 홈을 가지고 태어난다)에 염증이 생기면 발적, 부종, 통증이 나타난다.

꼬리뼈 통증(미골통)(p.156) ⊕
부상 이후 엉덩이 바로 위에 있는 꼬리뼈 주변이 아프고 압통이 생긴다. 부드러운 곳에 앉을 때 통증을 더 느낀다. 통증이 너무 심하면 병원에 가보도록 하자.

항문 통증

곧창자염(직장염)(p.206) ✚✚
항문에서 피가 나오고, 욱신거림과 통증이 나타난다. 또한 점액과 고름이 나오기도 한다.

치열(열항)(p.207) ✚
배변통과 함께 선홍색 피가 나온다. 임신 중이거나 출산 후에 흔하게 생기는 질환이며, 변비로 진행되기도 한다. 증상이 지속되면 병원에 가보도록 하자.

일과성 곧창자(직장) 통증(p.206) ✚
주로 밤에 항문 주위로 심한 경련성 통증이 여러 번 일어난다. 심하다면 치료를 해야 한다.

치질(p.207) ✚✚
부은 정맥이 비어져 나오면서 항문 주위에 덩어리를 형성한다. 배변 시 출혈, 가려움, 통증을 유발할 수도 있다. 안쪽에 핏덩어리가 생기면 통증이 매우 심하다.

곧창자암(직장암)(p.206) ✚✚
곧창자 출혈, 설사나 변비 증상이 나타나며, 말기에는 통증이 생긴다. 50~70세에서 가장 흔하게 발견된다.

치루(항문샛길)(p.207) ✚✚
항문 주변에 부종, 발적, 자극이 나타난다. 앉으면 욱신거림이 더 심해진다. 염증성 장 질환 환자들에게 흔하게 생기는 질환이다.

항문 혹

치질(p.207) ✚✚
부은 정맥이 비어져 나오면서 항문 주위에 덩어리를 형성한다. 배변 시 출혈, 가려움, 통증을 유발할 수도 있다.

사마귀(218) ✚✚
항문 주변에 통통한 혹이 생기며, 가려움을 유발할 수 있다.

항문-곧창자(직장) 농양(p.206) ✚✚
욱신대는 통증과 함께 단단한 혹이 생기고 누르면 아프다. 항문 주변이 조금 갈라지기도 한다. 농양은 변비로 진행될 수 있으며, 고름이 나오기도 한다.

항문암(p.207) ✚✚✚
항문 주변이 아프고 피가 난다. 그리고 작은 혹이 나고 궤양이 생기기도 한다. 배변 시 조절이 잘 안 된다.

곧창자(직장) 탈출증(p.207) ✚✚
곧창자의 일부나 점막이 항문으로 나온다. 변비와 곧창자 출혈이 생길 수 있다. 중년 이상에서 더 흔한 질환이다.

항문 가려움

치질(p.207) ✚✚
항문 점막에 있는 정맥이 붓는다. 부은 정맥이 비어져 나오면서 덩어리를 형성할 수도 있다. 배변 시 출혈, 가려움, 통증을 유발하기도 한다.

요충(p.238) ✚✚
항문이 가려워 잠을 설칠 수 있다. 아이들에게 더 흔하게 발생한다. 약국이나 병원에 가보도록 하자.

칸디다증(p.238) ✚✚
항문이 가렵다. 병원이나 약국에 가보도록 하자.

연성 섬유종(쥐젖)(p.226) ✚
작은 살이 나온 것 같은 형태를 띠며, 통증은 없다. 종종 돌기처럼 튀어나오기도 한다. 건강에는 해가 없지만 가려움을 유발할 수 있다.

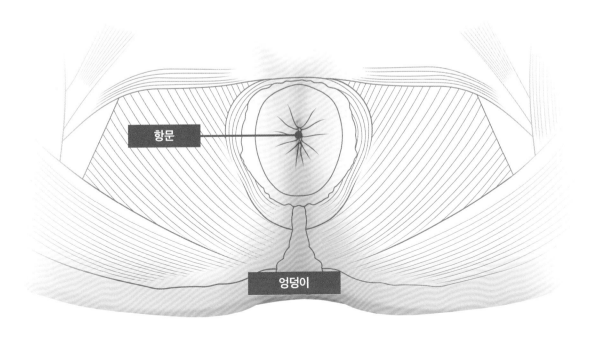

항문

엉덩이

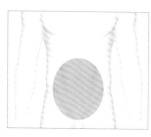

참고하기
아랫배 왼쪽 pp.104~105,
아랫배 오른쪽 pp.106~107
장 비정상적인 대변 pp.126~127

장
설사

설사는 묽은 변이 자주(하루에 세 번 이상) 배출되는 현상을 일컫는 용어다. 보통 갑작스럽고 단기간 나오는 설사는 상한 음식이나 음료 섭취로 인한 감염이 원인이다. 심한 설사가 유발하는 탈수는 위험하다. 장기간 설사(4주 이상)를 하거나 어린이라면 병원에 가서 진찰을 받아야 한다.

만성

셀리악병(p.204) ➕➕
설사, 변비, 팽만감, 잦은 방귀가 나타나며, 신생아나 어린이는 살이 붙지 않기도 한다. 글루텐이 들어 있는 음식에 대한 면역 반응으로 생긴다.

크론병(p.203) ➕➕
통증, 출혈, 설사, 발열, 전반적인 컨디션 난조가 나타난다.

궤양 잘록창자염(궤양성 대장염)(p.203) ➕➕
피가 섞인 설사, 아랫배 통증, 체중 감소, 발열과 함께 관절통과 눈에 문제가 동반할 수 있다.

과민성 대장 증후군(p.203) ➕
변비 또는 설사, 복부 팽만감, 방귀, 트림이 나타난다. 여성이 더 잘 걸리고, 서구에서 더 흔하게 볼 수 있는 질환이다.

담즙산 설사(p.196) ➕➕
피가 섞이지 않은 물설사를 한다. 지속적이거나 간헐적으로 나온다. 크론병(p.203), �췌장염(p.202) 같은 질환을 앓거나, 수술 후 또는 쓸개 제거 후에 발생할 수 있다.

곁주머니(게실) 질환(p.205) ➕➕
설사 또는 변비가 나타나며, 대변에 피나 점액이 섞여 나오기도 한다.

곁주머니염(게실염)(p.205) ➕➕➕
배에 불편함과 압통 증상이 나타나며, 곧창자에서 피와 점액이 나온다. 종종 설사 또는 변비가 생기기도 한다.

대장암(p.206) ➕➕➕
체중 감소, 설사(피가 나오기도 한다), 때로는 변비가 생긴다. 또한 빈혈과 복통이 생기기도 한다.

젖당못견딤증(유당분해효소 결핍증)(p.203) ➕➕
거품 낀 설사가 나오며 물에 뜬다. 그리고 배가 아프고, 살이 찌지 않으며(아기나 어린이), 체중이 감소한다.

쵀장염(p.202) ➕➕➕✴
설사와 물에 뜨는 변, 복통, 컨디션 난조, 황달이 나타난다.

쵀장암(p.202) ➕➕➕
체중 감소, 설사, 황달, 복통이 나타난다. 대변은 밝은색이며 물 위에 뜬다.

갑상샘 항진증(p.220) ➕➕
체중 감소와 함께 설사, 더위를 탐, 두근거림(심장이 뛰는 느낌 또는 박동이 불규칙하게 뛰는 느낌)이 나타나고, 식은땀이 나기도 한다.

장 감염(p.203) ➕➕
아메바증(p.237), 구충(p.238), 크립토스포리듐(p.237), 편모충증(p.237) 같은 감염으로 설사를 계속하고 살이 빠진다. 깨끗한 물을 쓰지 못하는 국가에서 흔한 질병이다.

당뇨병(p.219) ➕➕
설사를 자주 하며 이를 조절하기가 쉽지 않다.

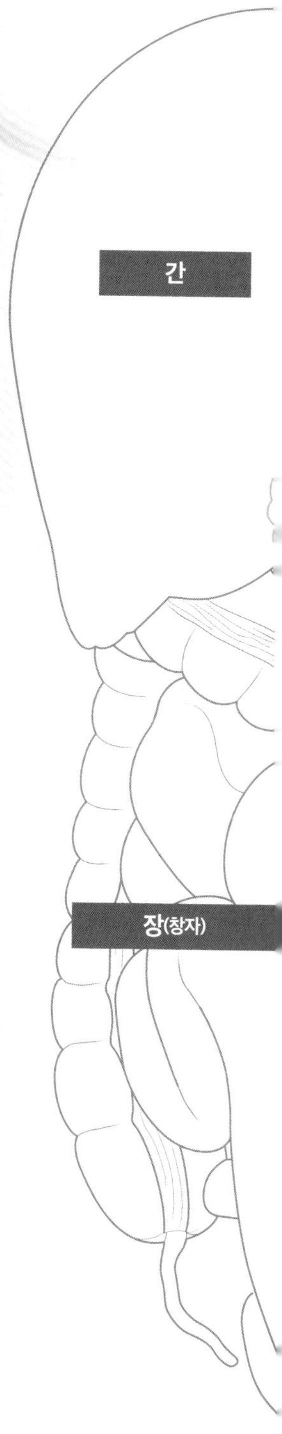

간

장(창자)

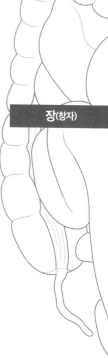

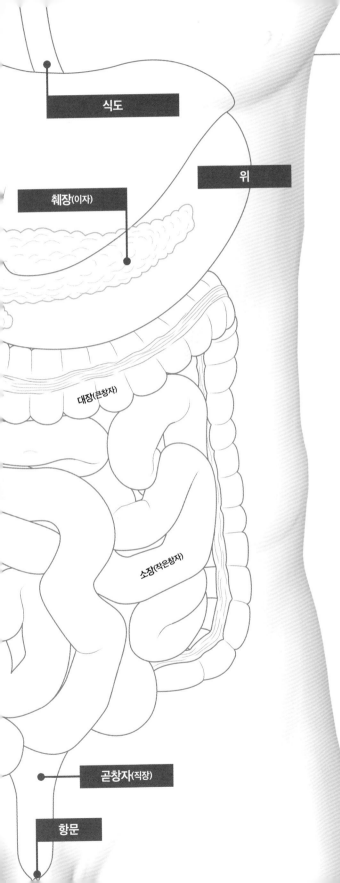

식도

위

췌장(이자)

대장(큰창자)

소장(작은창자)

곧창자(직장)

항문

아이들의 설사

어린아이라면 심한 설사를 하거나 오랫동안 설사를 하면 탈수가 올 수 있기 때문에 빨리 병원에 가야 한다. 때로는 설사가 만성이 되기도 한다.

유아의 설사(p.196) ➕➕

음식을 먹고 묽은 변이 나온다. 설사 외에 별다른 신체적 문제는 없는 편이다. 보통 원인을 알 수 없다.

우유 알레르기(p.189) ➕➕

설사 또는 변비 증상이 있고 변에 피나 점액이 섞여 나오기도 한다. 보통 습진(p.222), 천식(p.193), 또는 다른 음식 알레르기(p.189)와 관련이 있다. 우유를 마신 후 몇 분에서 몇 시간이면 반응이 온다. 팽만감, 체중이 늘지 않음, 체중 감소가 나타나기도 하며, 쌕쌕거리기도 한다.

급성

위장염(p.196) ➕

많은 양의 설사가 갑자기 나온다. 구토와 발열, 산통(경련성 통증)이 동반될 수 있고, 설사에 피가 섞여 나올 수 있다. 성인은 보통 며칠간 이어지다 서서히 낫는다.

범람형 설사(p.196) ➕➕

변비 후 조절이 되지 않은 설사가 이어진다. 복통이 생기며 산통(극심한 경련성 통증)이 나타나기도 한다. 나이 든 사람과 전신불수 환자에게서 더 많이 생긴다.

불안 장애(p.240) ➕

보통 단기간에 설사를 하며, 치료 없이도 낫는다.

막창자꼬리염(충수염)(p.205) ➕➕➕

통증이 배 중앙에서 시작해 아랫배 오른쪽으로 옮겨간다. 설사와 발열이 동반되기도 한다.

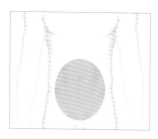

참고하기
아랫배 왼쪽 pp.104~105,
아랫배 오른쪽 pp.106~107,
엉덩이와 항문 pp.120~121

장
변비

변비(느린 장운동, 또는 마르고 단단한 변을 자주 배출하지 못함)는 주로 식단에 섬유질이 적은 서구에서 흔하게 볼 수 있는 증상이다. 또한 나이 든 사람과 아이들에게 더 흔하기도 하다. 혈변, 체중이 감소하거나 만성이라면 병원에 가보는 것이 좋다.

혈변

곁주머니염(게실염)(p.205) ✚✚✚
설사 또는 변비와 함께 아랫배 왼쪽에 통증이 나타나고, 대변에서 피나 점액이 섞여 나온다. 컨디션이 별로 좋지 않다.

대장암(p.206) ✚✚✚
변비 또는 설사가 3주 이상 지속되고 대변에서 피가 종종 비친다. 그 외에 체중 감소, 식욕 저하, 빈혈 증상이 나타나기도 한다.

항문 문제

항문과 관련된 질환으로 변비가 생길 수 있고 배변 시 통증을 느끼게 된다. 120~121쪽을 참고하자.

치열(열항)(p.207) ✚✚
항문이 살짝 찢어져서 배변 시 아프고 선홍빛 피가 비친다. 자주 변비로 진행된다.

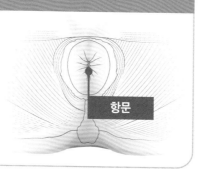

항문

간

장(창자)

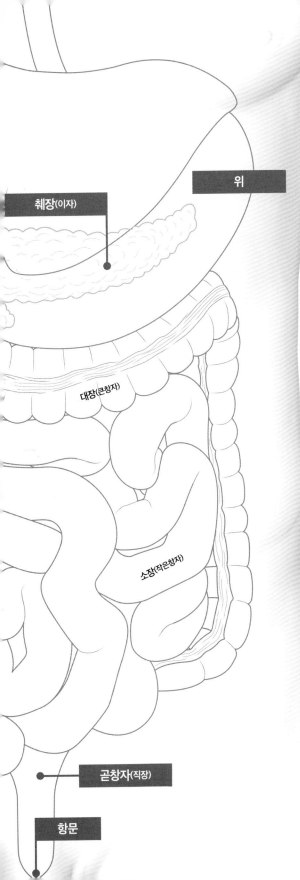

췌장(이자)

위

대장(큰창자)

소장(작은창자)

곧창자(직장)

항문

과민성 대장 증후군(IBS)(p.203) ✚

변비 또는 설사, 복부 팽만감, 방귀, 트림 증상이 나타난다. 여성이 더 잘 걸리고, 서구에서 더 흔하게 볼 수 있는 질환이다.

셀리악병(p.204) ✚✚

설사, 변비, 팽만감, 잦은 방귀가 나타나며, 신생아나 어린이는 살이 붙지 않기도 한다. 글루텐이 들어 있는 음식에 대한 면역 반응으로 생긴다.

곁주머니(게실) 질환(p.205) ✚✚

설사 또는 변비가 증상으로 나타나며, 대변에 피나 점액이 섞여 나오기도 한다.

대장암(p.206) ✚✚✚

변비 또는 설사가 3주 이상 지속되고 대변에 피가 종종 비친다. 그 외에 체중 감소, 식욕 저하, 빈혈이 나타나기도 한다.

창자막힘(장폐색)(p.204) ✚✚✚

변비와 함께 심한 경련성 복통이 나타나며, 배만 부글거리고 방귀는 나오지 않는다. 구토를 하기도 한다. 대장암(p.206), 곁주머니염(p.205), 크론병(p.203) 같은 질환이나 장 수술 후에 생길 수 있다.

갑상샘 저하증(p.220) ✚✚

증상에는 변비, 체중 감소, 피부와 머리카락 건조, 추위 탐, 전반적으로 느려진 신진대사가 있다. 여성에게 더 흔한 질환이다.

고칼슘혈증(p.187) ✚✚

변비, 뼈 통증, 심한 경련성 복통이 나타난다. 우울증, 불안감, 사고 장애, 불면증 같은 정신적인 문제가 나타나기도 한다.

아이들의 변비

변비는 아이들에게 흔한 증상이다. 보통 참거나, 기저귀를 뗄 때, 식사나 생활방식이 바뀌면 변비가 생기기도 한다. 그리고 드물지만 심각한 내부 질환이 원인일 때도 있다. 변비가 지속되거나, 아이가 어리거나, 변에서 피가 섞여 나오면 병원에 가보도록 하자.

히르슈슈프룽병(선천성 거대 잘록창자)(p.205) ✚✚✚

치료를 해도 효과가 없는 변비가 생긴다. 그리고 '범람형' 설사를 한 번씩 하기도 한다. 체중 감소와 발육 저하, 살이 찌지 않음, 복부 팽만, 배가 불편한 증상이 나타난다.

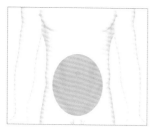

참고하기
장 설사 pp.122~123,
장 변비 pp.124~125

장
비정상적인 대변

대변은 보통 식단에 따라 밝은 갈색에서 짙은 갈색을 띤다. 그러나 색이 매우 밝거나 냄새가 나고 거품이 낀다면 장의 흡수 문제를 의심해봐야 한다. 검고 끈적한 변은 위 출혈의 징후일 수 있다. 이런 경우 병원에 가보는 것이 좋다.

간

밝은변/지방변

쓸개돌증(담석증)(p.202) ➕➕
기름띠가 있는 밝은 지방변이 나오며, 극심한 경련성 복통과 황달이 증상으로 나타난다. 열이 나거나 통증이 심하면 병원에 가도록 하자.

췌장염(p.202) ➕➕➕
냄새가 독하고 밝은색의 묽은 변이 나오며, 물 위에 둥둥 뜬다. 그 외에 복통과 황달이 나타나기도 한다.

췌장암(p.202) ➕➕➕
체중 감소와 복통이 나타난다. 밝은색의 묽은 변이 나오며, 물 위에 둥둥 뜬다.

낭포성 섬유증(p.194) ➕➕➕
밝은색의 묽은 지방변, 그리고 냄새나는 변이 나온다. 신생아의 경우 성장이 느리고 체중이 늘지 않으며, 가슴 쪽 감염이 재발한다. 보통 아이들에게 흔한 질환이다.

젖당못견딤증(유당분해효소 결핍증)(p.203) ➕➕
우유를 마시면 거품이 낀 밝은색의 변이 나오며, 냄새가 고약하다. 위장염(p.196)을 여러 번 겪은 다음 생기기도 한다.

원발 쓸개즙성 쓸개관염(원발 담즙성 담관염)(p.201) ➕➕➕
피로감, 피부 가려움, 냄새나는 밝은색 설사, 메스꺼움, 팽만감 등의 증상이 나타난다.

검은색 변

소화성 궤양(p.200) ➕➕➕
검고 냄새나는 대변과 함께 복통이 생긴다. 구토와 메스꺼움이 증상으로 나타나기도 한다.

위암(p.200) ➕➕➕
짙은 색 피가 섞인 변이 나온다. 체중 감소, 빈혈, 식욕 상실, 메스꺼움과 구토, 복통 증상이 나타난다.

장(창자)

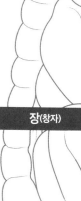

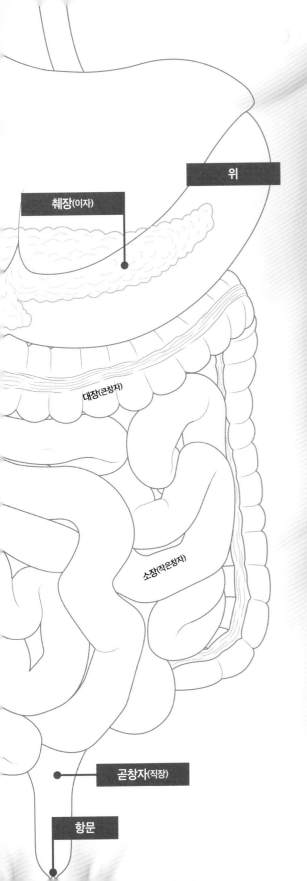

위

췌장(이자)

대장(큰창자)

소장(작은창자)

곧창자(직장)

항문

혈변

크론병(p.203) ✚✚
통증, 출혈, 설사, 발열, 전반적인 컨디션 난조가 증상으로 나타난다.

궤양 잘록창자염(궤양성 대장염)(p.203) ✚✚
피가 섞인 설사, 아랫배 통증, 체중 감소, 발열 증상과 함께 관절통과 눈에 문제가 동반할 수 있다.

대장암(p.206) ✚✚✚
선홍색 피가 나오거나 변과 함께 섞여 나온다. 체중 감소, 배변 습관 변화(특히 지속적인 설사)와 빈혈이 생기기도 한다.

곁주머니염(게실염)(p.205) ✚✚✚
설사 또는 변비, 아랫배 왼쪽에 통증이 나타나며, 대변에서 피나 점액이 섞여 나온다. 컨디션이 별로 좋지 않다.

곧창자염(직장염)(p.206) ✚✚
항문에서 피가 나오고, 욱신거림과 통증이 나타난다. 또한 점액과 고름이 나오기도 한다.

용종(폴립)(p.204) ✚✚
선홍색 피가 나오고 배변 습관이 변한다.

선홍색 피 비침

치질(p.207) ✚✚
선홍색 피가 나지만, 대변과 함께 나오지는 않는다

치열(열항)(p.207) ✚✚
선홍색 피가 휴지에 묻어나온다. 보통 변비(배변 시 통증으로 인해)가 잘 생긴다.

치루(항문샛길)(p.207) ✚✚
국소 통증, 불편함, 점액 또는 고름 분비물, 항문 주변 가려움이 있다. 선홍색 피가 나오기도 한다.

곧창자염(직장염)(p.206) ✚✚
항문에서 피가 나오고 욱신거림과 통증이 나타난다. 점액과 고름이 나오기도 한다.

곧창자(직장) 탈출증(p.207) ✚✚
통증, 변비가 생기며, 배에 힘을 주면 변실금(대변이 샘)을 경험하기도 한다. 선홍색 피는 궤양 형성의 징후이다. 병원에 바로 가보도록 하자.

장 감염 ✚✚
아메바증(p.237) 같은 감염으로 설사, 잦은 방귀, 선홍색 피가 나온다. 열이 나고 컨디션이 나빠지기도 한다.

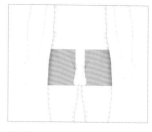

참고하기
사타구니 남성과 여성 pp.110~111,
골반 뒤쪽 pp.130~131

골반 앞쪽

골반은 우리가 서고 걷고 달릴 때 신체를 지탱하고 균형을 맞추는 역할을 한다. 넙다리뼈머리(엉덩관절) 골절은 특히 노인들에게 흔하게 일어난다. 다음에 소개하는 질환에서 별도의 설명이 없다면 증상은 한쪽이나 양쪽에 모두 나타난다고 알아두자.

뼈의 파젯병(p.155) ✚✚
골반에 통증이 생기고, 뼈가 약해지며, 골절로 뼈가 변형되고, 주변 관절에는 관절염이 생긴다. 남성에게 더 많이 발생하며 55세 이하에서는 드문 질환이다.

뼈관절염(골관절염)(p.157) ✚
움직일 때 자주 쓰는 관절이 아프고 기능이 저하된다. 아침에 30분 정도 관절이 뻣뻣하다. 골반에서 생기는 가장 흔한 형태의 관절염이며, 특히 45세 이상에서 많이 발견된다.

엉덩관절(고관절) 골절(p.156) ✚✚✚
보통 위쪽 넙적다리나 사타구니가 아프지만, 무릎에 통증을 느끼는 경우도 있다. 허리를 구부리거나 다리를 움직이면 고통이 더 심해지며, 제대로 서서 체중을 지탱할 수 없다. 노인, 뼈엉성증 환자, 뼈에 암이 전이된 환자에게 더 흔하게 생긴다. 응급 상황이니 119에 전화해 바로 병원으로 간다.

피로 골절(p.156) ✚✚
활동을 하면 엉덩관절, 사타구니, 넓적다리 부위에 통증이 생긴다. 해당 다리로 뛰면 증상이 재발한다. 피로 골절은 완전 골절로 진행될 수도 있다.

화농성 관절염(p.157) ✚✚✚
엉덩관절, 사타구니, 넓적다리에 통증이 생기며, 움직이면 더 심해진다. 골반이 붓기도 한다. 통증 때문에 제대로 서서 체중을 지탱할 수가 없다. 그 외에 발열과 전반적인 컨디션 난조가 나타나기도 한다. 노인, 당뇨병 환자 또는 이미 관절 손상을 입은 사람에게 더 흔한 질환이다.

무혈성 괴사(p.154) ✚✚
엉덩관절의 뼈 조직 괴사로 골반통이 생기며, 30~60세에 가장 많이 나타난다. 외상, 스테로이드 사용, 과한 음주, 특정 약물이나 치료 등과 관련이 있다.

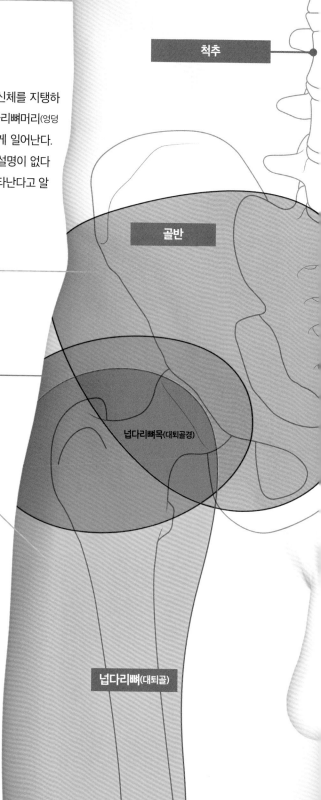

척추

골반

넙다리뼈목(대퇴골경)

넙다리뼈(대퇴골)

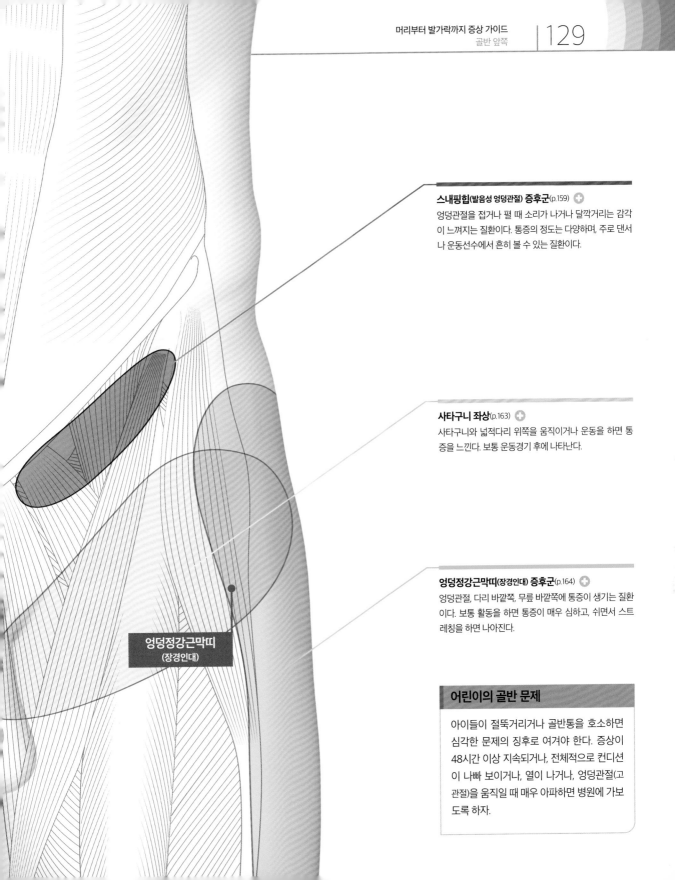

스내핑힙(발음성 엉덩관절) 증후군(p.159) ➕

엉덩관절을 접거나 펼 때 소리가 나거나 달깍거리는 감각
이 느껴지는 질환이다. 통증의 정도는 다양하며, 주로 댄서
나 운동선수에서 흔히 볼 수 있는 질환이다.

사타구니 좌상(p.163) ➕

사타구니와 넓적다리 위쪽을 움직이거나 운동을 하면 통
증을 느낀다. 보통 운동경기 후에 나타난다.

엉덩정강근막띠(장경인대) 증후군(p.164) ➕

엉덩관절, 다리 바깥쪽, 무릎 바깥쪽에 통증이 생기는 질환
이다. 보통 활동을 하면 통증이 매우 심하고, 쉬면서 스트
레칭을 하면 나아진다.

엉덩정강근막띠
(장경인대)

어린이의 골반 문제

아이들이 절뚝거리거나 골반통을 호소하면
심각한 문제의 징후로 여겨야 한다. 증상이
48시간 이상 지속되거나, 전체적으로 컨디션
이 나빠 보이거나, 열이 나거나, 엉덩관절(고
관절)을 움직일 때 매우 아파하면 병원에 가보
도록 하자.

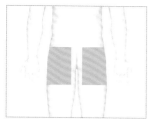

참고하기
허리 pp.102~103,
엉덩이와 항문 pp.120~121,
골반 앞쪽 pp.128~129,
넓적다리 뒤쪽 pp.134~135

골반 뒤쪽

볼기근(둔근)은 볼록 나온 엉덩이 근육을 말한다. 그리고 이 근육은 우리가 바른 자세를 유지하도록 돕는다. 일부 허리 질환과 콩팥돌은 골반 주위에 통증을 유발하지만, 골반을 움직인다고 증상이 심해지지는 않는다.

궁둥뼈(좌골) 신경통(p.173) ✦

엉덩이에 작열통이 생기기 시작해서 다리로 내려온다. 넓적다리 뒤쪽뿐만 아니라 발까지 내려오기도 한다. 통증, 무감각, 아린감이 허리에서 한쪽 다리로 이어진다. 통증이 심하거나 지속되면 병원에 가보도록 하자.

궁둥구멍근(이상근) 증후군(p.163) ✦✦

골반, 엉덩이, 넓적다리 뒤쪽에 아린감과 무감각 증상이 나타난다. 궁둥뼈 신경통의 통증과 비슷하다. 걸을 때 팔자로 걸으면 통증이 줄어든다.

류마티스성 다발근통(p.161) ✦✦

엉덩이에 있는 큰 근육이 경직되거나 아프며, 다른 곳의 큰 근육에도 증상이 나타날 수 있다. 일어나거나 계단 오르기가 힘들어지고, 특히 아침이 되면 증상이 악화된다. 65세 이상이거나 여성에게 더 흔한 질환이다.

마미 증후군(p.171) ✦✦✦

심한 요통과 함께 회음부(생식기와 항문 사이에 있는 공간)와 안쪽 넓적다리에 무감각 또는 찌릿한 감각이 나타난다. 또한 소변과 대변 볼 때 조절력이 약해지며, 궁둥뼈 신경통과 비슷한 통증이 한쪽이나 양쪽에 나타난다. 응급 상황이니 119에 전화해 바로 병원으로 간다.

욕창(p.225) ✦✦✦

부분 압력과 마찰로 인해 뼈를 덮는 조직과 피부에 염증이 생겨 붉게 변하고 통증을 유발한다. 주로 척추 끝과 골반 쪽에 많이 생긴다. 누워서 생활하거나 휠체어를 이용하는 환자들에게 더 많이 생기는 질환이다.

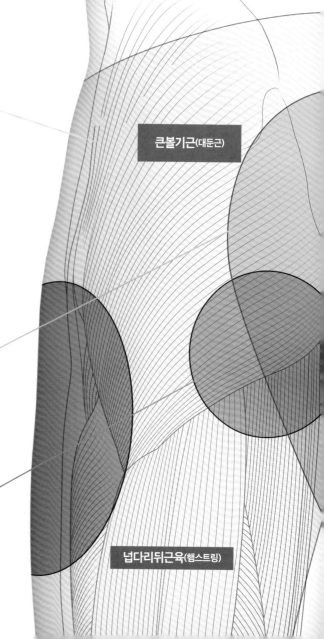

큰볼기근(대둔근)

넙다리뒤근육(햄스트링)

척추

골반

엉치뼈(천골)

넙다리뼈(대퇴골)

뼈의 파젯병(p.155)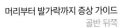

골반에 통증이 생기고, 뼈가 약해지며, 골절로 뼈가 변형되고, 주변 관절에는 관절염이 생긴다. 남성에게 더 많이 발생하며 55세 이하에서는 드문 질환이다.

엉치엉덩관절(천장관절) 기능 장애(p.159)

한쪽 허리와 엉덩이에 통증이 생기며 오랫동안 앉아 있거나 서 있을 때 더 심해진다. 계단과 언덕을 오르거나 의자에서 일어나면 상태가 악화된다.

넙다리돌기 점액주머니염(전자점액낭염)(p.159)

심한 통증 또는 작열통이 위쪽 넓적다리 바깥쪽과 엉덩관절에 나타난다. 해당 부위 쪽으로 눕거나 운동을 하면 더 심해져서 절뚝거릴 수도 있다. 40~60세에서 더 흔하게 발견되며, 여성이 더 잘 걸린다.

대상포진(p.233)

신체 한쪽(종종 골반)에 통증이 심한 발진이 난다. 발진이 생기기 전에 통증이 먼저 나타나기도 한다. 수포성 발진(수두처럼)이 올라오고 가려움과 아린감을 느낄 수 있다. 노인이나 면역력이 약한 사람에게 더 잘 생긴다.

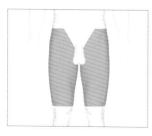

넓적다리 앞쪽

넓적다리 앞쪽에 있는 큰 근육이 넙다리네갈래근이며, 운동경기를 하다 보면 이 근육이 심하게 늘어나거나 근육에 부상을 입을 수 있다. 신체에서 가장 큰 뼈인 넙다리뼈는 체중을 지탱하는 역할을 한다. 이 부위의 부상이나 질환은 흔하지 않지만, 일단 발생하면 몸이 많이 약해진다.

참고하기
사타구니 남성과 여성 pp.110~111,
엉덩이와 항문 pp.120~121,
골반 앞쪽 pp.128~129,
넓적다리 뒤쪽 pp.134~135

넙다리돌기 점액주머니염(전자점액낭염)(p.159) ➕ ➕
심한 통증 또는 작열통이 위쪽 넓적다리 바깥쪽과 엉덩관절에 나타난다. 해당 부위 쪽으로 눕거나 운동을 하면 더 심해져서 절뚝거릴 수도 있다. 40~60세에서 더 흔하게 발견되며, 여성이 더 잘 걸린다.

바깥쪽

넙다리네갈래근(대퇴사두근)

넙다리네갈래근 타박상(p.164) ➕ ➕
멍, 부분적인 단발성 마비, 절뚝거리는 증상이 나타난다. 축구나 럭비 같은 접촉이 있는 운동을 할 때 넓적다리 바깥 부분에 충격을 받으면서 생긴다.

이상감각성 넙다리(대퇴) 신경통(p.173) ➕ ➕
넓적다리 바깥쪽에 무감각, 통증, 작열감 또는 아린감이 지속적으로 나타난다. 접촉이나 열에도 점점 민감해지기도 한다. 임신부, 비만인, 당뇨병 환자에게 흔하며, 남성에서 더 많이 발견되는 질환이다.

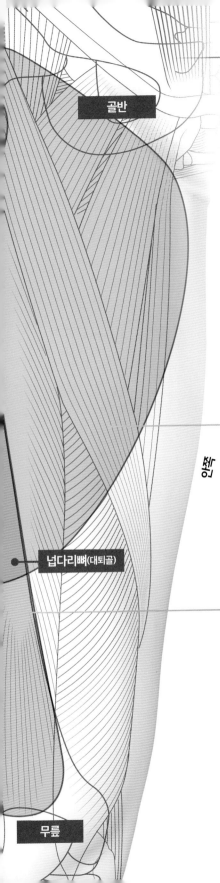

골반

안쪽

넙다리뼈(대퇴골)

무릎

류마티스성 다발근통(p.161) ✚✚

근육에 경직, 통증, 욱신거림이 나타나며, 엉덩이처럼 큰 근육에도 발생할 수
있다. 앉았다가 일어나거나 계단 오르기가 어려워지고, 아침이 되면 상태가
악화된다. 65세 이상에서 흔하게 나타난다.

풋뼈뼈종(유골골종)(p.155) ✚✚

넙다리뼈에 작고 딱딱한 종양이 생긴다. 깊고 심한 통증이 계속되며, 특히 밤
에 더 심해진다. 아이들과 청년들이 잘 걸리며, 그중 남성에서 더 흔하게 볼 수
있다.

넙다리뼈 골절(p.156) ✚✚✚

극심한 통증과 부종이 갑자기 나타나며, 변형이 생길 수도 있다. 보통 심한 외
상이 원인이다. 응급 상황이니 119에 전화해 바로 병원으로 간다.

유잉 육종(p.155) ✚✚

종양이 생긴 부위에 열감이 느껴지고 압통이 있다. 밤에 통증이 더 심해진다.
걸을 때 절뚝거리기도 한다. 말기에 발열과 체중 감소가 나타나는 경우가 많
다. 청소년과 청년에게 더 많이 생기는 질환이다. 빨리 병원에 가보도록 하자.

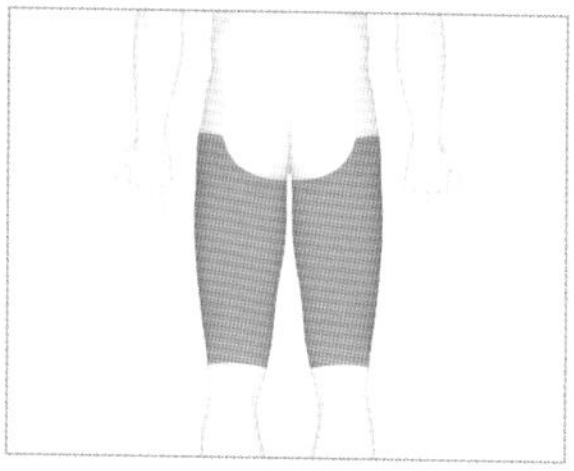

넓적다리 뒤쪽

세 개의 근육이 넓적다리 뒤쪽을 구성한다. 엉덩이 근육에 붙어 있는 이들 근육은 양쪽 무릎과 아래쪽 다리뼈(정강뼈와 종아리뼈)를 연결한다. 이곳에서 생기는 문제는 대부분 넙다리뒤근육과 관련 있지만, 넙다리뼈와 궁둥신경 (좌골신경)이 원인이 되기도 한다.

참고하기
엉덩이와 항문 pp.120~121,
골반 뒤쪽 pp.130~131,
넓적다리 앞쪽 pp.132~133,
무릎 뒤쪽 pp.138~139

경련(p.161) ⊕
무의식적이고 지속적인(몇 초~몇 분) 근육 수축이 갑자기 일어나면서 극심한 통증을 느끼고 일시적으로 움직일 수 없게 된다. 근육의 피로도가 높을 때나 밤에 휴식을 취할 때 자주 나타난다.

넙다리뒤근육(햄스트링) 부상(p.163) ⊕
운동의 최고조에 이르렀을 때 넓적다리 뒤쪽에 갑작스레 통증과 압통이 느껴진다. 다리를 움직이면 통증이 나타나고, 힘이 빠지며, 무릎 위와 뒤쪽에 확연한 멍이 든다.

류마티스성 다발근통(p.161) ⊕ ⊕
근육에 경직, 통증, 욱신거림이 나타나며, 엉덩이처럼 큰 근육에도 발생할 수 있다. 앉았다가 일어나거나 계단 오르기가 어려워지고, 아침이 되면 상태가 악화된다. 65세 이상, 여성에서 더 흔하게 나타난다.

궁둥뼈(좌골) 신경통(p.173) ⊕
엉덩이에 작열통이 생기기 시작해서 넓적다리를 지나 무릎으로 내려오며, 심지어 발까지 이어지기도 한다. 통증이 지속되면 병원에 가보도록 하자.

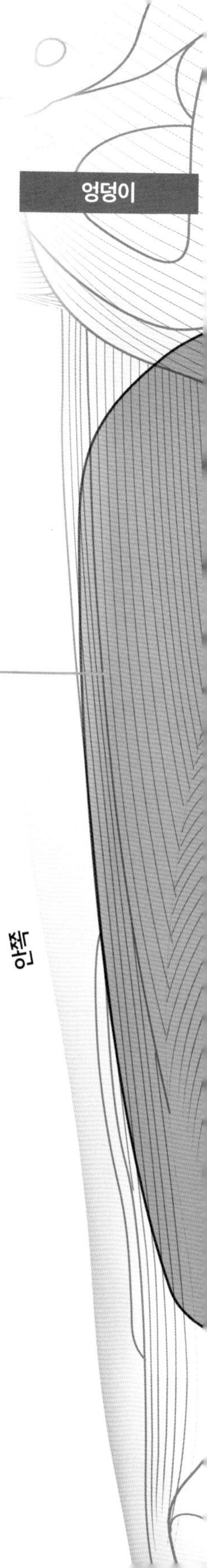

안쪽

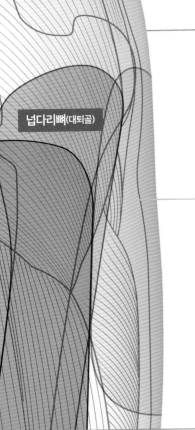

넙다리뼈(대퇴골)

바깥쪽

넙다리뒤근육(햄스트링)

무릎

넙다리돌기 점액주머니염(전자점액낭염)(p.159) ➕➕

심한 통증 또는 작열통이 위쪽 넓적다리 바깥쪽과 엉덩관절(고관절)에 나타
난다. 해당 부위 쪽으로 눕거나 운동을 하면 더 심해져서 절뚝거릴 수도 있
다. 40~60세에서 더 흔하게 발견되며 여성이 더 잘 걸린다.

넙다리뼈 골절(p.156) ➕➕➕

극심한 통증과 부종이 갑자기 나타나며, 변형이 생길 수도 있다. 보통 심한
외상이 원인이다. 응급 상황이니 119에 전화해 바로 병원으로 간다.

뼈암(p.155) ➕➕➕

지속적인 뼈 통증이 시간이 지나면서, 그리고 밤이 되면 더 심해진다. 근처
관절에는 부종, 발적, 움직임이 제한되는 증상이 나타나고, 말기에는 발열과
체중 감소가 생긴다. 모든 뼈에 생길 수 있다.

넙다리네갈래근 타박상(p.164) ➕➕

멍, 부분적인 단발성 마비, 절뚝거림 증상이 나타난다. 축구나 럭비 같은 접
촉이 있는 운동을 할 때 넓적다리 바깥 부분에 충격을 받으면서 발생한다.

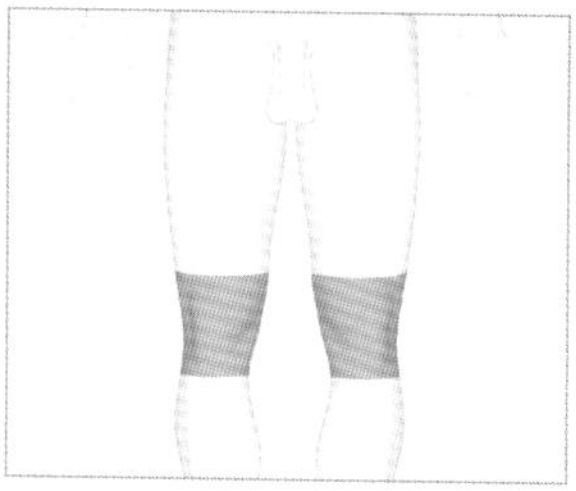

무릎 앞쪽

참고하기
무릎 뒤쪽 pp.138~139

무릎관절은 인체에서 가장 큰 관절이라서 부상과 관절염에 취약하다. 무릎을 둘러싼 인대는 튼튼하지만, 특히 활동적인 운동을 할 때 부상을 많이 당하기도 한다. 이런 부상은 대부분 염좌이며 파열되는 경우는 드물다. 그리고 휴식을 취하면 빠르게 낫는다. 그러나 무릎에 직접적인 타격을 입거나 무릎이 움직일 수 있는 범위를 넘어서면 부상의 정도가 심해진다.

엉덩정강근막띠(장경인대)

비깥쪽

인대

반달(반월상)연골판 손상(찢어진 연골)(p.160) ➕➕
무릎이 아프고, 무릎에서 걸리는 느낌, 무릎이 완전히 펴지지 않는 느낌이 든다. 관절선을 따라 압통이 나타나기도 한다.

엉덩정강근막띠(장경인대) 증후군(러너스 니)(p.164) ➕
무릎 위에 찌르는 듯한 통증, 부종, 압통이 생긴다. 땅을 박차고 달리는 동작을 하거나 모퉁이를 돌려고 무릎을 꺾을 때 증상이 더 심해진다. 통증이 심하면 병원에 가보도록 하자.

가쪽곁인대(외측측부인대, LCL) 파열(p.162) ➕➕
무릎 바깥쪽에서 갑작스러운 통증이 나타난다. 대부분 직접적인 타격이 원인이다.

뼈관절염(골관절염)(p.157) ➕➕
움직이면 다양한 통증과 뻣뻣함이 더 심해진다. 무릎관절은 '울퉁불퉁'하게 변하며 관절을 움직일 때 갈리는 듯한 느낌이 든다. 부서질 수도 있다. 언덕이나 계단을 오르내릴 때 통증이 더 심해진다.

류마티스 관절염(p.157) ➕➕
통증, 부종, 강직 증상이 나타나고, 관절의 기능이 떨어진다. 보통 양쪽 무릎에 생기지만, 손과 발 같은 다른 관절에도 생길 수 있다.

류마티스성 열(p.184) ➕➕➕✳
세균성 인후통 증상이 사라지고, 2~4주 후에 증상이 나타난다. 발열, 다발성 관절통, 무의식적 근육 움직임, 가렵지 않은 발진이 발생하며, 심장에 손상이 가기도 한다.

통풍(p.159) ➕➕➕✳
극심한 관절통이 갑자기 발생하며, 부종이나 압통, 발적이 나타나기도 한다. 남성에게 더 흔한 질환이다.

화농성 관절염(p.157) ➕➕➕✳
해당 관절에 통증, 부종, 발적, 열감이 생기며, 움직일 때 더 심해진다. 통증 때문에 제대로 서서 체중을 지탱할 수가 없다. 때로는(항상은 아님) 발열과 컨디션 난조가 증상으로 나타나기도 한다.

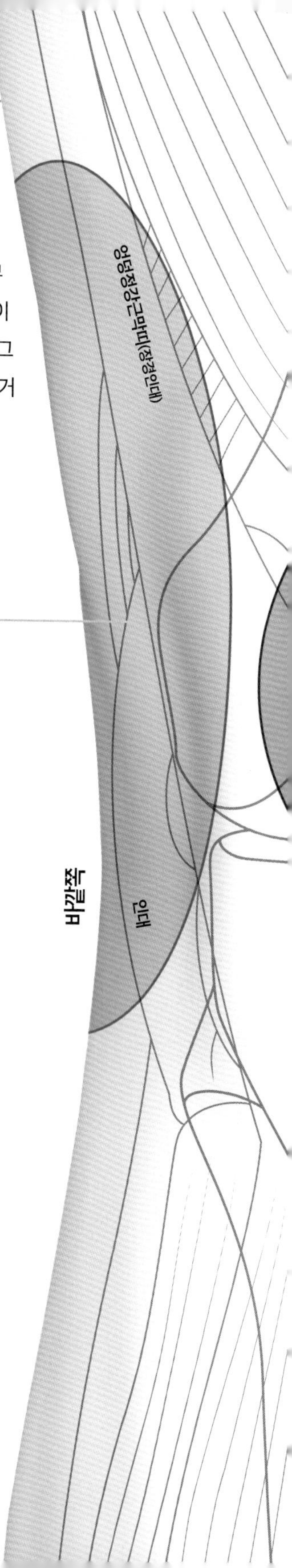

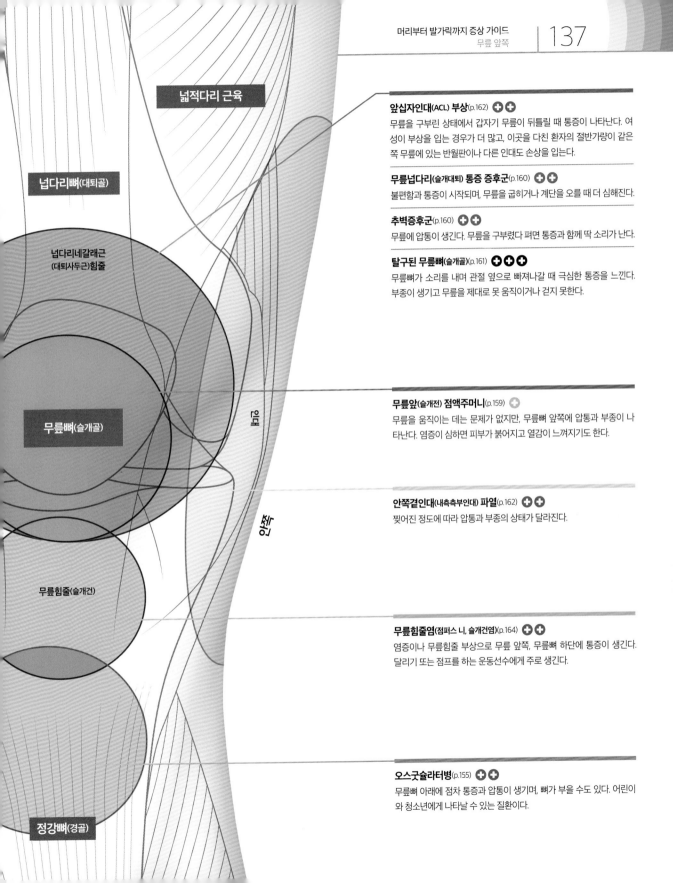

넓적다리 근육

넙다리뼈(대퇴골)

넙다리네갈래근
(대퇴사두근)힘줄

무릎뼈(슬개골)

무릎힘줄(슬개건)

정강뼈(경골)

인대

안쪽

앞십자인대(ACL) 부상(p.162) ✚✚

무릎을 구부린 상태에서 갑자기 무릎이 뒤틀릴 때 통증이 나타난다. 여성이 부상을 입는 경우가 더 많고, 이곳을 다친 환자의 절반가량이 같은 쪽 무릎에 있는 반월판이나 다른 인대도 손상을 입는다.

무릎넙다리(슬개대퇴) 통증 증후군(p.160) ✚✚

불편함과 통증이 시작되며, 무릎을 굽히거나 계단을 오를 때 더 심해진다.

추벽증후군(p.160) ✚✚

무릎에 압통이 생긴다. 무릎을 구부렸다 펴면 통증과 함께 딱 소리가 난다.

탈구된 무릎뼈(슬개골)(p.161) ✚✚✚

무릎뼈가 소리를 내며 관절 옆으로 빠져나갈 때 극심한 통증을 느낀다. 부종이 생기고 무릎을 제대로 못 움직이거나 걷지 못한다.

무릎앞(슬개전) 점액주머니(p.159) ✚

무릎을 움직이는 데는 문제가 없지만, 무릎뼈 앞쪽에 압통과 부종이 나타난다. 염증이 심하면 피부가 붉어지고 열감이 느껴지기도 한다.

안쪽곁인대(내측측부인대) 파열(p.162) ✚✚

찢어진 정도에 따라 압통과 부종의 상태가 달라진다.

무릎힘줄염(점퍼스 니, 슬개건염)(p.164) ✚✚

염증이나 무릎힘줄 부상으로 무릎 앞쪽, 무릎뼈 하단에 통증이 생긴다. 달리기 또는 점프를 하는 운동선수에게 주로 생긴다.

오스굿슐라터병(p.155) ✚✚

무릎뼈 아래에 점차 통증과 압통이 생기며, 뼈가 부을 수도 있다. 어린이와 청소년에게 나타날 수 있는 질환이다.

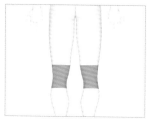

참고하기
무릎 앞쪽 pp.136~137

무릎 뒤쪽

무릎에 생길 수 있는 문제에는 인대 염좌, 근육이나 힘줄 좌상, 또는 더 심한 인대와 관절 부상이 있다. 이곳에 있는 혈관은 피부와 가까워서 합병증을 유발할 수도 있다. 또 무릎 뒤쪽은 습진이 잘 생기는 부위다.

습진(p.222) ✚ ✚

피부가 가렵고 건조하며, 염증이 생기고, 긁으면 감염될 수도 있다. 또한 표면에 진물이 나오고 거칠어지며 부어오르면서 통증이 생긴다. 그리고 점차 두꺼워지면서 어둡게 변색된다.

뒤십자인대(PCL) 부상(p.162) ✚ ✚

계단을 오르내릴 때 불안정한 느낌과 통증 외에는 증상이 거의 없다. 높은 곳에서 떨어지거나 무릎을 구부린 상태에서 직접적으로 타격을 입을 때 생길 수 있다.

안쪽

넙다리뒤근육(햄스트링)

넙다리뼈(대퇴골)

비골쪽

종아리뼈(비골)

정강뼈(경골)

궁둥뼈(좌골) 신경통(p.173)

엉덩이에서 점차 작열통이 시작되어 다리로 내려온다. 넓적다리 뒤쪽을 지나 무릎 뒤쪽 전체로 이어지며, 심지어 발까지 내려오기도 한다. 통증이 지속되면 병원에 가보도록 하자.

하지 정맥류(p.185)

다리에 있는 정맥이 확장되고 꼬이면서 통증이 생긴다. 특히 서 있을 때 더 심해진다. 만성이 되면 다리 부종, 피부 변화, 궤양 형성으로 진행되기도 한다. 나이가 많을수록, 그리고 여성이라면 더 흔하게 나타나는 질환이다.

넙다리뒤근육(햄스트링) 부상(p.163)

운동의 최고조에 이르렀을 때 넓적다리 뒤쪽에 갑작스레 통증과 압통이 느껴진다. 다리를 움직이면 통증이 생기고, 힘이 빠지며, 무릎 위와 뒤쪽에 확연한 멍이 든다. 운동선수가 특히 많이 입는 부상이다.

베이커낭종(p.160)

무릎 뒤쪽에 물혹이 생긴다. 터지면 무릎 뒤쪽과 종아리에 갑작스럽고 극심한 통증, 부종, 발적이 나타난다.

오금(슬와)동맥류(p.184)

무릎 뒤에 있는 오금동맥(혈관)이 부풀어 오르는 질환이며, 대개 양쪽에 모두 나타난다. 그 외 증상은 없는 편이다. 노인과 남성에게 더 흔하게 나타난다.

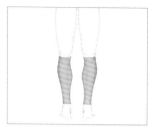

참고하기
무릎 뒤쪽 pp.138~139,
다리 아래쪽 뒤쪽 pp.142~143

다리 아래쪽
앞쪽

다리 아래쪽에는 두 개의 뼈, 정강뼈와 종아리뼈가 있다. 정강뼈는 체중 대부분을 지탱하며, 무릎과 발목 관절에도 중요한 부위다. 다리 아래쪽은 운동경기를 할 때 흔하게 다치는 곳이기도 하다. 염좌(늘어난 인대)와 좌상(늘어나거나 찢어진 근육)이 흔하게 발생하지만, 대개 자연 치유가 된다.

신스프린트(내측 정강뼈 피로 증후군)(p.163) ✚
운동을 할 때 다리에 묵직한 통증이 시작되고 쉬면 나아진다. 부종이 생기기도 한다. 통증이 너무 심해서 운동을 못하는 경우도 있다. 비만과 허약한 체질이 위험 요소가 된다.

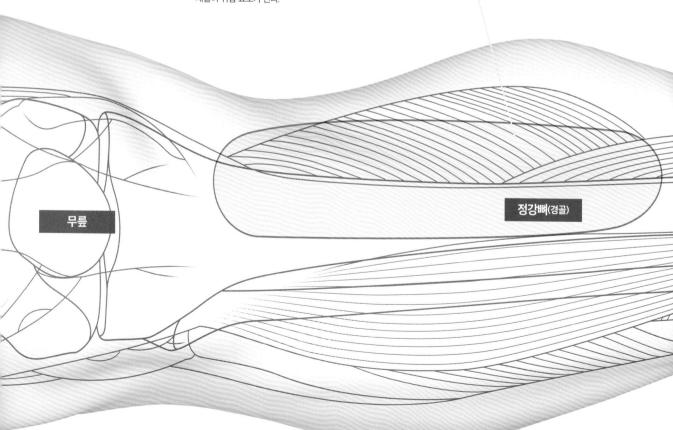

무릎

정강뼈(경골)

피부 증상

골절(p.156) ✚ ✚ ✚

다리에 극심한 통증, 부종, 기형, 멍이 생기며, 제대로 걷지 못할 수도 있다. 차 사고나 운동경기 중 생긴 부상이 원인일 수 있다. 정강뼈가 가장 흔하게 골절되는 긴 뼈이며, 골절의 75%에 종아리뼈도 속해 있다. 응급 상황이니 119에 전화해 바로 병원으로 간다.

피로 골절(p.156) ✚ ✚

체중을 실을 때 통증을 느끼며, 운동이나 활동을 하면 통증이 더 심해지고 쉬면 괜찮아진다. 뼈에 국소적인 압통이 생긴다. 운동선수가 체중을 견디는 정강뼈나 발목뼈, 다리뼈 등에 과도한 충격을 주다 보면 골절이 생길 수 있다.

하지불안 증후군(p.162) ✚

다리에서 느껴지는 불쾌한 감각 때문에 다리를 움직이고 싶은 충동을 느끼는 질환이다. 쉴 때 더 심해져서 충분한 수면을 취하기 어렵다. 자는 동안 팔다리가 움찔거리기도 한다. 빈혈, 콩팥기능상실, 파킨슨병, 당뇨병, 류마티스 관절염 환자나 임신부에게서 더 흔하게 발견할 수 있다.

림프부종(p.188) ✚

다리 아래쪽 일부나 전체가 붓는다. 피부를 눌러보면 자국이 계속 남아 있다. 통증이 있거나 지속되면 병원에 가보도록 하자.

부종 ✚ ✚

조직 내에 물이 과도하게 차서 붓는 현상이다. 발과 발목에 흔히 생긴다. 손가락으로 다리를 눌러보면 눌린 자국이 한동안 지속된다. 그 외에 피부 착색, 통증, 체중 증가가 동반되기도 한다. 48시간 후에도 여전히 아프거나 증상이 지속되면 병원에 가보도록 하자.

연조직염(봉소염)(p.228) ✚ ✚ ✚

감염으로 인해 발적, 열감, 통증이 생긴다. 최근에 부상 또는 국소 수술을 경험했거나, 벌레 물림, 피부 발진 이후에 잘 생긴다. 임신, 당뇨병, 비만인에게 더 흔한 질환이다.

림프관염(p.187) ✚ ✚ ✚ ✚

발적과 열감이 나타나며, 종종 해당 림프관을 따라 부어오르기도 한다. 다리뿐만 아니라 팔에도 동시에 증상이 나타나기도 한다. 감염이 생기면 통증과 함께 오한과 발열도 동반된다. 림프관염의 특징은 사타구니(또는 겨드랑이) 방향으로 얇고 붉은 선이 피부에 나타난다는 점이다. 사타구니나 겨드랑이에 통증이 있는 혹이 만져지기도 한다.

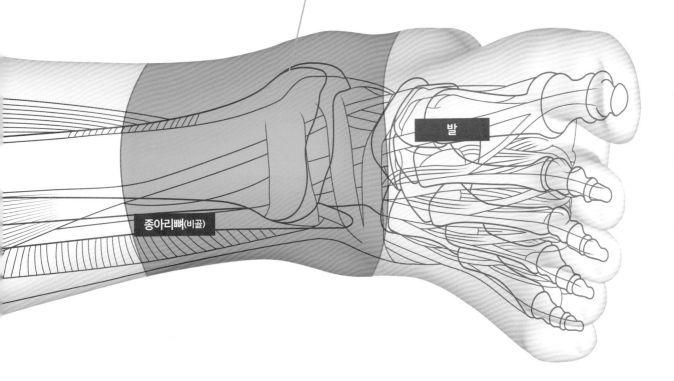

종아리뼈(비골)

발

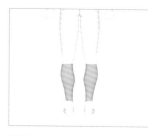

참고하기
무릎 뒤쪽 pp.138~139,
다리 아래쪽 앞쪽 pp.140~141

다리 아래쪽
뒤쪽

다리 아래쪽 뒤에는 부상에 약한 큰 근육이 모여 있다. 가장 흔하게 염좌와
좌상이 생기지만, 보통 자연 치유가 된다. 하지만 증상이 피부에 나타난다
면 더 심각한 질환의 징후일 수 있다.

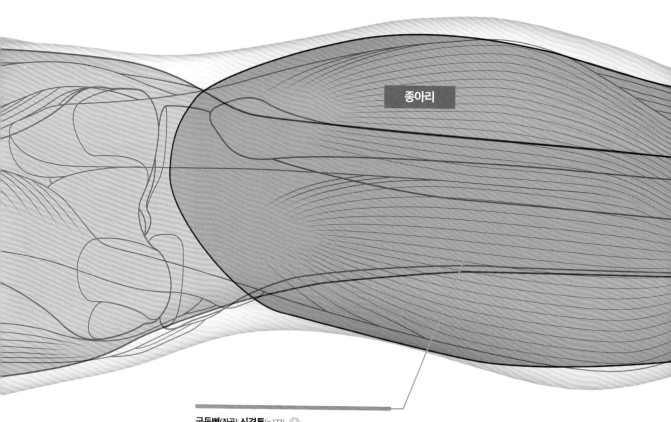

종아리

궁둥뼈(좌골) 신경통(p.173) ✚
엉덩이에서 작열통이 시작되어 점차 넓적다리 뒤쪽을 지
나 다리와 발로 이어진다. 통증이 지속되거나, 통증을 완화
하고 싶다면 병원에 가보도록 하자.

근육 긴장(p.163) ✚

과도하게 근육을 사용(과도한 달리기나 점프 등)했거나, 준비운동 없이 발목을 갑자기 위로 스트레칭을 하는 동작을 하다가 통증을 느끼게 된다. 통증이 심해 못 움직일 수도 있다.

경련(p.161) ✚

무의식적이고 지속적인(몇 초~몇 분) 근육 수축이 갑자기 일어나면서 극심한 통증을 느끼고, 일시적으로 움직일 수 없게 된다. 보통 근육의 피로도가 높을 때 잘 생기지만, 전체적으로 보면 경련의 75%가 밤에 일어난다. 근육통은 경련이 가라앉은 후에도 한동안 지속된다.

구획 증후군(p.163) ✚✚✚

운동을 하다가 다리에 극심한 통증과 조임이 나타나고 쉬면 가라앉는다. 이후에 해당 근육을 늘릴 때 다시 통증이 생기며, 근육은 단단하고 경직된 것처럼 느껴진다. 그 외에 근육 약화, 무감각 또는 아린 증상이 나타나며, 걷기가 어렵다. 보통 40세 이하 운동선수에서 볼 수 있는 질환이다.

깊은(심부)정맥 혈전증(p.184) ✚✚✚✚

종아리를 스트레칭하면 통증과 압통이 더 심해진다. 다리는 무겁고, 쑤시며, 붉어지고, 열감이 느껴지기도 한다. 보통 한쪽 종아리가 더 붓는다. 40세 이상, 과거에 깊은정맥혈전증 환자, 가족력이 있는 사람에게 더 흔하게 생긴다.

성장통 ✚

양쪽 다리에 전반적인 통증이 나타난다. 아이들에게 흔하게 나타나며, 주로 저녁이나 밤에 증상이 시작된다. 정강이, 발목, 아래쪽 넓적다리 앞쪽에 통증을 호소하기도 한다. 건강상 문제는 없지만, 의심이 든다면 병원에 가서 검사를 받아보자.

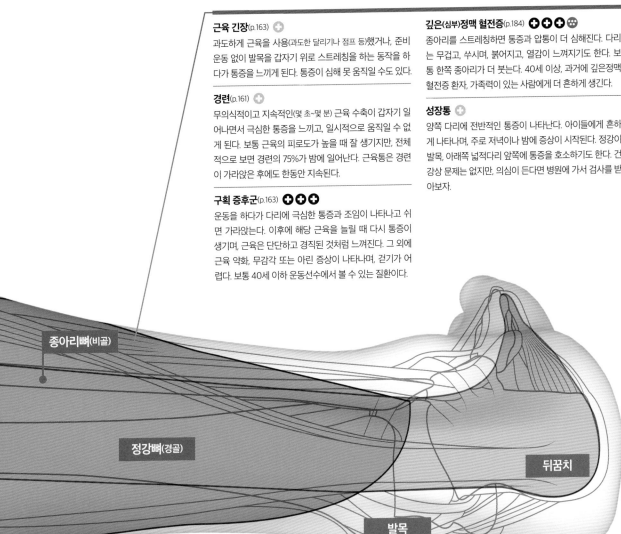

종아리뼈(비골)

정강뼈(경골)

뒤꿈치

발목

피부 증상

하지 정맥류(p.185) ✚ ✚

주로 무릎에서 종아리와 발목에 있는 정맥이 확장되고 꼬인다. 특히 서 있을 때 통증이 더 심하다. 다리 부종, 피부 변화, 궤양 형성으로 진행되기도 한다. 여성에게 더 흔하게 나타난다.

연조직염(봉소염)(p.228) ✚✚✚

감염으로 인해 발적, 열감, 통증이 나타난다. 최근에 부상 또는 국소 수술을 경험했거나, 벌레 물림, 피부 발진 이후에 잘 생긴다. 임신, 당뇨병, 비만인에게 더 흔한 질환이다.

다리 정맥궤양(p.225) ✚✚✚

다리에 피부 변화, 발적, 궤양이 생기며 통증이 있다.

하지불안 증후군(p.162) ✚

다리에서 느껴지는 불쾌한 감각 때문에 다리를 움직이고 싶은 충동을 느끼는 질환이다. 쉴 때 더 심해져서 충분한 수면을 취하기 어렵다. 자는 동안 팔다리가 움찔거리기도 한다. 빈혈, 콩팥기능상실, 파킨슨병, 당뇨병, 류마티스 관절염 환자나 임신부에게서 더 흔하게 발견할 수 있다.

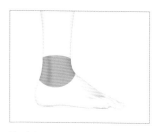

참고하기
다리 아래쪽 앞쪽 pp.140~141,
다리 아래쪽 뒤쪽 pp.142~143,
발 전체 pp.146~147

발목

발목에는 여러 가지 관절이 있고 인간은 사족동물과 달리 두 발로 걷기 때문에 자주 발목을 다치는 편이다. 발목은 두 개라서 체중을 지탱하고 균형을 유지할 때 훨씬 많은 일을 해야 한다. 그래서 염좌(늘어난 인대)나 좌상(늘어난 근육 또는 찢어진 근육), 때때로 골절에 취약하다.

관절 질환

뼈관절염(골관절염)(p.157) ✛
과거 골절이나 부상을 입은 이후 발목에 생길 수 있다. 뻣뻣한 느낌과 여러 가지 통증은 활동을 할 때 더 심해지기 때문에 움직임의 범위가 줄어든다. 갈리는 듯한 느낌이 들 때도 있다. 보통 한쪽 발목에만 생기는 양상을 띤다.

류마티스 관절염(p.157) ✛✛
통증, 부종, 강직이 증상으로 나타나고, 관절의 기능이 떨어진다. 보통 양쪽 발목에 생기지만, 손과 발 같은 다른 관절에도 생길 수 있다.

류마티스성 열 (p.184) ✛✛
세균성 인후통(p.192)이 사라지고 2~4주 후에 증상이 나타난다. 발열, 관절통(발목 포함), 무의식적인 근육 움직임, 가렵지 않은 발진이 생긴다. 보통 5~14세 아이들에게 더 흔하게 나타나는 질환이다.

발목 염좌(p.162) ✛✛
통증, 부종, 멍, 압통이 생긴다. 발목을 움직이기 힘들어 절뚝거리기도 한다.

골절(p.156) ✛✛✛
극심한 통증, 부종, 멍이 들고, 제대로 걸을 수 없다. 차 사고나 운동경기 중 생긴 부상이 원인인 경우가 많다. 비정상적인 관절 위치를 보면 골절이라는 사실을 알 수 있다.

통풍(p.159) ✛✛😣
발목 같은 관절에 극심한 통증과 함께 발적, 열감이 나타나며 만지면 말랑한 혹이 올라온다. 엄지발가락에 가장 많이 생기며, 걷기가 매우 힘들어진다. 발뒤꿈치에 통증이 없고 딱딱한 분필 모양의 혹(통풍결절)이 생기기도 한다.

화농성 관절염(p.157) ✛✛✛
최근에 있었던 부상이나 수술로 관절에 통증, 부종, 발적, 열감이 생기고, 움직일 때 더 심해진다. 통증 때문에 제대로 서서 체중을 지탱할 수가 없다. 때로는 발열과 컨디션 난조가 나타나기도 한다.

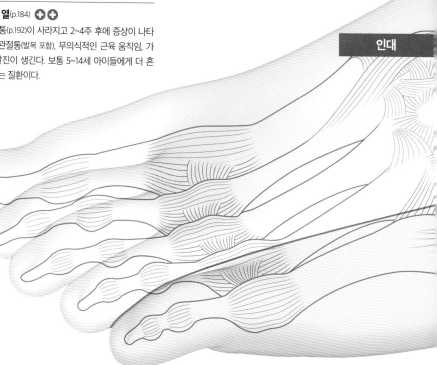

인대

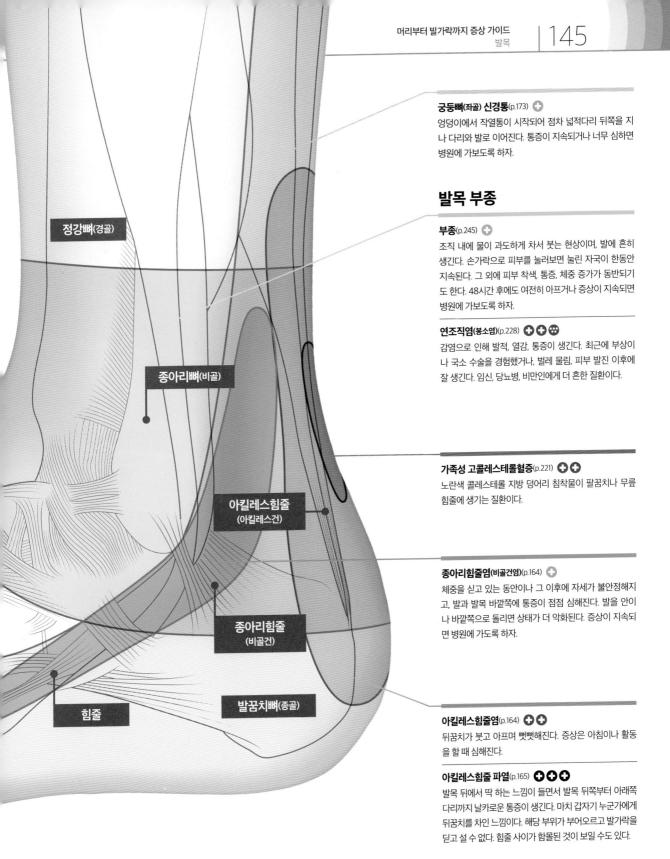

정강뼈(경골)

종아리뼈(비골)

아킬레스힘줄
(아킬레스건)

종아리힘줄
(비골건)

힘줄

발꿈치뼈(종골)

궁둥뼈(좌골) **신경통**(p.173) ✚

엉덩이에서 작열통이 시작되어 점차 넓적다리 뒤쪽을 지나 다리와 발로 이어진다. 통증이 지속되거나 너무 심하면 병원에 가보도록 하자.

발목 부종

부종(p.245) ✚

조직 내에 물이 과도하게 차서 붓는 현상이며, 발에 흔히 생긴다. 손가락으로 피부를 눌러보면 눌린 자국이 한동안 지속된다. 그 외에 피부 착색, 통증, 체중 증가가 동반되기도 한다. 48시간 후에도 여전히 아프거나 증상이 지속되면 병원에 가보도록 하자.

연조직염(봉소염)(p.228) ✚ ✚ ✚

감염으로 인해 발적, 열감, 통증이 생긴다. 최근에 부상이나 국소 수술을 경험했거나, 벌레 물림, 피부 발진 이후에 잘 생긴다. 임신, 당뇨병, 비만인에게 더 흔한 질환이다.

가족성 고콜레스테롤혈증(p.221) ✚ ✚

노란색 콜레스테롤 지방 덩어리 침착물이 팔꿈치나 무릎 힘줄에 생기는 질환이다.

종아리힘줄염(비골건염)(p.164) ✚

체중을 싣고 있는 동안이나 그 이후에 자세가 불안정해지고, 발과 발목 바깥쪽에 통증이 점점 심해진다. 발을 안이나 바깥쪽으로 돌리면 상태가 더 악화된다. 증상이 지속되면 병원에 가도록 하자.

아킬레스힘줄염(p.164) ✚ ✚

뒤꿈치가 붓고 아프며 뻣뻣해진다. 증상은 아침이나 활동을 할 때 심해진다.

아킬레스힘줄 파열(p.165) ✚ ✚ ✚

발목 뒤에서 딱 하는 느낌이 들면서 발목 뒤쪽부터 아래쪽 다리까지 날카로운 통증이 생긴다. 마치 갑자기 누군가에게 뒤꿈치를 차인 느낌이다. 해당 부위가 부어오르고 발가락을 딛고 설 수 없다. 힘줄 사이가 함몰된 것이 보일 수도 있다.

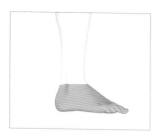

참고하기
발목 pp.144~145,
발등 pp.148~149,
발바닥 pp.150~151

발 전체

인간의 발은 복잡한 체계로 구성된 26개의 단단한 뼈로 이뤄져 있다. 또한 다양한 감염과 부상에 쉽게 노출되기도 한다. 발 질환은 하이힐이나 맞지 않는 신발로 더 악화될 수 있다.

낮은 온도의 영향

동상(p.239) ⊕ ⊕ ⊕

처음에는 감각이 사라지고, 피부 경계가 붉어지면서 부어오르다가, 나중에는 표면에 얼음 결정이 생기며 조직을 완전히 손상시킨다.

가벼운 동상(p.239) ⊕ ⊕

동상과 비슷하지만, 피부에 얼음 결정이 생기지 않는다는 차이가 있다. 다시 따뜻하게 해주면 창백했던 피부와 무감각한 느낌이 다시 정상으로 빠르게 돌아온다.

동창(p.225) ⊕ ⊕

노출된 피부(주로 손가락이나 발가락)에 부분적으로 염증이 생기며 부어오른다. 온도가 낮을수록 증상이 악화되며, 발적, 가려움, 염증과 함께 물집이 생기기도 한다.

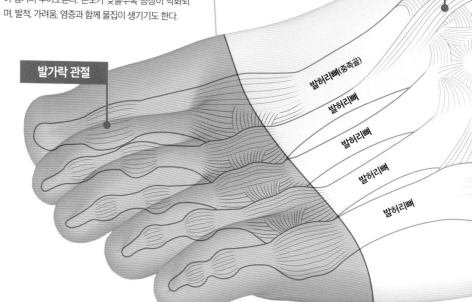

힘줄

발가락 관절

발허리뼈(중족골)

발허리뼈

발허리뼈

발허리뼈

발허리뼈

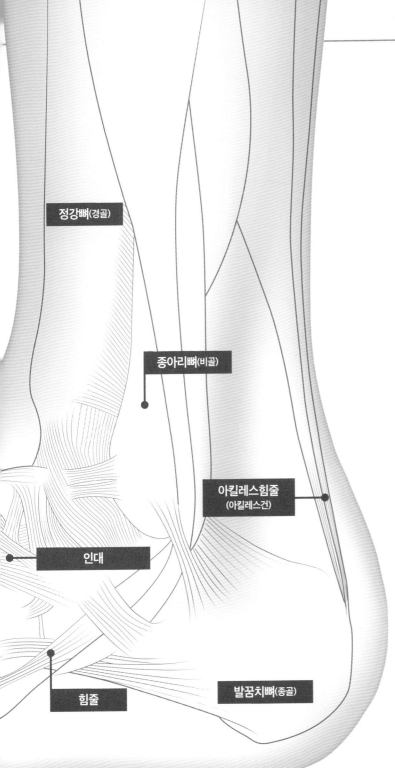

정강뼈(경골)

종아리뼈(비골)

아킬레스힘줄
(아킬레스건)

인대

힘줄

발꿈치뼈(종골)

관절 질환

통풍(p.159) ➕➕➕

관절에 극심한 통증과 함께 발적, 열감, 아주 말랑한 혹이 올라온다. 보통 엄지발가락에 많이 생기지만, 발의 다른 관절에도 생길 수 있으며, 걷기가 매우 힘들어진다. 발가락과 뒤꿈치에 통증이 없고 딱딱한 분필 모양의 혹(통풍결절)이 생기기도 한다.

뼈관절염(골관절염)(p.157) ➕

활동을 할 때 뻣뻣한 느낌과 여러 가지 통증이 더 심해지기 때문에 활동 범위가 줄어들게 된다.

류마티스 관절염(p.157) ➕➕

관절통, 부종, 뻣뻣함이 나타난다. 보통 관절에 대칭적(양쪽 엄지발가락 등)으로 생기며 다른 여러 관절에 생기기도 한다. 전반적인 증상에는 미열, 통증, 피로감, 체중 감소가 있다.

건선성 관절염(p.157) ➕➕

힘줄이 뼈에 붙는 부위(가령 발꿈치뼈에 붙어 있는 아킬레스힘줄)에 염증이 생겨서 압통을 느끼게 되고, 발가락 끝 관절에 염증이 생기기도 한다. 전형적인 건선 피부 발진(p.222)이 발현되는 것은 환자마다 다르다.

당뇨발 궤양(p.219) ➕➕

두껍고 거친 피부(굳은살)에 '구멍이 뚫린' 냄새나는 궤양이 생기며, 보통 통증은 없다. 고름, 부종, 주변 발적 증상이 나타나기도 한다.

곤봉발(내반족)(p.156) ➕

선천적으로 발이 안쪽으로 휘어 발목 바깥 부분이나 발 옆을 땅에 딛고 걷는 질환이다.

뼈암(p.155) ➕➕

처음에는 통증이 없는 단단하고, 움직이지 않는 종양이 생긴다. 시간이 지나면 통증이 점점 심해진다. 또한 피로감, 발열, 체중 감소, 또는 원인불명의 골절이 생기기도 한다. 빨리 병원에 가 보도록 하자.

발등

발을 위로 당겨 발가락을 들어 올리면 종아리 근육이 늘어나고 발등을 따라 이어지는 여러 힘줄의 피로도를 낮출 수 있다. 이 부위에 피로가 쌓이면 통증이 생긴다. 발가락과 발톱에 문제가 생긴다면 맞지 않는 신발이 원인인 경우가 많다.

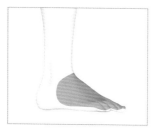

참고하기
발 전체 pp.146~147

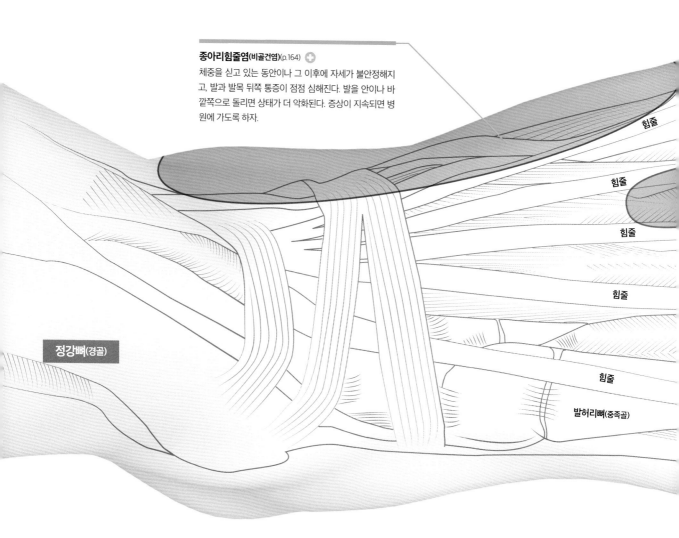

종아리힘줄염(비골건염)(p.164) ⊕
체중을 싣고 있는 동안이나 그 이후에 자세가 불안정해지고, 발과 발목 뒤쪽 통증이 점점 심해진다. 발을 안이나 바깥쪽으로 돌리면 상태가 더 악화된다. 증상이 지속되면 병원에 가도록 하자.

힘줄

힘줄

힘줄

힘줄

힘줄

정강뼈(경골)

발허리뼈(중족골)

피로 골절(p.156) ✚
체중을 실을 때 통증을 느끼며, 운동을 하면 통증이 더 심해진다. 뼈에 국소적인 압통이 생긴다.

골절(p.156) ✚ ✚
외상으로 인해 (보통) 발의 긴 뼈 부분에 통증, 압통, 멍, 부종, 아린감, 무감각한 증상이 나타난다.

발톱 질환

내향성발톱(내성발톱)(p.231) ✚
발톱이 발가락의 부드러운 살 쪽을 파고드는 질환이다. 결국 감염이 되면서 발적, 통증, 부종이 발생한다.

손발톱 곰팡이 감염(손발톱곰팡이병)(p.231) ✚
발톱이 변색되고 두꺼워지며 갈라지고 부서진다. 심하면 떨어져 나가기도 한다. 몇 주에 걸쳐서 진행되는 질환이다.

모르톤(지간) **신경종**(p.173) ✚ ✚
신발을 신을 때 주로 세 번째와 네 번째 발가락에서 날카롭고 간헐적인 통증을 느끼는 질환이다. 부분적인 압통과 무감각하거나 또는 찌릿한 통증이 나타난다.

뼈관절염(골관절염)(p.157) ✚ ✚
활동을 할 때 뻣뻣한 느낌과 여러 가지 통증이 더 심해지기 때문에 활동 범위가 줄어들게 된다.

엄지건막류(무지외반증)(p.160) ✚
엄지발가락이 검지발가락 쪽으로 휘어지며 엄지발가락 아래 관절이 튀어나오는 발 변형 질환이다.

발가락 질환

망치발가락(p.165) ✚
발가락 첫 번째 관절이 위로 올라가고 두 번째 관절이 아래로 굽는 비정상적인 발가락 변형 질환이다.

무좀(발백선)(p.229) ✚ ✚
발가락 사이에 발진이 생기면서 진물이 나오고 가렵다. 그리고 각질이 비늘처럼 벗겨진다. 때로는 발바닥으로 퍼지기도 하며 물집이 생기기도 한다.

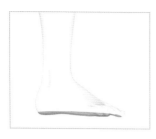

참고하기
발목 pp.144~145,
발 전체 pp.146~147,
발등 pp.148~149

발바닥

발바닥은 체중을 지탱해야 하기 때문에 가장 두꺼운 피부층으로 덮여 있고, 여기에 땀샘이 집중적으로 분포하고 있다. 발바닥뼈는 아치 형태를 띠지만 나이가 들면서 점점 내려온다.

발바닥(족저) 근막염(p.165) ✚

뒤꿈치나 발바닥 아치에 통증이 생긴다. 보통 아침에 일어나서 발을 막 디딜 때 아프다가 잠시 후 나아진다. 그러나 오랫동안 서 있으면 다시 통증이 시작될 수 있다.

발꿈치뼈(종골) 뼈돌기(p.155) ✚ ✚

뒤꿈치 또는 발바닥 아치의 부드러운 부분에 단단한 뼈가 자라는 질환이다.

세버씨병(발꿈치뼈 골단염)(p.162) ✚ ✚

활동적인 아이가 뒤꿈치 통증을 호소하며 절뚝거리거나 이상한 자세로 달리는 증상을 보인다. 그리고 뒤꿈치를 들고 서면 한쪽이나 양쪽 뒤꿈치 통증이 더 심해진다.

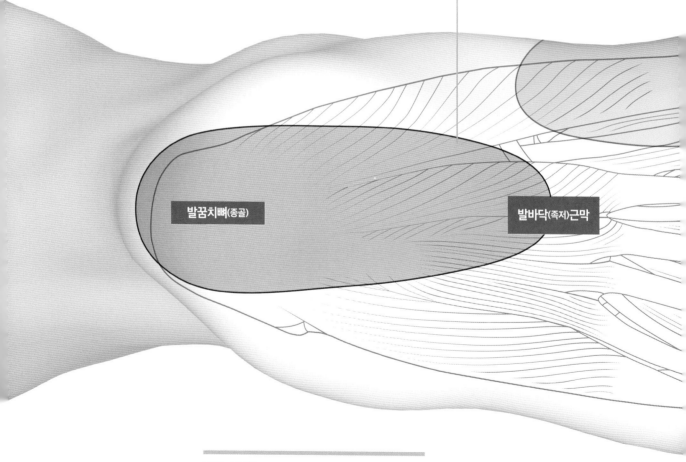

발꿈치뼈(종골)

발바닥(족저)근막

평발(p.156) ✚

발의 아치 부분이 평평한 상태를 말하며 통증은 없다.

오목발(요족)(p.156) ✚

발바닥 아치가 높아서 발의 두툼한 볼 부분, 아치, 심지어 발목에도 통증이 나타난다.

엄지발가락힘줄염(건염)(p.164) ⊕

엄지발가락에서부터 발바닥 아치까지, 또는 발목 안쪽의
뒷부분까지 이어지는 힘줄에 통증과 당김, 또는 힘빠짐이
나타난다.

발목터널 증후군(p.173) ⊕ ⊕

발목 안쪽 또는 발바닥 안쪽을 따라 작열통, 아린감, 찌릿
한 감각이 느껴진다. 걷거나 오래 서 있을수록 통증이 더
심해진다.

피부 질환

굳은살(p.225) ⊕

피부 각질층이 두꺼워지고 거칠어진 형태를 말한다. 그리
고 이 굳은살의 중심부가 더 딱딱해지면서 분리되어 보이
는 것을 티눈이라 한다.

물집(p.225) ⊕

피부를 보호하는 굳은살이 생성되는 속도보다 피부가 마
찰되는 속도와 빈도가 더 높아지면 표피 속에 체액이 찬 작
은 주머니가 생긴다.

욕창(p.225) ⊕ ⊕

피부 변색부터 뼈나 근육이 노출될 정도로 드러난 상처까
지 상태는 다양하다. 상처가 심하면 병원에 가야 한다.

사마귀(p.229) ⊕

바이러스 감염으로 작고 두꺼운 나선형 종양이 피부에 올
라온다. 걷다 보면 눌려서 납작한 공 모양이 된다. 전염성
이 있으며, 5~15세의 아이들에게 흔하게 생긴다.

경련(p.161) ⊕

무의식적이고 지속적인(몇 초~몇 분) 근육 수축이 갑자기 일
어나면서 극심한 통증을 느끼고 일시적으로 움직일 수 없
게 된다. 보통 근육의 피로도가 높을 때 잘 생기지만, 전체
적으로 보면 경련의 75%가 밤에 일어난다. 근육통은 경련
이 가라앉은 후에도 한동안 지속된다.

발허리통증(중족골통)(p.165) ⊕ ⊕

걸을 때(특히 발가락으로) 또는 발바닥에 충격(달리기)을 가할
때 발의 볼 부분에 통증이 생기는 질환이다. 신발을 신을
때도 불편함을 느낀다.

모르톤(지간) 신경종(p.173) ⊕ ⊕

신발을 신을 때 주로 세 번째와 네 번째 발가락에서 날카롭
고 간헐적인 통증을 느끼는 질환이다. 부분적인 압통과 무
감각하거나 또는 찌릿한 통증이 생긴다.

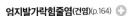

힘줄

힘줄

힘줄

힘줄

힘줄

제 3 부

증상 목록

근골격계 질환

뼈엉성증(골다공증)

뼈엉성증은 뼈 조직이 손실되면서 뼈가 점점 더 가늘어지고 약해진 상태를 말한다. 이런 현상은 노화의 자연스러운 과정이다. 하지만 여성의 경우 촘촘한 뼈 조직을 유지하는 데 도움이 되는 에스트로겐이 폐경 이후부터 난자에서 생산되지 않기 때문에 뼈엉성증에 더 취약하다고 할 수 있다. 뼈엉성증을 유발하는 다른 위험 요소에는 식사에 칼슘이 부족하거나, 류마티스 관절염, 갑상샘 항진증, 만성 콩팥병 같은 질환을 앓거나, 장기간 코르티코스테로이드를 복용했거나 계속 병상에 누워 있거나, 흡연을 하는 경우가 있다.

뼈엉성증의 전형적인 첫 번째 징후는 골절이다. 보통 손목이나 엉덩관절 쪽 넙다리뼈가 잘 부러진다. 아니면 척추뼈가 하나 이상 부러지거나 부스러져, 통증뿐만 아니라 키까지 줄어들기도 한다.

뼈엉성증 치료에는 일반적으로 칼슘과 비타민 D 보충제, 뼈를 강화하는 규칙적인 운동이 있다. 때로는 더 이상 뼈가 손실되는 것을 막고 골절의 위험을 줄이기 위한 약을 처방하기도 한다. 호르몬 대체 요법 역시 일부 폐경기 여성에게 권하기도 하나, 장기간 사용 시 유방암 발병률이 증가하는 부작용이 있어 일반적으로 권하지 않는 방식이다.

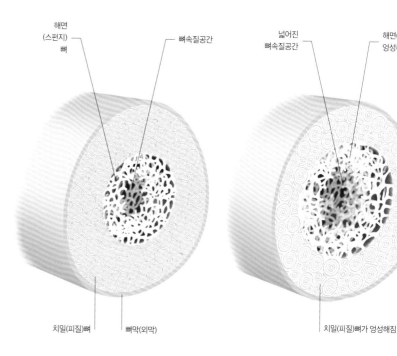

정상인의 뼈
뼈 안에는 스펀지 모양의 뼈(해면뼈)가 촘촘하게 차 있으며, 보통 중심부에 뼈속질공간이 있다. 해면뼈는 치밀뼈가 한 겹 둘러싸고 있으며, 뼈막이라 불리는 막이 전체 뼈를 감싸고 있다.

뼈엉성증 환자의 뼈
뼈엉성증 환자의 뼈를 살펴보면 뼈속질공간이 넓어지고 해면뼈와 치밀뼈 조직 사이사이가 엉성해져 있다. 이렇게 줄어든 뼈 질량 때문에 환자의 뼈는 부러지기 쉬운 상태가 된다.

뼈속질염(골수염)

뼈속질염은 뼈가 감염되어 생기는 질환이다. 보통 외상, 수술, 신체 다른 곳의 감염이 원인이다. 황색포도상구균이 감염을 잘 일으키며, 다른 원인으로는 결핵과 곰팡이 감염이 있다.

급성 뼈속질염의 경우 열이 나고 감염 부위의 극심한 통증이 생기는 등의 증상이 갑자기 나타나지만, 만성 뼈속질염의 경우 미열이 계속되고 감염된 뼈 부분에 지속적인 통증이 이어지는 증상이 서서히 나타난다.

치료는 보통 항생제와 항진균제를 투여하는 방식을 이용한다. 하지만 필요할 경우 감염된 뼈 부분을 제거하는 수술을 진행하기도 한다.

척추 분리증

척추 분리증은 허리뼈 5번(또는 드물지만 4번)의 일부가 정상 뼈가 아닌 부드러운 섬유 조직으로 변하는 척추 장애다. 이런 상태가 되면 해당 척추는 약해져서 피로에 쉽게 손상을 받는 상태가 되고 척추미끄럼증(위쪽 척추뼈가 아래쪽 뼈보다 앞으로 미끄러져 내려온 상태. p.158)이 생길 수도 있다.

척추미끄럼증은 통증과 경직 같은 증상 때문에 치료를 받아야 할지도 모르지만, 척추 분리증이라면 보통 별다른 증상이 없고 치료도 필요 없는 경우가 대부분이다.

무혈성 괴사

무혈성 괴사는 혈액 공급에 문제가 있어 뼈 일부가 괴사하는 질환이다. 보통 골절같이 뼈에 외상을 입은 경우에 발생한다. 가장 흔하게 일어나는 부위는 어깨, 엉덩관절, 무릎이며 초기에는 특별한 징후가 나타나지 않기도 한다. 그러나 시간이 지나면서 점차 해당 부위의 통증이 계속되면서 강도도 올라간다.

치료는 뼈 손상의 정도에 따라 다르며, 약물치료를 하기도 한다. 그리고 손상 범위가 넓다면 뼈이식이나 인공관절 치환술 같은 수술적 치료를 진행하기도 한다.

뼈의 파젯병

변형뼈염이라고도 하며, 새로운 뼈가 생성되는 과정에 문제가 생겨 뼈가 약해지고 때로는 변형되기도 하는 질환이다. 정상적인 뼈는 파괴된 후 강한 새 뼈로 대체되는 과정을 반복하는데, 이 질환에 걸리면 약한 뼈가 새로 만들어지는 것이다. 아직 뚜렷한 원인은 밝혀지지 않았다.

가장 많이 생기는 부위는 머리뼈, 척추, 골반, 다리다. 증상에는 뼈와 관절 통증, O자 다리(내반슬) 같은 뼈 기형, 경미한 부상에도 부러지는 뼈, 해당 부위의 무감각, 아린감, 힘빠짐이 있고, 난청이 생기기도 한다. 현재 치료약은 없지만, 약물로 증상을 완화할 수 있다.

오스굿슐라터병

무릎 바로 아래 정강이에 뼈돌기가 자라서(정강뼈 결절이라 부름) 통증을 유발하는 질환이다. 보통 운동을 많이 하는 청소년에게서 가장 흔하게 볼 수 있다. 넓적다리 앞쪽에 있는 넙다리네갈래근이 반복적으로 심하게 당겨지면 정강뼈 결절이 생긴다. 통증은 보통 신체활동을 할 때 심해졌다가 쉬면 다시 줄어든다. 일반적으로 한쪽 다리에만 증상이 나타나는 특징이 있다.

치료는 따로 하지 않는 편이며, 휴식과 진통제만으로도 몇 주에서 몇 달이면 치유된다.

뼈돌기

뼈곁돌기(골극)라 부르기도 하며, 뼈 위, 관절 주변, 척추 위(척추뼈)에 뼈 덩어리가 자라는 질환이다. 그리고 뼈관절염(p.157), 경부척추증(목에 생기는 뼈관절염, p.158), 강직성 척추염(척추의 염증, p.158)으로 발전하기도 한다. 자주 생기는 부위는 목, 어깨, 무릎, 허리, 손가락, 발가락이다. 발 근육과 인대가 반복적으로 손상되면서 생기는 발꿈치뼈 뼈돌기는 운동선수에게서 흔히 볼 수 있다.

증상에는 해당 부위의 통증, 움직임 제한, 아린감, 무감각, 힘빠짐이 있지만, 무증상일 때도 있다.

치료는 보통 진통제면 되지만, 움직이는 데 제약이 있다면 물리치료가 도움이 된다. 상태가 심각하다면 돌기를 제거하는 수술을 고려해야 한다.

뼈암
유잉 육종

악성 뼈종양은 뼈(원발성 뼈암)에서 생길 수 있고 신체 다른 부위에서 생긴 암이 전이(이차성 또는 전이성 뼈암)되어 발생할 수도 있다.

원발암(처음 시작된 장기의 암)의 대표 종류에는 의학용어로 뼈육종, 유잉 육종, 연골육종이 있다. 정확한 원인은 아직 밝혀지지 않았다. 증상에는 지속적이고 점진적인 뼈 통증, 해당 부위의 부종과 염증, 전신 발열, 피로감, 체중 감소가 있다. 치료는 보통 암 절제 수술, 항암화학 요법, 방사선 요법을 병행해서 진행하며, 때로는 절단 수술을 하기도 한다.

이차성 뼈암은 보통 척추, 골반, 갈비뼈, 머리뼈에 생기며 원인은 유방암(p.216), 폐암(p.195), 전립샘암(p.212), 갑상샘암, 콩팥암(p.209)의 전이다. 주 증상에는 쥐어짜는 듯한 뼈 통증이 있다. 척추에 생긴 암은 또한 척추 골절, 사지 힘빠짐이나 마비를 유발할 수 있다. 치료는 가장 먼저 원발암부터 시작한다.

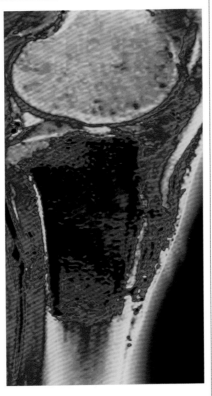

뼈암
다리 아래쪽을 찍은 컬러 스캔을 보면 정강이뼈 위에 생긴 뼈육종(남청색 부위)을 확인할 수 있다. 이런 종류의 악성 종양은 어린이와 20세 이전 청소년에게서 가장 많이 발생한다.

양성 뼈종양
풋뼈뼈종(유골골종)

양성 종양은 모든 뼈에 생길 수 있지만, 그중에서 팔다리의 긴 뼈, 척추, 손뼈에 가장 많이 나타난다. 대표적인 종류에는 풋뼈뼈종, 뼈연골종, 연골종이 있다. 보통 아동기와 청소년기에 잘 발생하며, 정확한 원인은 아직 밝혀지지 않았다.

양성 종양은 보통 통증이 없지만, 때로는 병변 부위의 뼈가 비대해지고 변형되기도 한다. 그리고 종양이 신경을 눌러 아리거나 무감각한 증상이 나타나기도 한다. 만약 근처 힘줄을 누른다면 움직임에 제한을 받거나 통증을 느낄 수도 있다.

건강상의 문제를 일으키지 않는 양성 종양은 꾸준히 관찰만 하면 된다. 그러나 다른 증상이 있거나 종양이 자라는 속도가 빠르다면 수술로 종양을 제거하기도 한다. 그리고 제거한 부위에는 보통 뼈이식 작업을 진행한다.

꼬리뼈 통증(미골통)

꼬리뼈에 생긴 극심하며 날카로운 통증으로, 꼬리뼈는 척주 가장 아래에 있는 작은 삼각형 모양의 뼈다. 부상(넘어짐, 잘못된 자세로 앉아 꼬리뼈에 장기간 압력이 가해짐, 분만 시 아기가 엄마의 꼬리뼈를 누르며 나옴)으로 생길 수도 있지만, 특별한 이유 없이 나타나는 경우가 더 많다.

통증은 보통 약국에서 판매하는 진통제면 사라지며, 몇 주 안에 자연 치유된다. 하지만 통증이 계속되면 허리에 코르티코스테로이드 약을 주사하는 방식으로 치료하고, 마취약을 함께 쓰기도 한다. 그 이외의 치료는 하지 않는 편이다.

발 변형
곤봉발(내반족) | 평발(편평족) | 오목발(요족)

발의 아치는 2~3세부터 모양이 발달하기 때문에 아기들의 발은 평발이다. 그러나 그 이후에도 아치가 제대로 형성되지 않아 평발로 자라는 사람들이 있다. 성인의 평발은 체중이 증가하면서 발바닥 살이 내려앉아서 생길 수 있다. 평발의 아치에 통증이 생긴다면 아치받침을 사용해서 해결하기도 하며, 드물게 교정 수술을 권하는 경우가 있다.

오목발은 유전이거나, 근육이나 신경 장애로 생길 수 있다. 때로는 통증을 유발하기도 하지만, 교정용 지지대(특별히 아치를 받치도록 고안된)를 사용하면 대개 좋아진다. 상태가 심하다면 교정 수술을 고려하기도 한다.

곤봉발은 한쪽 또는 양쪽 발이 안쪽으로 휜 것을 말하며 선천적으로 가지고 태어난다. 발을 반복적으로 교정하고 특화된 신발을 신어서 치료를 하기도 한다. 이 방식이 제대로 효과가 없다면 교정 수술을 받아야 할 수도 있다.

뼈 골절
광대뼈 골절 | 빗장뼈(쇄골) 골절 | 넙다리뼈(대퇴골) 골절 | 골반 골절 | 위팔뼈(상완골) 골절 | 갈비뼈(늑골) 골절 | 피로 골절 | 척추 골절

골절은 뼈가 완전히 부러지거나, 금이 가거나, 뼈가 갈라진 상태를 일컫는다. 대부분 외상(갑작스럽고 강한 충격을 받음)이 원인이지만, 반복적인 자극으로 인한 피로 골절로 생길 수도 있다. 뼈엉성증(p.154) 역시 척추(압박 골절)에 금이나 엉덩관절 근처 넙다리뼈 골절을 유발할 수 있다.

증상에는 해당 부위의 심한 통증, 부종, 멍, 변형이 있으며, 뼈가 피부를 뚫고 나오는 경우도 있다. 출혈이 생기면 심각한 상황일 수 있다. 외상성 척추 골절은 척수나 척수신경이 손상되어 신체 일부에 마비를 유발하기도 한다.

치료는 보통 뼈가 회복될 때까지 깁스로 해당 부위를 고정하는 방식으로 진행된다. 만약 뼈 끝부분이 어긋나 있다면 제대로 맞추는 작업이 우선이며, 필요하다면 수술을 하기도 한다. 또한 관절 근처의 뼈가 부러지면 뼈 일부나 전체 관절로 구성된 인공 대체품을 넣기도 한다. 압박 골절은 우선 진통제로 치료하며, 외상 골절은 전문적인 치료가 필요하다.

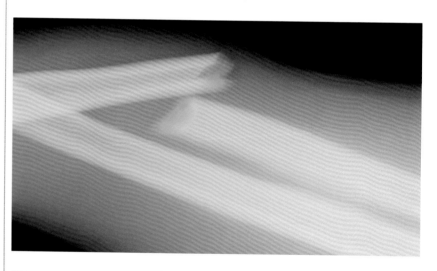

골절된 노뼈
이 컬러 엑스선 사진을 보면 노뼈(아래팔뼈)가 골절되었음을 알 수 있다. 이 상태는 폐쇄성(단순) 골절이라 뼈가 피부 속에 그대로 있다. 개방성(복합) 골절의 경우, 하나 또는 양쪽 뼈끝이 피부를 뚫고 나온다.

비정상적 척주굽이(척주만곡)
척주뒤굽음증(척주후만증) | 척주옆굽음증(척주측만증)

척주뒤굽음증은 가슴 쪽 척주가 바깥쪽으로 과도하게 휘게 되는 질환을 말하며, 등 통증을 유발하기도 한다. 보통 아이들에게 흔하게 발생하지만, 성장하면서 자연스럽게 교정이 된다. 성인의 경우는 일반적으로 잘못된 자세, 뼈엉성증(p.154) 때문에 약해진 척추, 비만으로 인해 발생한다. 척주옆굽음증은 대개 가슴 또는 허리 쪽 척주가 오른쪽이나 왼쪽으로 휘는 질환이며, 신체가 한쪽으로 살짝 기울어져서 등허리에 통증이 생길 수 있다. 보통 아동기나 청소년기부터 시작해 성장이 멈출 때까지 상태가 서서히 악화되는 경향이 있다.

모든 척주굽이 관련 질환은 치료 과정이 비슷하다. 경증이라면 진통제와 물리치료면 효과를 볼 수 있고, 중증이라면 의료용 허리 보호대와 수술을 통해 척주를 바로 잡아야 한다.

뼈관절염(골관절염, 퇴행성 관절염)

뼈끝을 감싸는 연골이 서서히 닳는 흔한 관절 질환이며, 해당 관절에 통증과 뻣뻣한 증상이 나타난다. 정상적인 관절이라면 연골이 뼈끝을 부드럽게 한 겹 둘러싸면서 보호하고, 관절액이 나와 윤활제 역할을 한다. 하지만 이 질환에 걸리면 연골이 닳아 뼈끝이 서로 마찰을 일으켜 염증과 통증이 생기고, 체액이 과도하게 만들어지게 된다. 그리고 관절 주변에 뼈가 자라(뼈곁돌기) 마찰이 증가하고, 통증으로 움직임이 제한된다. 그러다 보면 결국 연골이 너무 닳아서 뼈끼리 갈리는 상태가 될 수 있다.

뼈관절염에 대한 치료법은 아직 없으며, 진통제, 염증을 줄이는 약, 운동, 물리치료 등으로 통증을 완화하고 병의 진행 속도를 낮추는 데 중점을 둔다. 그러나 상태가 심하면 수술로 관절을 치료하거나 인공관절로 대체하기도 한다.

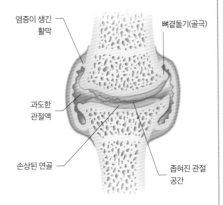

건강한 관절
마모되지 않은 부드러운 연골이 뼈끝을 감싸고 있으며, 관절주머니(관절을 둘러싸고 있는 조직) 전체가 활막을 둘러싸고 있다. 활막은 윤활제 역할을 하는 부드러운 액을 생성한다.

초기 뼈관절염
연골이 손상되고 닳으면서 변화가 시작된다. 관절 공간이 좁아지면 뼈들 간의 마찰이 심해지고, 관절액이 과도하게 생성되면서 부종과 통증이 발생한다.

건선성 관절염

피부에 건선(p.222)이 있는 사람들에게 잘 나타나는 관절염(관절 염증)의 일종이다. 경증이라면 관절 몇 군데에만 생긴다. 주로 나타나는 부위는 손가락이나 발가락 끝이다. 중증이라면 척추 관절을 포함한 여러 관절에 생길 수 있다. 증상에는 관절통, 부종, 뻣뻣함이 있으며, 건선과 함께 나타날 수 있다. 치료하지 않으면 영구적인 관절 손상을 일으키기도 한다.

치료는 비스테로이드성 항염증제와 코르티코스테로이드제를 사용해 통증과 염증을 줄이고, 항류마티스제 같은 약물로 진행 속도를 늦춘다.

반응성 관절염

과거에는 라이터 증후군으로 알려진 반응성 관절염은 최근 감염, 일반적으로 생식기 또는 장의 세균 감염으로 인해 면역 반응에 이상이 생겨 관절에 염증이 생기는 질환이다.

주 증상에는 관절통, 부종, 뻣뻣함이 있지만, 눈에도 영향을 줘서 결막염이 생기거나 시야가 흐려지기도 한다. 또는 요도를 자극해 소변 볼 때 통증을 느끼고 요도에서 분비물이 나오는 경우도 있다.

반응성 관절염은 세균이 남아 있다면 항생제로 치료를 한다. 관절염 자체는 진통제로 다스리고, 코르티코스테로이드제로 염증을 완화한다. 때로는 진행 속도를 늦추기 위해 항류마티스제로 비정상적인 면역 반응을 차단하기도 한다.

화농성 관절염

세균 감염으로 관절에 염증이 생기는 질환이다. 보통 상처를 통해 들어온 세균이 주변 관절에 영향을 주거나, 다른 곳에서 생긴 감염으로 침입한 세균이 혈류를 타고 돌아다니다 관절을 감염시킨다.

대개 관절 주변에 부종, 발적, 열이 증상으로 나타나지만, 심할 경우 극심한 관절통, 관절 움직임 제한, 전신 발열이 생기기도 한다. 항생제, 진통제, 휴식으로 치료한다. 안에 고름이 차면 주사기로 빼내기도 한다.

류마티스 관절염

면역 체계가 관절을 공격해 해당 부위에 통증, 뻣뻣함, 부종을 유발하는 만성 자가면역 질환이다. 관절 주변에 통증이 없는 작은 혹이 생기기도 하며, 피로, 발열, 체중 저하 같은 일반적인 증상이 나타나기도 한다. 증상은 발현되었다 사라지기를 반복하고, 폐, 심장, 눈, 혈관 같은 다른 조직에 영향을 주기도 한다.

치료는 전형적으로 항류마티스제 또는 다른 약물을 써서 진행 속도를 낮추는 방식으로 진행되며, 그 외에는 진통제, 염증을 줄이는 코르티코스테로이드제, 물리치료가 있다. 손상된 관절 조직을 제거하거나 해당 관절을 대체하는 수술을 고려하기도 한다.

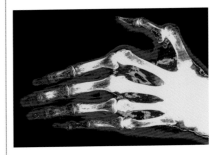

류마티스 관절염에 걸린 손
이 컬러 엑스선 사진을 보면 엄지손가락을 포함한 손 관절에 류마티스 관절염이 생긴 것을 알 수 있다. 관절이 붓고 변형이 진행되었다.

척추미끄럼증(척추전방전위증)

위쪽 척추뼈가 바로 아래쪽 뼈보다 앞으로 미끄러져 내려온 상태를 말한다. 보통 허리 쪽에 잘 생긴다. 선천적이거나 아동기에도 생길 수 있지만, 보통 성인에게 흔하게 나타난다. 뼈관절염(p.157) 같은 퇴행성 관절 장애가 흔한 원인이다. 그리고 드물지만, 척추의 피로 골절 같은 부상으로 생기기도 한다. 대부분 별다른 증상을 못 느끼지만, 통증이나 뻣뻣함, 궁둥뼈 신경통이 나타나는 사람도 일부 있다. 치료는 약물치료와 특별한 운동, 물리치료로 하며, 상태가 심하다면 수술을 고려하기도 한다.

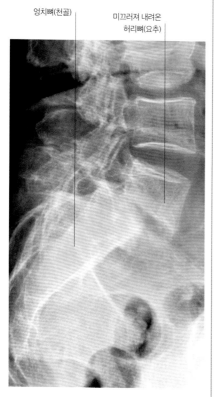

척추미끄럼증
가장 많이 생기는 부위는 허리다. 컬러 엑스선 사진을 보면 다섯 번째(가장 아래) 허리뼈가 엉치뼈 앞으로 내려온 상태임을 알 수 있다.

경부척추증

목에 생기는 뼈관절염(p.157)을 일컫는 의학용어다. 경부척추증에 걸리면 목등뼈가 두꺼워지고 뼈곁돌기가 자라며, 척추 사이 관절에 염증이 생기기도 한다. 이런 상태가 되면 목에 있는 신경이나 혈관이 눌려서 목 통증과 뻣뻣함, 두통, 어깨부터 손까지 이어지는

추간판 탈출증

디스크 탈출증이라고도 한다. 척추뼈 사이에 있는 부드러운 디스크(추간판) 중 하나가 손상을 입어 디스크의 수핵이 비어져 나오면서 발생한다. 그리고 흘러나온 수핵은 척수신경을 눌러 통증과 기타 여러 가지 증상을 유발할 수 있다. 가장 많은 영향을 받는 곳이 허리이며, 궁둥뼈 신경통이 생겨서 다리 뒤쪽을 따라 이어지는 통증과 무감각, 아린 느낌이 나타날 수도 있다. 목에 있는 디스크가 탈출하면 목 통증을 유발할 수 있고 팔과 손에 힘이 빠진다.

이런 질환은 대개 자연 치유가 되지만, 진통제와 물리치료를 겸하면 통증 해결에 도움이 된다. 그리고 몸을 꾸준히 움직일수록 회복 속도도 빨라진다. 그러나 증상이 심하다면 척수신경 압박을 줄이기 위해 손상된 디스크 일부나 전체를 제거하는 수술을 고려하기도 한다.

강직성 척추염(AS)

강직성 척추염은 엉치엉덩관절(골반 뒤쪽과 척추 사이)과 척추(척추뼈)에 염증이 지속적으로 생기는 질환이다. 정확한 원인은 밝혀지지 않았지만, 가족력이 있는 것으로 추측한다.

진행 속도는 보통 느리며, 골반과 허리에 통증과 뻣뻣함이 나타난다. 증상은 휴식 후, 특히 이른 아침에 매우 심해진다. 그 외에 가슴 통증, 뒤꿈치 통증, 피로, 안구 충혈, 안구 통증이 나타나기도 한다. 시간이 지나면서 영구 강직과 척주굽이(p.156)로 진행될 수도 있다. 치료는 증상을 완화하기 위해 전문 물리치료와 약물로 진행된다.

통증, 손의 무감각, 아린감, 힘빠짐 같은 증상이 나타난다. 때로는 어지러움도 느낄 수 있다. 심할 경우 척수가 크게 눌려 다리에 힘이 빠지고 요실금 · 변실금이 생기기도 한다.

치료에는 약물, 특별 운동치료 또는 물리치료가 동원되지만, 심각할 경우 수술을 고려하기도 한다.

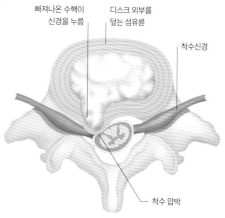

빠져나온 수핵이 신경을 누름

디스크 외부를 덮는 섬유륜

척수신경

척수 압박

디스크 탈출증
디스크가 척추뼈 중앙으로 빠져나오면서 척수에 연결된 신경뿌리와 척수를 압박한다. 허리 쪽에 생기면 다리에 연결된 신경에도 영향을 줘서 궁둥뼈 신경통이 생길 수 있다.

갈비(늑골)연골염

가슴뼈와 갈비뼈를 연결하는 연골에 염증이 생겨 가슴 통증을 느끼는 질환이다. 대개 깊은 호흡, 재채기, 기침, 운동, 가슴을 누를 때, 팔을 움직일 때 통증이 심해진다. 또는 눕는 등의 특정 자세가 통증을 유발하기도 한다.

이 질환은 보통 자연 치유가 되지만 증상이 몇 달간 지속될 수 있다. 통증은 진통제와, 통증을 일으키는 활동을 금하는 등의 자가 치료로 해결할 수 있다.

점액주머니염(점액낭염)

팔꿈치머리(주두) 점액주머니염 | 무릎앞(슬개전) 점액주머니염 | 넙다리돌기(전자) 점액주머니염

점액주머니에 염증이 생기는 질환이다. 내부에 점액으로 가득 찬 점액주머니는 관절의 완충재 역할을 한다. 여러 점액주머니 중에서도 중요한 역할을 하는 종류는 무릎 앞에 있는 무릎앞 점액주머니, 팔꿈치 끝에 있는 팔꿈치머리 점액주머니, 엉덩관절 바깥쪽에 있는 넙다리돌기 점액주머니다.

점액주머니염은 오랫동안 반복적으로 굽히는 행동 등을 하면 생기지만, 부상이나 과도한 운동이 원인이 될 때도 있다. 특정 관절 질환 - 통풍과 류마티스 관절염(p.157) 등 - 이나 세균 감염도 점액주머니염을 유발하는 요소다.

주요 증상에는 해당 관절의 통증, 부종, 압통, 움직임 제한이 있다. 감염이 원인이라면 열이 나기도 한다. 치료는 해당 관절을 최대한 쓰지 않고, 염증을 가라앉히는 코르티코스테로이드 주사제, 감염을 치료하는 항생제, 주사기로 체액을 제거하는 등으로 진행된다. 하지만 효과가 미미하거나 재발한다면 점액주머니 제거 수술을 고려해야 한다.

스내핑힙(발음성 엉덩관절) 증후군

걸을 때, 다리를 흔들 때, 앉았다 일어설 때 달깍대는 느낌이나 소리가 나는 질환이다. 주로 엉덩관절에 있는 근육이나 힘줄을 움직일 때 달깍거린다. 이 질환은 보통 엉덩관절 근처의 근육과 힘줄이 팽팽해지면서 생기며, 엉덩관절을 접는 행동을 많이 하는 운동선수나 댄서에게 흔하게 볼 수 있다.

동결견(오십견)

어깨 관절 주변 조직에 염증이 생기고 조직이 두꺼워지면서 통증과 뻣뻣함을 유발하는 질환이다. 정확한 원인은 아직 밝혀지지 않았지만, 어깨 부상이나 염증성 질환, 관절 장애, 당뇨 같은 몇 가지 질환으로 생기는 경우가 있다. 일반적으로 증상은 3단계로 진행된다. 1) 몇 주 또는 몇 달에 걸쳐 천천히 어깨에 통증이 생기면서 '동결'된다. 2) '동결' 단계가 몇 달간 이어지면서 통증은 심하지 않지만 뻣뻣한 감각이 강하게 느껴진다. 3) '해동' 단계로 접어들면서 몇 달에서 몇 년간 증상이 나아진다. 치료는 보통 약물과 물리치료로 하며, 드물게 수술을 권하기도 한다.

통증이 없다면 치료할 필요가 없고, 있다면 휴식과 진통제, 물리치료를 권하는 편이다. 증상이 지속되면 수술을 고려하기도 한다.

턱관절 장애

머리뼈와 아래턱 사이에 있는 씹는 근육과 관절이 제대로 기능하지 않아 음식물을 씹거나, 입을 벌리거나 다물 때 턱과 얼굴과 머리에 통증이 생기고 이상한 소리(딱딱거리는 소리 등)가 나는 질환이다. 귀가 아플 수도 있다. 원인에는 씹는 관절 경련, 이를 악물거나 이를 가는 습관, 부정교합, 턱 부상, 특정 질환(뼈관절염 p.157 등)이 있다. 치료는 근본 문제(부정교합 등)를 먼저 해결한 후 약물을 사용하는 것으로 진행된다. 그리고 드물지만, 수술을 고려하기도 한다.

통풍

통풍결절

통풍은 관절에 결정이 생기는 관절염의 일종이다. 보통 관절의 한 곳에만 나타나는데, 그중에서 엄지발가락 아래에 가장 많이 생긴다. 하지만 간혹 둘 이상, 또는 모든 관절에 생기는 경우도 있다. 통풍은 혈액에 있는 요산(세포와 단백질을 분해하는 과정에서 생기는 노폐물)이 원인이다. 요산이 결정 형태로 쌓이다가 갑자기 심한 통증과 염증을 유발하는 것이다. 그리고 통풍이 만성이 되면 관절 주변, 귓불 안, 다른 부드러운 조직에 요산이 쌓이면서 통풍결절이라 알려진 작은 혹이 생길 수도 있다.

통풍의 정확한 원인은 아직 밝혀지지 않았다. 하지만 특정 음식(붉은 고기, 내장, 기름진 생선), 알코올(특히 맥주, 증류주, 강화 포도주), 일부 약이 통풍을 유발할 수 있다고 알려져 있다. 치료는 촉발 요인을 회피하는 방식과 약물로 진행된다.

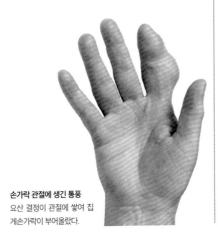

손가락 관절에 생긴 통풍
요산 결정이 관절에 쌓여 집게손가락이 부어올랐다.

엉치엉덩관절(천장관절) 기능 장애

엉치엉덩관절에 통증과 염증이 생기는 질환을 일컫는 일반 용어다. 엉치엉덩관절은 척추 양쪽에 있고, 엉치뼈(천골, 척추 아래에 있는 여러 개의 뼈가 융합된 뼈)와 엉덩뼈에 연결되어 있다. 임신과 출산이 엉치엉덩관절에 무리를 줄 수 있고, 달리다가 충격이 가해지기도 한다. 그리고 관절염 같은 다양한 질환에도 영향을 받을 수 있다.

주요 증상에는 허리, 골반, 엉덩이, 넓적다리, 사타구니 통증이 있으며, 치료는 휴식, 약물, 물리치료로 진행된다. 그리고 이 질환과 관련된 다른 질환을 치료하는 과정도 필요하다.

찢어진 무릎 연골

반달(반월상)연골판 손상

무릎에는 반달연골 두 개(내측, 외측)가 있어서 넙다리뼈와 정강뼈 사이에서 충격을 흡수하는 역할을 한다. 갑자기 다리가 뒤틀리면 이 연골이 파열(반달연골판 손상)될 수 있으며, 주로 운동경기를 할 때 흔하게 발생한다. 일반적으로 다리를 똑바로 못 펴고, 무릎에 갑작스러운 통증을 느끼며, 무릎이 붓는 증상이 나타난다.

가볍게 찢어졌다면 휴식과 비스테로이드성 항염제로 치료하고, 심하면 수술로 손상된 부분을 고치거나 제거해야 한다.

무릎넙다리(슬개대퇴) 통증 증후군

무릎에 어떤 손상이나 문제의 징후 없이 안쪽 무릎 주변에 통증이 생기는 질환을 일컫는 의학용어다. 보통 계단을 오르내릴 때 더 심해진다. 무릎뼈 주변이 붓고, 무릎을 구부리거나 펼 때 갈리는 듯한 감각을 느낄 수도 있다. 운동하는 사람에게서 흔히 볼 수 있다.

치료에는 휴식, 진통제, 물리치료가 있다. 완전히 회복하는 데는 몇 달이 걸리며 때로는 몇 년간 증상이 지속될 수도 있다.

추벽증후군

추벽은 무릎에 있는 막의 주름이다. 보통 태아가 자라면서 사라지는 조직이라고 알려 있지만 가지고 태어나는 사람들도 있다. 사실 무릎을 움직이는 데는 주름이 있든 없든 별 차이가 없다. 추벽증후군은 추벽에 염증이 생겨 앞쪽 무릎 안에 통증을 느끼는 질환이다. 통상 무릎을 구부릴 때 아프고 운동 중이나 후에 악화된다.

치료는 보통 휴식과 진통제면 충분하다. 때로는 염증도를 낮추기 위해 코르티코스테로이드 주사를 놓기도 하지만, 효과가 없다면 수술을 고려해야 한다.

베이커낭종

무릎 뒤쪽에서 생기는 물혹이다. 뼈관절염(p.157)이나 류마티스 관절염(p.157) 같은 질환을 앓을 때 흔하게 나타나며, 무릎 부상으로 생길 수도 있다. 대부분 통증은 없다. 하지만 낭종이 파열되어 종아리 통증을 유발하기도 한다.

이 낭종은 대부분 자연적으로 사라진다. 크기가 크고 통증이 있다면 진통제를 먹거나 코르티코스테로이드제로 염증을 줄일 수 있다. 드물게 주사기로 빼내거나 수술로 제거하기도 한다.

결절종

관절이나 힘줄 주변 피부 속에 생기는 낭종이다. 주로 손목이나 손등에 생기지만 간혹 발에 나타나기도 한다. 특별히 해는 없으며 몇 년간 없어지지 않을 수도 있다. 일부 결절종은 통증을 유발해 움직임에 제한을 받기도 한다. 다른 증상이 없다면 자연적으로 사라질 때까지 두면 되지만, 통증이 있고 움직이는데 불편하다면 주사기로 빼내거나 수술로 제거해야 한다.

엄지건막류

엄지발가락 바닥에 있는 두꺼운 혹이다. 엄지발가락가쪽휨증(무지외반증)이라는 작은 뼈 변형이 근본적인 원인이다. 엄지발가락가쪽휨증은 엄지발가락 아래쪽 관절이 밖으로 튀어나오고 엄지발가락은 안쪽으로 휘는 증상이다. 이렇게 돌출된 관절은 신발을 신을 때마다 압박되어 주변 조직은 두꺼워지고 곧 엄지건막류가 형성된다. 그리고 통증과 염증, 굳은살로 진행될 수 있다.

심하지 않다면 교정기로 바로잡으면 된다. 하지만 상태가 심하고 건강상의 문제를 일으킨다면 수술로 뼈의 돌출 부위를 제거한 후 엄지발가락을 교정하기도 한다.

엄지건막류
엄지발가락 아래쪽 관절이 비정상적으로 돌출되어 있다. 그래서 관절 주변의 부드러운 조직이 두꺼워져서 엄지건막류가 생긴다.

부드러운 조직이 두꺼워진다.

관절에 튀어나온 부분

관절 불안정성

어깨 불안정성

뼈와 인대, 관절의 근육은 함께 움직이며 다양한 부위의 관절을 도와 올바른 자세를 유지하고 움직임을 원활하게 한다. 이런 관절이 불안정하면 주변을 제대로 받쳐주지 못해 제 기능을 하지 못하거나 쉽게 탈구된다. 어깨 불안정성을 예로 들어보자. 어깨 관절

이 비정상적으로 느슨해지면 팔에 아린감, 무감각, 힘빠짐 등의 증상이 나타난다. 심할 경우 어깨가 빠지기도 한다.

치료는 보통 물리치료와 항염증제로 진행되지만, 수술로 관절을 고정하거나 바로 잡는 방식을 쓰기도 한다. 관절이 탈구되면 원상태로 끼워 맞춰야 한다.

탈구된 관절

탈구된 무릎뼈(슬개골) | 어깨 탈구

관절 탈구는 관절에 있던 뼈가 제 위치를 벗어나는 현상을 말하며, 주된 원인은 부상이다. 그리고 이와 함께 관절의 인대가 찢어지고 관절을 둘러싼 막이 손상을 입기도 하며, 심지어 주변 신경, 힘줄, 혈관까지 영향을 받기도 한다. 증상에는 해당 부위의 극심한 통증, 관절 변형, 부종, 멍이 있다.

어깨탈구는 보통 뼈를 다시 맞추고 부목이나 깁스로 고정해서 치료한다. 일부의 경우 관절을 다시 재배치하고 손상된 부위를 치료하기 위해 수술을 고려하기도 한다.

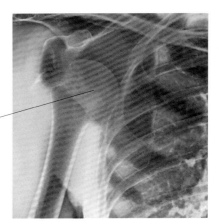

탈구된
위팔뼈머리
(상완골두)

탈구된 어깨 관절
이 컬러 엑스선 사진을 보면 위팔뼈머리가 어깨뼈 끝에 있는 관절 소켓에서 빠져나온 것을 알 수 있다.

채찍질 손상(편타증)

갑작스럽고 강한 충격으로 목이 앞뒤로, 또는 옆으로 심하게 흔들려 입게 되는 목 부상이다. 교통사고로 자주 생기는데, 예를 들어 차량이 충돌할 때 급하게 감속이나 가속해 부상을 입는다.

부상의 정도는 경미한 좌상부터 목 인대가 찢어지는 큰 외상까지 다양하다. 뼈에 붙어 있는 근육과 힘줄이 갑자기 당겨지면 척추의 끝부분이 몇 조각 부서질 수 있다. 이때 신경과 혈관 역시 손상될 수 있으며

목, 어깨, 팔에 통증이 생기고 간혹 어지럼증과 시각 문제를 일으키기도 한다. 그 외에 해당 부위 근육 경련, 부종, 경직이 나타날 수도 있다. 부상 이후 몇 시간 뒤에 증상이 발현되기도 하고 며칠 후에 상태가 더 악화되기도 한다.

채찍질 손상은 보통 냉찜질로 염증을 가라앉히고, 진통제를 쓰며, 부상 부위를 고정하면 몇 주 후에 자연스레 호전된다. 그러나 나아지지 않는다면 물리치료를 받아보는 것도 좋다.

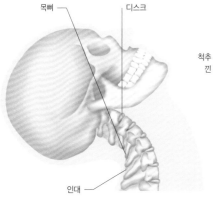

목뼈
디스크

인대

갑작스러운 가속
뒤에서 순간적으로 힘이 가해지면 (뒤차와 충돌) 머리가 뒤로 휙 젖혀지며 목이 크게 흔들린다. 그리고 반동 작용으로 머리는 다시 앞으로 숙여진다.

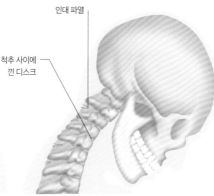

인대 파열

척추 사이에
낀 디스크

갑작스러운 감속
앞에서 순간적으로 강한 힘을 받을 때 (정지해 있는 차량과의 충돌) 머리는 앞쪽으로 꺾이며 목이 구부러진다. 그리고 반동 작용으로 머리가 다시 뒤로 젖혀진다.

근육 경련

근육 경련은 갑자기 하나 이상의 근육이 단단해지면서 아프며 수축하는 현상이며, 운동 중에 자주 발생한다. 그 외 원인에는 불편한 자세로 앉아 있거나 누워 있을 때가 있다. 특정 약 또한 이런 증상을 유발할 수 있으며 때로는 내부 질환이 원인일 수도 있다. 그러나 뚜렷한 원인이 없어도 증상은 나타날 수 있다.

쥐가 났을 때 해당 근육을 스트레칭하거나 마사지하면 대부분 호전되지만, 증세가 심하거나 반복성 근육 경련에는 의사가 퀴닌(경련을 줄여주는 항말라리아제)이나 근육이완제를 처방해준다. 또한 원인을 밝히기 위해 검사를 진행하기도 한다.

류마티스성 다발근통

주로 골반, 넓적다리, 어깨, 목 근육에 영향을 주는 염증성 질환이며, 통증이나 경직, 염증을 유발한다. 정확한 원인은 아직 밝혀지지 않았다. 주 증상에는 아침에 시작되는 근육통과 근육 경직, 발열, 수면 중 식은땀, 피로감, 체중 저하, 우울증이 있다. 두통, 두피 압통 같은 거대 세포 동맥염(p.183)의 증상이 함께 나타나기도 한다.

치료에는 염증을 줄이고 통증을 완화하기 위해 코르티코스테로이드제를 쓰며, 때로는 증상의 재발을 막기 위해 2년 이상 치료를 하기도 한다.

인대 염좌와 파열

발목 염좌 | 앞십자인대(ACL) 부상 | 만성 불안정성(CAI) |
안쪽곁(내측부)인대 부상 | 뒤십자인대(PCL) 부상

인대는 관절에 있는 뼈를 밴드처럼 묶어두는 조직이다. 그러나 고무줄처럼 길게 늘어나는 것은 아니라 쉽게 찢어질 수 있다. 특히 강한 힘으로 갑자기 비틀면 쉽게 찢어진다. 부상의 정도는 가볍게 늘어난 상태부터 완전히 파열된 상태까지 다양하다. 가장 많이 부상을 입는 부위는 무릎 인대 - 안쪽곁인대, 앞십자인대(ACL), 뒤십자인대(PCL) - 와 발목 인대다.

증상에는 다친 부위에 갑작스러운 통증, 부종, 관절의 움직임 제한이 있다. 아주 경미한 부상인 경우 PRICE(Protection(보호), Rest(휴식), Ice(냉찜질), Compression(압박), Elevation(올림), p.247) 방식과 진통제로 자가 치유할 수 있다. 그러나 심한 부상은 수술로 인대를 고치거나 인공 대체물을 넣어야 할 수도 있으니 병원에 가야 한다.

발목 염좌
발을 갑자기 꺾을 때 발목이 쉽게 접질린다. 그중에서 발이 안쪽으로 비틀어져 바깥쪽 인대가 늘어나는 경우가 가장 많다.

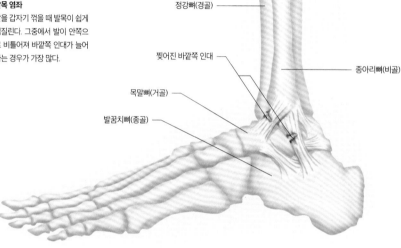

정강뼈(경골)

찢어진 바깥쪽 인대

종아리뼈(비골)

목말뼈(거골)

발꿈치뼈(종골)

척수성 근위축증(SMA)

척수성 근위축증은 근육 위축, 근육 약화, 움직임 상실을 유발하는 유전 질환이다.

사지 약화, 보행 장애 등의 움직임 문제와 떨림, 삼키는 문제, 호흡 문제가 생긴다. 가장 심각한 유형은 6개월 미만의 신생아에게 증상이 나타나는 경우이며, 보통 생후 1년 안에 생명을 잃게 된다. 가장 가벼운 유형은 성인이 된 초기에 증상이 시작되는 경우이며, 상대적으로 증상이 가볍고 수명에 영향을 주지 않는다. 치료법은 따로 없어서 증상을 완화하는 데 초점을 둔다.

기운목(사경)

목이 비틀려 머리가 한쪽으로 살짝 기운 형태를 띠며, 목 통증과 경직을 유발하기도 한다. 가벼운 목 부상이나, 불량한 수면 또는 앉는 자세가 일반적인 원인이다. 그리고 드물지만, 특정 신경 장애나 경부척추증(목 관절염, p.158) 때문에 생기기도 한다.

치료는 일반적으로 진통제, 온찜질, 마사지, 가벼운 목 운동으로 진행된다. 증상이 사라지지 않거나 심할 때는 근육 이완제를 처방하기도 한다.

하지불안 증후군

다리를 움직이고 싶은 충동을 아주 강하게 느끼는 특징이 있다. 다리 근육에서 가려움, 작열감, 따끔거림, 쑤시는 등의 불쾌한 감각이 느껴진다. 증상은 보통 밤에 나타나기 때문에 수면을 방해하며, 오랜 시간 앉아 있을 때 나타나기도 한다. 원인은 아직 밝혀지지 않았다.

경증이라면 냉찜질이나 온찜질, 걷기, 이완 운동 등으로 혼자서 개선할 수 있지만, 심하다면 항파킨슨제인 레보도파 또는 항경련제 같은 약 처방이 필요할 수 있다.

섬유근육통

근육통이 광범위하게 나타나는 만성 질환이다. 원인은 밝혀지지 않았지만 보통 스트레스를 받을 때 발생하는 경향이 있다. 증상에는 통증, 피로감, 두통, 수면 장애, 설사, 변비, 집중력 저하, 불안감, 우울증이 있고, 여성의 경우 생리통이 심해진다.

치료는 증상 완화를 목표로 하며, 진통제, 근육 이완제, 항우울제 같은 약물 처방과 심리상담, 이완 운동으로 진행된다.

세버씨병(발꿈치뼈 골단염)

뒤꿈치 바닥에 생긴 염증 때문에 통증을 느끼는 질환이며, 발꿈치뼈가 계속 성장하는 8세~14세의 어린이들에게 더 많이 나타난다. 뒤꿈치가 지속적으로 압력(운동경기 등)을 받으면 아직 자라는 중인 발꿈치뼈에 염증이 생기게 되는 것이다.

치료는 우선 통증을 유발하는 활동을 중단하도록 하고, 비스테로이드성 항염제로 통증과 염증을 완화하는 방식으로 진행된다. 때로는 발뒤꿈치 패드나 물리치료가 필요할 수도 있다.

중증 근무력증

면역 체계가 근육에 있는 수용체를 공격해 근육이 약해지는 질환이다. 참고로 이 수용체는 신경 신호를 받는 역할을 한다. 이 질환은 가슴샘(흉선) 종양(목에 있는 면역 내분비샘)으로 생기기도 한다.

증상에는 처지는 눈꺼풀, 사물이 겹쳐 보임, 어눌한 말투, 씹고 삼키기 어려움, 사지 약화, 호흡 장애가 있다.

치료는 신경 신호 전달력을 높이는 약을 쓰거나, 면역억제제를 쓰고 때로는 흉선을 제거하는 수술을 진행하기도 한다. 증상이 갑자기 악화되면 바로 병원에 가야 한다.

돌림근띠(회전근개) 질환

돌림근띠는 어깨 관절 주변에 있는 근육과 힘줄이다. 어깨 소켓에 있는 위팔뼈머리를 고정하는 역할을 하며 어깨 움직임에도 관여한다.

반복적으로 팔을 머리 위로 드는 동작을 하면 염증이 생기거나 돌림근띠가 찢어져서 통증이 나타나고 팔이 잘 안 움직인다. 살짝 찢어지거나 약한 염증이라면 보통 휴식을 취하면서 얼음찜질로 염증을 가라앉히고 약국에서 구매한 진통제를 먹으면 괜찮아진다. 병원에 가면 코르티코스테로이드 주사나 물리치료를 권하기도 한다. 심하게 찢어지면 수술을 하기도 한다.

궁둥구멍근(이상근) 증후군

궁둥구멍근은 엉덩관절 상단 근처 엉덩이에 있는 근육이다. 이 근육에 경련이 일기 시작해 엉덩이부터 다리까지 이어진 궁둥신경(좌골신경)이 압박되면서 나타나는 질환이 궁둥구멍근 증후군이다. 보통 엉덩이에 통증, 아린감, 무감각한 증상이 생기지만, 때로는 다리 뒤쪽 아래까지 내려오기도 한다.

치료는 보통 냉찜질, 온찜질, 물리치료로 근육을 진정시키고 통증을 가라앉히는 방식으로 진행된다. 상태에 따라 진통제를 처방하기도 한다. 증상이 사라지면 재발 방지를 위해 특별한 운동을 권하기도 한다.

구획 증후군

밀폐된 근육 공간 내부(구획이라 부름)에 과도한 압력이 가해질 때 나타나는 증상이다. 보통 부상으로 출혈이나 염증이 생긴 이후에 발생한다. 급성은 증상이 빠르게 나타난다. 보통 골절 같은 부상이 흔한 원인이며, 격렬한 통증을 유발한다. 증상이 생기면 압력을 줄이는 수술을 긴급하게 진행해야 한다. 만성의 경우 진행 속도가 느리며 과도한 운동이 주원인이다. 그래서 운동을 할 때는 경련성 통증이 나타나고 쉬면 사라진다. 치료는 휴식, 물리치료, 비스테로이드성 항염제 등으로 한다.

신스프린트

의학용어로 내측 정강뼈 피로증후군이라고 하며, 주로 달리기 같은 운동으로 정강이에 통증을 느끼는 질환이다. 양쪽 모두에서 발생하는 편이다. 운동을 시작할 때 증상이 나타나고 운동 중에 더 심해지며 휴식을 취하면 사라진다. 그래서 이런 증상을 유발하는 운동을 중단하면 낫는다. 얼음찜질과 진통제는 통증을 완화하는 데 도움을 준다.

근육 긴장과 파열

넙다리뒤근육(햄스트링) 부상 | 사타구니(샅굴부위)근육 좌상 | 목 경직

근육 부상의 정도는 근육 섬유가 살짝 늘어나면서 가볍게 접질린 상태(근육이 걸린다고 말하기도 한다)에서부터 완전히 찢어지는 상태까지 다양하다. 강도 높은 육체노동 후나 운동경기 중 격렬한 동작을 하다가 잘 발생한다. 근육 대부분이 이런 부상을 당할 위험이 있지만 그중에서 허리, 다리, 사타구니 근육이 가장 많은 영향을 받는다. 전형적인 증상에는 해당 근육을 쓰거나, 때로는 쓰지 않아도 느껴지는 통증이 있다. 그 외에 해당 부위의 부종, 멍, 근육경련(고통스러운 근육 수축)이 나타나기도 한다.

치료는 대부분 PRICE(보호, 휴식, 냉찜질, 압박, 올림 p.247) 방식과 진통제면 된다. 일부의 경우 물리치료를 권하거나 해당 부위에 부목, 보호대, 깁스로 고정을 하기도 하며, 심하면 손상된 근육을 바로 잡기 위해 수술을 고려하기도 한다.

찢어진 넙다리뒤근육
넙다리뒤근육은 무릎을 구부리거나 다리를 뒤로 당길 때 사용하는 넓적다리 뒤쪽 근육이다. 단거리 경기나 점프를 많이 해야 하는 운동선수들이 이 부위에 부상을 잘 입는다.

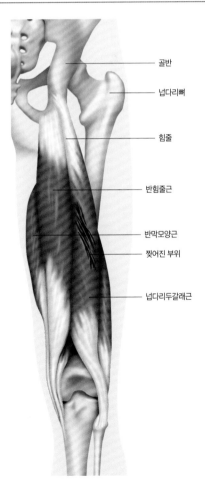

골반

넙다리뼈

힘줄

반힘줄근

반막모양근
찢어진 부위

넙다리두갈래근

엉덩정강근막띠(장경인대) 증후군(ITBS)

엉덩정강근막띠는 골반 아래 넙다리뼈 바깥쪽에서부터 무릎 바로 아래, 정강뼈까지 이어지는 두꺼운 조직이다. 엉덩정강근막띠 증후군은 여기에 염증이 생겨서 무릎 바깥쪽에 통증이 나타나는 질환이다. 보통 달리기나 사이클 등으로 무릎을 반복적으로 굽히고 펴는 동작을 할 때 무릎 관절과 마찰이 일어나면서 발생한다.

휴식을 취하면서 얼음찜질과 진통제로 염증과 통증을 가라앉히면 낫는다.

넙다리네갈래근(대퇴사두근) 타박상

넙다리뼈 아래쪽 근육에 가해진 강한 타격으로 인해 넓적다리 앞쪽에 있는 넙다리네갈래근에 타박상을 입는 것을 말한다.

부상을 입는 당시 바로 통증이 생기고, 붓기도 하며 얼얼한 느낌이 들기도 한다. 그리고 시간이 지나면 통증과 부기는 더 심해지고 멍이 들며, 다친 근육이 뻣뻣해져서 움직이기 힘들어진다.

치료는 보통 PRICE(보호, 휴식, 냉찜질, 압박, 올림, p.247) 방식이면 충분하지만, 병원에서 물리치료를 권하는 경우도 있다.

반복사용 긴장성 손상 증후군(RSI)

반복사용 긴장성 손상 증후군이라는 이름은 신체 한 부분을 오랫동안 반복적으로 사용하면 나타나서 붙여졌다. 예를 들어, 오랫동안 컴퓨터 키보드를 사용하면 이런 질환이 생길 수 있다.

주로 생기는 부위는 목, 어깨, 팔, 손이며, 증상에는 해당 부위의 통증, 아린감, 욱신거림, 경직, 힘빠짐, 경련이 있다. 치료는 진통제, 물리치료, 보호대 착용으로 진행되지만, 증상을 유발하는 자세 교정 또한 중요하다. 이 질환이 직업병으로 인한 것이라면 고용주에게도 알리는 게 좋다.

힘줄염(건염)과 힘줄윤활막염(건초염)

아킬레스힘줄염 | 위팔두갈래근힘줄염(이두근건염) | 엄지발가락힘줄염 | 드퀘르뱅 증후군 | 무릎힘줄염(슬개건염, 점퍼스니) | 종아리힘줄염(비골건염) | 힘줄 염증 | 방아쇠 손가락

힘줄염은 근육과 뼈를 연결하는 섬유질 조직인 힘줄에 염증이 생기는 질환이고, 힘줄윤활막염은 힘줄을 둘러싼 결합조직에 염증이 생기는 질환이다. 두 가지 모두 운동경기 등으로 인한 과한 사용이 원인이며, 보통 동시에 발병한다. 또한 감염이나 류마티스 관절염 같은 질환 때문에 발생하기도 한다.

가장 흔하게 생기는 부위는 어깨, 팔꿈치, 손목, 손가락, 무릎, 발뒤꿈치다. 증상에는 통증, 부종, 경직이 있으며, 그 외에 움직임이 제한되고, 힘줄 주변 피부가 붉게 변하며, 열이 나고, 힘줄 위에 덩어리가 느껴지기도 한다. 때로는 힘줄을 움직일 때 딱딱거리는 느낌이 들고, 관절이 한쪽으로 고정되어 있기도 한다.

대부분 휴식을 취하면서 얼음찜질로 염증을 가라앉히고, 진통제를 먹고, 붕대나 부목, 보호대로 해당 부위를 고정해주면 해결된다. 때로는 염증을 가라앉히기 위해 코르티코스테로이드 주사를 놓기도 하고 물리치료를 권하기도 한다. 다른 내부 질환이 있다면 이 역시 치료해야 한다.

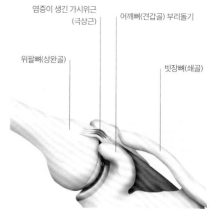

힘줄염

힘줄은 근육이 당겨지는 힘을 뼈로 전달하는 역할을 한다. 힘줄의 부상이나 과도한 사용은 염증 또는 파열을 유발해 통증이 생길 수 있다. 때로는 힘줄을 움직일 때 딱딱거리는 느낌이 들 수도 있다.

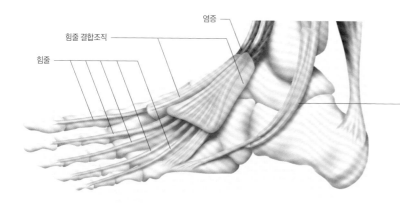

힘줄윤활막염

활막은 일부 힘줄을 덮어서 보호하고 있는 조직이며, 여기에서 액이나와 힘줄의 움직임을 원활하게 해준다. 그리고 이 활막에 염증이 생기면 통증과 압통을 느끼게 된다.

테니스 엘보와 골프 엘보

두 질환 모두 팔꿈치 뼈 근육에 붙어 있는 힘줄이 손상되어 일어난다. 염증이 생기면 통증과 압통이 나타난다. 테니스 엘보는 팔꿈치 바깥쪽 힘줄이, 골프 엘보는 안쪽 힘줄이 영향을 받아 발생한다. 둘 다 아래팔을 과도하게 꺾는 자세를 반복한 것이 원인이다.

통증은 해당 팔을 사용할수록 심해지지만, 휴식, 얼음팩, 진통제 등의 방식으로 완화할 수 있다. 심할 경우 물리치료나 코르티코스테로이드 주사를 권하기도 한다.

힘줄 파열
아킬레스힘줄 파열 | 위팔두갈래근힘줄 파열

힘줄이 완전히 찢어진 상태를 파열이라 말한다. 운동경기 같은 격렬한 동작 중에 생기는 경우가 흔하지만, 외상이나 만성 관절 장애, 류마티스 관절염(p.157) 같은 만성 질환의 합병증으로 생기기도 한다. 팔다리에 있는 힘줄이 가장 쉽게 파열된다.

보통 힘줄이 파열되면, 뚝하는 느낌과 극심한 통증이 나타나며, 해당 부위가 빠르게 부어오르고 움직일 수 없는 상태가 된다.

대개 휴식을 취하면서 부목이나 깁스로 고정해두면 낫는다. 진통제를 함께 처방해주기도 한다. 상태가 심하면 수술로 힘줄을 바로잡은 후 해당 부위를 고정하기도 한다.

발바닥(족저) 근막염

발바닥근막은 발꿈치뼈부터 발가락까지를 잇는 섬유 조직으로 이루어진 막이다. 이 조직에 생기는 염증은 육체 활동을 하면서 반복적으로 조직이 과하게 당겨지면서 발생하게 된다.

주 증상은 뒤꿈치 아래 통증이며, 발을 처음 내디딜 때 더 심하게 느껴진다. 치료는 쉬면서 얼음찜질을 하고 진통제를 먹으면 된다. 또한 이 조직을 적당히 늘리는 운동과 특별하게 제작된 신발 패드도 도움이 된다. 심하면 코르티코스테로이드 주사를 쓰기도 한다.

발허리통증(중족골통, 척골통)

발바닥에 볼록 튀어나온 볼 부분에 생기는 통증 - 발허리통증 - 은 주로 강한 충격을 가하는 운동경기, 잘 맞지 않는 신발, 비만으로 잘 생긴다. 다른 원인에는 오목발(요족), 엄지건막류, 망치발가락 같은 발기형, 발허리뼈(발목과 발가락 사이에 있는 뼈들)의 피로 골절, 그리고 류마티스 관절염(p.157), 통풍(p.159), 당뇨병(p.219), 모르톤 신경종(발가락뼈 사이 신경 자극, p.173) 같은 질환이 있다.

통증은 쉬거나 체중을 줄이면 낫기도 하지만 필요하다면 신발 패드나 진통제를 쓰기도 한다. 근본 원인에 따라 치료법이 달라진다.

듀프이트렌 구축

손바닥에 있는 섬유 조직이 두꺼워지고 피부 안에 덩어리(결절)가 생기는 질환이다. 이 혹이 두꺼운 조직으로 변하면서 길이가 서서히 짧아진다. 그리고 결국 손가락이 한 개 이상 손바닥쪽으로 굽게 된다. 이 증상은 한 손이나 양손에 모두 생길 수 있으며, 넷째와 새끼 손가락에 가장 흔하게 발생한다. 별다른 통증은 없으며, 조직의 변형은 몇 달이나 몇 년에 걸쳐 매우 느리게 진행된다. 원인은 아직 밝혀지지 않았지만, 유전적 소인이 있다고 추측한다.

대개 상태가 심하지 않고 손을 움직이는 데 큰 영향이 없기 때문에 치료를 반드시 해야 하는 것은 아니다. 치료를 한다면 방사선 치료를 하거나, 두꺼워진 조직에 주사로 효소를 주입하거나, 바늘이나 칼로 두꺼워진 조직을 이완하는 방법을 사용한다. 심하면 수술로 조직을 제거해야 할 수도 있다.

망치발가락

발가락 중간 관절이 영구적으로 굽는 질환이다. 주로 둘째, 셋째, 넷째 발가락이 변형된다. 보통 잘 맞지 않은 신발로 생기지만 부상, 엄지건막류, 류마티스 관절염이 원인으로 작용할 때도 있다. 구부러진 관절에는 통증이 있는 티눈이나 굳은살이 생기며, 발의 볼 부분이 계속 눌려 발허리통증(척골통, 발볼 통증)이 생기기도 한다.

굽은 관절 위에 보호 패드를 착용하면 발가락에 가해지는 압력이 줄어들어 통증이 덜하다. 하지만 심할 경우 발가락을 펴는 수술을 권하기도 한다.

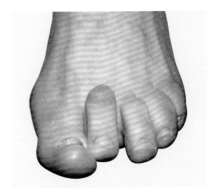

망치발가락
발가락 중간 관절이 굽은 채로 굳었다. 중간에 있는 발가락은 모두 변형될 수 있지만, 그중에서도 사진처럼 둘째 발가락에 가장 잘 발생한다.

신경 질환

두통

약물 과다 두통 | 긴장성 두통

흔한 통증 중 하나인 두통은 심각한 내부 질환의 징후인 경우가 매우 드물다. 대부분이 긴장성 두통으로 얼굴, 머리, 목에 있는 근육이 긴장되면 나타난다. 그 외에 편두통(아래)과 군발성 두통이 있다.

일반적인 원인에는 숙취, 스트레스, 수면, 식습관 변화가 있고 잘못된 자세 역시 두통을 유발한다. 민감한 사람들에게는 식품 첨가제도 두통의 원인으로 작용한다. 과도한 진통제(약물 과다 두통)나, 코곁굴염(부비동염, p.191), 치통, 목 관절염(경부척추증, p.158), 머리 외상 등의 질환도 마찬가지다. 드물게는 뇌 주변의 막

염증(뇌수막염, p.168), 고혈압, 뇌종양, 뇌혈관 염증(거대세포 동맥염), 뇌혈관 팽창(뇌동맥류)도 두통을 유발할 수 있다.

두통은 대부분 치료하지 않지만, 정도가 심하거나 24시간 이상 지속되거나 다른 증상, 가령 졸림, 구토, 발진, 비정상적 빛 과민증이 나타나면 즉각 병원에 가보도록 하자.

편두통

편두통은 반복적이고, 종종 심한 통증을 유발하며, 보통 머리 한쪽에만 나타난다. 그리고 메스꺼움과 시

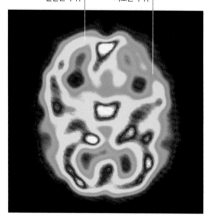

뇌 활동이 활발한 부위   뇌 활동이 저조한 부위

편두통이 생길 때의 뇌
이 뇌 스캔을 보면 편두통이 일어나는 동안의 활동 변화를 알 수 있다. 빨간색과 노란색은 활발한 활동을, 녹색과 파란색은 저조한 활동을 의미한다.

각 장애 등의 증상이 동반되기도 한다. 근본적인 원인은 밝혀지지 않았지만, 비정상적 뇌 활동, 뇌 화학물질 변화, 뇌혈관 변화를 원인으로 꼽는다. 유발 요인은 다양한데, 스트레스, 피로, 저혈당, 탈수, 밝거나 깜박이는 불빛, 카페인, 알코올, 식품에 들어 있는 티라민, 치즈나 초콜릿 같은 특정 음식 외에도 월경, 복합 경구용 피임약, 호르몬 대체 요법 등이 있다.

편두통은 크게 두 가지로 나뉜다. 바로 전조증상이 있는 편두통과 전조증상이 없는 편두통이다. 전조증상이 없는 편두통은 보통 한쪽 머리에만 나타나는 두통, 메스꺼움, 구토, 빛 과민증과 소음 과민증이 발생한다. 그리고 전조증상이 있는 편두통은 증상이 비슷하지만, 통증 전에 섬광, 신체 한쪽 무감각 등이 먼저 발생한다. 일부 사람들은 통증이 시작되기 전에 기분 변화나 식욕 변화 같은 극초기 증상(전구증상으로 알려진다)을 겪기도 한다. 편두통은 보통 유발 요인을 피하거나, 약으로 증상을 제한, 또는 예방하거나, 통증을 완화하면 해결할 수 있다.

군발성 두통

뇌혈관이 확장되면서 한쪽 눈이나 관자놀이 주변에 극심한 통증이 생기는 질환이다. 갑자기 머리 한쪽에만 나타나며, 눈물, 눈꺼풀 처짐, 코 막힘 또는 콧물이 나는 증상이 동반되기도 한다. 단발성 발작은 몇 분에서 몇 시간 정도 지속되고 하루에도 몇 번씩 나타날 수 있다. 그리고 만성의 경우 몇 주 동안 매일 발작을 하고 몇 달에서 몇 년간 없어지는 듯하다가 다시 재발한다.

치료는 약물, 산소흡입, 전기자극(목에 있는 신경을 자극하는 휴대용 기기 사용)으로 한다.

만성 피로 증후군

근육통성 뇌척수염(ME)이라고도 한다. 만성 피로 증후군은 오랜 기간 극심한 피로로 생기는 질환이다. 정확한 원인은 밝혀지지 않았지만, 감염이나 심리적 트라우마 이후에 나타나는 경우가 종종 있다. 주 증상은 지속적인 극도의 피로감이다. 그 외에 집중력 저하, 단기 기억 저하, 근육통, 관절통, 두통, 수면 장애 등이 생기기도 한다.

이 질환은 또한 불안이나 우울과 관련이 있다. 증상의 정도는 날마다 다르며 심지어 하루 동안에도 변화가 있다. 정확한 치료법은 없지만, 인지 행동 요법(CBT), 단계별 운동치료, 증상을 완화하는 약물 등으로 치료를 한다. 만성 질환이지만 몇 년 후면 완치되기도 한다.

머리 외상

머리에 생기는 혹이나 멍은 걱정할 필요가 없지만, 심각한 부상은 뇌가 손상되었을 위험이 있으며, 심지어 생명을 잃을 수도 있다. 머리에 타격을 받으면 머리가 흔들리거나 멍이 들 수 있고, 머리뼈가 골절되면 뼛조각이 뇌로 들어가 감염을 일으킬 수 있다. 또한 맞거나 찔리는 부상은 뇌 속이나 주변에 부종 또는 출혈을 일으키기도 한다.

부상이 경미하다면 두통 또는 뇌진탕(뇌 기능이 방해받아 잠깐 의식을 잃음)이 생길 수 있으며, 더 심한 부상은 뇌 손상, 장기간의 의식불명, 혼수상태로 이어지거나, 잠재적으로 생명을 위협할 수도 있다. 또한 근육 약화 또는 마비, 감각 상실, 기억 상실이 동반되기도 한다. 심한 머리 외상은 수술이 필요하고 장기간 장애에 시달릴 수 있다.

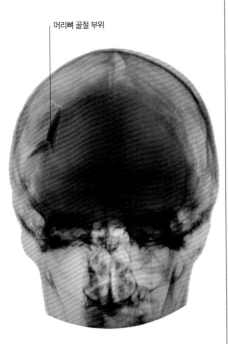

머리뼈 골절 부위

머리뼈 골절
이 컬러 엑스선 사진을 보면 머리뼈 뒤쪽이 파열되었음을 알 수 있다. 이런 부상은 뇌 손상을 유발하고 심하면 생명을 잃을 수 있다.

뇌전증(간질)

뇌에서 일어나는 비정상적인 전기활동으로 인해 발작이 반복적으로 발생하는 질환이다. 정확한 원인을 알 수 없는 경우가 대부분이지만, 뇌 질환이나 뇌 손상으로 생기기도 한다. 섬광, 스트레스, 수면 부족 등이 유발 요인이다.

간질 발작의 종류는 다양하다. 부분 발작은 뇌의 한쪽 면과 관련이 있다. 뇌 일부에만 국한되어 나타나는 단순 부분 발작은 몸 한쪽이 비틀리고 비정상적인 감각이 느껴진다. 복합 부분 발작의 경우는 의식 상실, 이상한 행동이나 움직임이 나타난다. 전신 발작은 뇌의 대부분 또는 전체에 영향을 준다. 보통 의식 상실, 기절, 근육 경련이 나타나고 그 이후에 한동안 의식 장애와 피로감을 겪는다. 대부분 경고성 '전조증상'이 나타나서, 발작 직전에 비정상적인 감각을

느낀다. 결여 발작이라 부르는 전신 발작은 순간적으로 의식 장애가 나타나지만, 비정상적인 움직임은 생기지 않는다.

뇌전증은 보통 약으로 조절할 수 있지만, 때로는 발작이 아주 길게 이어질 수 있고 쉼 없이 반복적으로 나타날 수도 있다. 뇌전증 지속상태라면 바로 병원에서 치료를 받아야 한다.

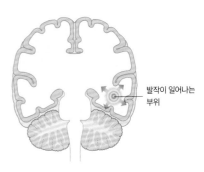

발작이 일어나는 부위

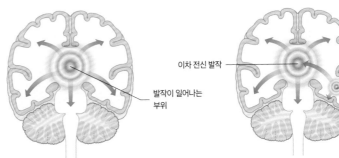

이차 전신 발작

발작이 일어나는 부위

부분 발작

전신 발작
비정상적인 활동이 뇌 곳곳으로 퍼진다. 증상은 다양하지만 보통 통제되지 않는 전신의 움직임, 몇 분간 이어지는 의식불명이 나타난다.

부분 발작
비정상적인 활동이 뇌의 한쪽에서 생겨난다. 보통 이 부위에만 국한(위쪽 그림)되지만, 때로는 다른 곳으로 퍼져 전신 발작(아래쪽 그림)이 되기도 한다.

수면 발작(기면증)

낮에도 계속 졸리고, 식사를 하는 등의 부적절한 때에도 반복적으로 잠이 드는 질환이다. 이런 증상은 몇 분에서 1시간 이상 지속되기도 한다. 그 외에 잠이 들거나 깼을 때 움직이지 못하거나(수면 마비), 잠들기 전 환각이 보이거나, 일시적으로 근육 힘이 빠지는(탈

력 발작) 증상이 나타나 쓰러지기도 한다.

이 질환은 대부분 잠을 통제하는 뇌의 화학물질이 부족해 생기며, 면역 체계 문제를 의심해볼 수 있다. 치료는 규칙적인 낮잠과 약으로 한다.

뇌수막염

뇌막(뇌와 척수를 둘러싸고 있는 막)에 염증이 생기는 질환이다. 바이러스나 세균 감염이 가장 흔한 원인이지만 때로는 곰팡이나 기생충 감염 때문일 수 있고, 특정 약의 반응으로 생기기도 한다. 면역력이 약한 사람들이 특히 취약한 질환이다.

주 증상에는 발열, 심한 두통, 메스꺼움, 구토, 광선 공포증, 뻣뻣한 목이 있다. 수막구균성 수막염(세균성 뇌수막염)은 검붉은 발진이 피부에 나며 눌러도 사라지지 않는다. 이런 증상이 나타난다면 바로 병원에 가야 한다. 바이러스성 뇌수막염의 경우 증상이 점진적으로 나타나고 심하지 않은 경우가 대부분이다. 세균성 뇌수막염은 몇 시간 내로 증상이 발현되며, 치료하지 않으면 발작, 졸음, 혼수상태에 빠지거나 심하면 생명을 위협할 수 있다.

바이러스성 뇌수막염 치료는 보통 자연적으로 낫기 때문에 하지 않는다. 그러나 원인이 세균, 곰팡이, 기생충이라면 약물로 치료를 해야 한다. 때로는 청력 상실, 뇌 손상 같은 장기적인 문제로 이어질 수 있다. 백신으로 일부 종류의 바이러스와 세균성 뇌수막염을 어느 정도 예방할 수 있다.

뇌 조직

연질막

뇌막
거미막
뇌막은 연질막(내부막), 거미막(중간막),
경질막(외부막)으로 구성된다.

경질막

감염 부위
뇌수막염은 대부분 세균 같은 감염성 미생물이 원인이다. 신체 다른 곳에 생긴 미생물이 뇌막으로 퍼질 수 있으며, 외상이나 뇌농양, 수술로 뇌막에 직접 접촉할 수 있다.

뇌염

뇌의 염증은 보통 바이러스 감염이 원인인 경우가 많지만, 간혹 면역 체계의 이상으로 생기기도 한다. 또한 세균이나 다른 미생물의 감염, 뇌수막염 합병증, 뇌농양으로 생기기도 한다. 증상에는 독감 증상, 발열, 두통이 있고 심한 경우 빠르게 정신 착란, 발작, 혼수상태에 이르기도 한다. 이런 증상이 나타난다면 바로 병원에 가서 치료를 받아야 한다. 치료는 약물로 한다. 대부분 완전히 회복되지만, 뇌가 손상되어 장기간 문제를 겪는 사람들도 있다.

뇌농양

뇌에 고름이 가득 차면서 붓는 질환이다. 보통 신체 다른 곳의 감염이 퍼지면서 생기지만 머리를 다친 후 감염으로 생기기도 한다. 드물게는 생명을 위협하기도 하고, 뇌전증 또는 뇌 손상 같은 장기적인 문제를 남기기도 한다. 증상에는 발열, 메스꺼움, 두통, 구토, 발작이 있다. 이런 증상이 나타나는 사람은 바로 병원에 가도록 하자.

농양이 생긴 위치에 따라 언어나 시야에 문제가 생기는 증상이 발현되기도 한다. 치료는 보통 약물을 쓰지만 때로는 수술을 하기도 한다.

뇌종양

뇌종양(비정상적인 성장)은 대부분 전이 - 신체 다른 곳에서 생긴 암이 전이된 이차암 - 로 생긴다. 뇌에서 처음 생긴 원발성 뇌종양은 흔하지 않다.

악성 종양은 보통 빠르게 자라고 퍼진다. 반면 양성 종양은 자라는 속도가 느리고 위치도 고정되어 있다. 두 종류 모두 뇌 조직을 눌러 기능을 방해하고 뇌를 손상시킬 수 있다. 증상은 종양이 생기는 위치에 따라 다르지만 보통 극심한 두통, 흐릿한 시야, 신체 일부의 마비, 언어 장애, 언어 이해 부족, 성격 변화, 발작 등이 나타난다. 일부 갑작스러운 통증과 의식불명이 발생하기도 한다. 치료에는 약, 방사선 요법, 수술이 있다.

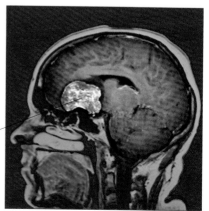

종양

뇌종양
이 뇌 스캔 사진을 보면 뇌에 커다란 양성 종양이 있는 것을 확인할 수 있다. 위치에 따라 수술로 제거할 수 있다.

일과성 허혈 발작(TIA)

보통 작은 뇌졸중이라 부르는 일과성 허혈 발작은 뇌로 들어가는 혈액 공급이 잠깐 막히는 질환이다. 증상에는 순간적인 시야 차단, 언어와 감각, 움직임에 일시적인 장애가 발생할 수 있다. 이런 증상은 몇 분에서 몇 시간 정도 이어지다가 24시간 이내(이보다 더 길게 이어지면 뇌졸중이 된다)에 완전히 사라진다. 장기적인 후유증은 없지만, 뇌졸중의 전조증상일 수도 있다.

이 질환은 혈전 유발 뇌졸중(아래 참고)과 비슷한 과정을 거치지만, 혈관 막힘 현상이 일시적이라는 차이가 있다.

위험 요소에는 고혈압, 건강에 나쁜 식단, 흡연, 당뇨병, 고지혈증(혈중 지방 수치가 높음), 특정 심장병 같은 질환이 있다.

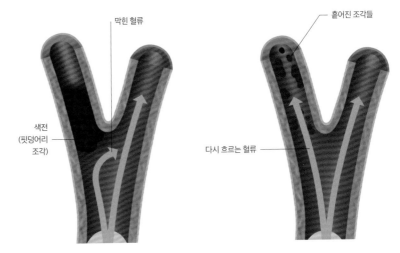

일시 막힘
일과성 허혈 발작은 핏덩어리 조각이 혈관에서 떨어져 나와 뇌혈관 중 하나를 막으면서 증상이 시작된다.

막힘 해제
혈류의 압력이 높아지면서 막힌 곳이 다시 뚫린다. 그러면 뇌의 막혔던 부분으로 다시 혈액이 공급된다.

뇌졸중

뇌졸중이 발생하면 뇌에 혈액이 제대로 공급되지 않기 때문에 갑작스러운 뇌 손상이 일어날 수 있다. 가장 흔하게는 혈전이 뇌의 동맥을 막아서 생긴다(허혈성 뇌졸중이라 부름). 또는 뇌출혈이 원인이 되기도 한다. 예를 들어, 풍선처럼 늘어난 혈관(동맥류)이 파열되면서 출혈이 발생할 수 있다. 이를 출혈성 뇌졸중이라 한다.

뇌졸중을 일으키는 위험 요소에는 고혈압, 운동 부족, 나쁜 식습관, 흡연이 있고, 고지혈증(혈중 지방 수치가 높음), 당뇨병, 특정 심장 질환 같은 질환 역시 관련이 있다. 전형적인 증상은 얼굴, 입, 눈 한쪽이 힘이 빠지거나, 팔에 힘이 빠지거나 마비, 어눌한 말투 같은 언어 문제도 나타난다. 심각할 경우 의식불명과 혼수상태로 이어져 생명을 위협하기도 한다. 뇌졸중은 긴급하게 치료해야 하며, 치료는 뇌졸중의 종류에 따라 다르다. 경과가 좋은 경우도 간혹 있지만 많은 환자가 후유증을 겪는다.

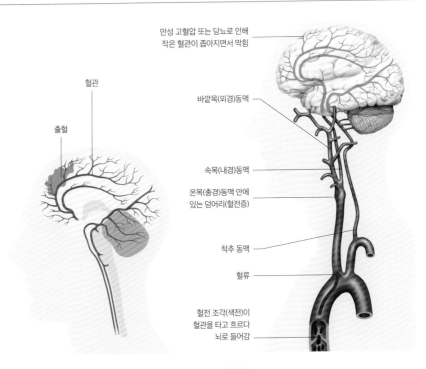

뇌출혈
뇌내출혈로 알려진 뇌혈관 파열은 출혈성 뇌졸중을 유발한다. 보통 고혈압과 관련이 있다.

막힌 혈관
혈관에서 생긴 덩어리, 혹은 신체 다른 곳에서 생긴 혈전 조각이 혈관을 막을 수 있다. 아니면 다른 질환으로 혈관이 좁아져서 생기기도 한다.

거미막밑(지주막하) 출혈

뇌졸중의 일종이며 혈관이 터지면서 뇌를 덮고 있는 막(뇌막이라 함, p.168) 세 개 중에 두 개 사이 공간으로 피가 스며들어 간 상태를 말한다. 동맥류 - 뇌에 있는 동맥 두 개 사이의 접합지점이 붓고 약해짐 - 파열이 대표적인 원인이다. 일부는 기형 혈관으로 인한 출혈로 발생하기도 한다. 이런 경우는 선천적인 문제일 수 있다. 거미막밑 출혈은 또한 자연적으로 일어나기도 하고 익숙하지 않은 운동을 한 후 발생하기도 한다.

흔한 증상에는 갑작스럽고 격렬한 두통, 구토, 목 경직, 광선 공포증이 있다. 이런 증상이 나타난다면 바로 병원에 가도록 하자. 정신 착란, 발작, 의식불명, 혼수상태에 이를 수도 있기 때문이다. 약물이나 수술로 치료하지만, 회복이 완전히 안 될 수도 있으며 치명적인 결과가 생기는 경우도 있다.

치매

알츠하이머병

치매는 정신 기능이 점진적으로 퇴화하는 질환이다. 노인에게 흔히 발생하고 뇌 질환이나 뇌혈관 질환이 주원인이다. 가장 흔한 형태가 알츠하이머병인데, 뇌세포가 감소하고 비정상적인 단백질 침착물이 뇌에 생기면서 발병한다. 다른 종류로는 혈관성 치매가 있으며, 뇌의 작은 혈관이 막혀 수많은 작은 영역에서 뇌 손상을 일으킨다. 루이소체 치매는 조그마한 결절(루이소체라 부름)이 뇌에 쌓여 정상적인 기능을 방해하는 질환이다. 치매는 뇌 부상이나 파킨슨병 같은 질환으로 인해 젊은 층에서도 생길 수 있다. 치료는 증상을 완화하고 진행 속도를 늦추는 것을 목표로 진행된다.

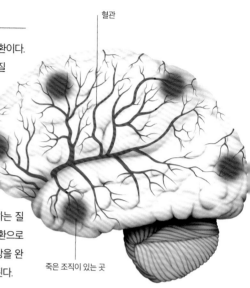

혈관

죽은 조직이 있는 곳

혈관성 치매
일과성 허혈 발작(작은 뇌졸중)이 일정 기간 여러 번 발생하게 되면 혈관이 막혔던 곳의 뇌 조직이 손상되거나 죽는다. 그리고 점점 더 많은 부분이 영향을 받아서 증상은 악화된다.

경질막밑(경막하) 혈종

뇌를 덮고 있는 외부 막 세 개 중에서 두 개 사이에 출혈이 생기면서 일어난다. 그리고 혈전(혈종)이 고이면서 뇌를 누른다. 출혈은 천천히(만성) 또는 빠르게(급성) 발생한다. 만성 출혈은 경미한 머리 부상으로 생길 수 있으며, 몇 달 후에 증상이 발현되기도 한다. 증상에는 두통, 점진적인 정신 착란, 처짐, 의식 저하 등이 있다. 급성 출혈은 보통 심한 머리 외상이 원인이며, 빠르게 의식이 소실된다. 이런 증상이 하나라도 나타나면 바로 병원에 가야 한다. 치료는 일반적으로 수술로 진행된다. 대부분 예후가 좋지만, 일부 증상이 남는 경우가 있다. 크고 심각한 혈종은 치명적일 수 있다.

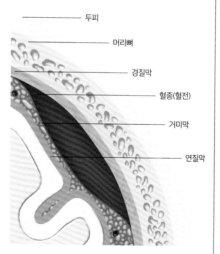

두피
머리뼈
경질막
혈종(혈전)
거미막
연질막

경질막밑 혈종
외부에 있는 뇌막 두 개(경질막과 거미막) 사이에 혈종(혈전이 모인 것이) 생겨 뇌를 누른다. 몇 시간 만에 빠르게 커질 수 있고 몇 주에서 몇 달에 걸쳐 천천히 커질 수 있다.

경질막바깥(경막외) 혈종

뇌를 감싸는 막 세 개 중 한 개와 머리뼈 사이에 혈전(혈종)이 고인 것이다. 가장 흔하게는 머리 외상으로 인해 혈관이 파열되어 생긴다. 증상에는 두통, 구토, 졸림, 신체 한쪽의 마비, 발작이 있으며, 보통 다친 후 몇 시간 내에 나타난다. 이런 증상이 발현되면 바로 병원에 가보는 게 좋다. 경질막바깥 혈종은 다칠 때 잠깐 의식을 잃었다가 몇 시간 뒤 다시 잃는 경우에도 생길 수 있다. 그리고 출혈이 상대적으로 천천히 발생하며 며칠간 증상이 나타나지 않기도 한다.

치료는 수술로 진행된다. 빠르게 처치하면 예후가 좋지만, 오랫동안 힘빠짐 같은 증상이 남기도 한다. 심한 경우 치명적인 결과가 나타나기도 한다.

다발성 경화증(MS)

다발성 경화증은 뇌와 척수에 있는 신경 세포가 점차 손상되어 신체 기능에 광범위한 문제를 일으키는 질환이다. 뇌와 신체는 신경을 통해 전기적 신호를 주고받는다. 건강한 신경은 미엘린이라는 막으로 덮여서 보호를 받으며, 신경 신호를 전달하는 역할을 한다. 다발성 경화증은 면역 체계가 미엘린을 공격해서 생기는 자가면역 질환이다. 미엘린이 하나둘 파괴되면 신호가 제대로 전달되지 않는다. 다발성 경화증의 정확한 원인은 아직 밝혀지지 않았지만, 유전적인 요인과 환경적 요인이 영향을 주는 것으로 알려져 있다.

보통 20~40세에 처음 증상이 발현되며 언어와 균형과 운동 장애, 무감각, 아린감, 힘빠짐, 근육 경련, 통증, 피로, 요실금·변실금, 기분 변화가 나타난다. 일부 환자는 증상이 생겼다가 사라지고, 일부는 악화되는 양상을 띤다. 치료제는 없으며, 약물로 증상을 완화하는 것을 목표로 한다.

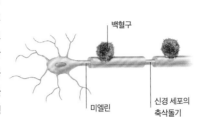

다발성 경화증 초기 단계
백혈구(면역 세포)가 신경에 있는 미엘린을 공격한다. 초기 단계에서는 손상된 부분이 어느 정도 고쳐진다.

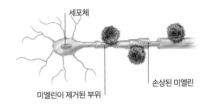

다발성 경화증 말기 단계
병이 진행되면서 미엘린이 더 많이 손상되고 더 많은 신경이 영향을 받는다. 손상된 신경은 원상태로 회복되지 않는다.

파킨슨병

떨림(무의식적 떨림 운동, 보통 손), 느려진 움직임, 경직이 점진적으로 진행되는 질환이다. 도파민을 생성하는 뇌세포가 퇴화하면서 생긴다. 도파민은 근육 움직임을 조절하는 데 도움을 주는 화학물질이다. 이 병에 걸리면 도파민 생성이 훨씬 줄어들어 근육이 제대로 통제되지 않는다.

정확한 원인이 밝혀지지 않았지만, 일부의 경우 유전적 요인이 개입할 수 있다고 추측한다. 또한 뇌 염증(뇌염), 약물이나, 반복적인 머리 외상으로 인해 대뇌핵(기저핵)이 손상되면서 생기기도 한다. 주 증상에는 한쪽 손, 팔, 다리의 떨림이 있으며, 점차 반대쪽에도 나타난다. 그 외에 근육이 뻣뻣해지고, 움직이기 시작하거나 천천히 움직이기가 힘들어진다. 균형잡기가 어려워지기도 한다. 다른 증상에는 구부정한 자세, 끌리는 발, 언어 장애, 무표정, 삼킴 장애가 있다. 때로는 치매(맞은 편)나 우울증(p.242)이 생기기도 한다.

치료에는 물리치료 같은 보조적인 요법, 증상 개선을 위한 약물 치료가 있다. 일부의 경우 수술을 고려하기도 한다.

헌팅턴병

헌팅턴병(헌팅턴 무도병라고도 알려짐)은 무의식적이고 빠르게 몸을 씰룩대거나 치매(맞은 편) 증상이 나타나는 유전적 뇌 질환이다. 비정상적인 유전자로 인해 발생하며 부모 중 한 명이 이런 유전자를 가지고 있다면 발병할 수 있다. 증상은 보통 35~50세 이전에는 발현되지 않으며, 환자가 사망할 때까지 10~25년에 걸쳐 천천히 진행된다. 치료법은 없지만 약물로 일부 증상을 개선할 수 있다. 위험인자를 가지고 있는 사람이라면 비정상적인 유전자를 가졌는지 검사로 알 수 있다.

마미 증후군

척수 아래에 있는 신경 - 마미, 말꼬리를 닮은 신경의 '가지' - 이 눌러서 허리 통증, 장과 방광 문제, 무감각, 다리 힘빠짐, 발기부전 같은 증상을 유발한다. 원인은 보통 디스크 탈출증(추간판 탈출증, p.158)이지만, 감염, 척추 부상, 뼈암으로 생기는 경우도 있다. 보통 신경 압박을 완화하는 응급 수술을 진행한다.

운동신경세포병(MND)

운동신경세포병은 척수에 있는 운동신경(움직임을 담당하는 신경)이 점차 퇴화하면서 발생한다. 이 질환은 근육에도 영향을 준다. 운동신경이 근육 활동을 자극하는 능력을 상실하기 때문에 근육은 위축되고 쇠약해진다. 보통 50세 이후에 발병하지만, 드물게 아동기나 청소년기에 나타나기도 한다. 정확한 원인은 밝혀지지 않았지만, 일부 환자에게서 유전적으로 취약한 부분을 발견했다.

처음에는 증상이 몇 달에 걸쳐 발현되는데, 손과 팔, 다리에 힘이 빠지면서 약해진다. 그 외에 비틀림, 경직, 근육 경련이 나타나고 때로는 언어 장애가 생기기도 한다.

병이 진행되면서 증상은 더 심해져서 물건을 들거나, 계단을 오르거나, 걷는 등의 일상생활을 하기도 버거워진다. 보통 정신적인 부분에는 문제가 없지만, 기분을 조절하는 능력이 영향을 받아 우울증을 겪는 사람들도 일부 있다. 결국 호흡을 담당하는 근육에도 문제가 생겨 사망에 이르게 된다.

완치할 수 있는 치료제는 없지만, 일부 증상을 경감하고 진행 속도를 늦추는 약물로 치료를 한다.

말초신경병증

신경병증은 말초신경에 병이나 기능이상이 생기거나, 신경이 손상되는 현상을 의미하는 일반 용어다. 말초신경은 뇌와 척수를 신체의 다른 부분과 이어주는 역할을 한다. 이 질환의 원인에는 당뇨병, 비타민 B 결핍 같은 특정 식이 부족(영양신경병증), 과음, 간이나 콩팥 질환, 류마티스 관절염 같은 면역 체계 질환, HIV 또는 한센병 같은 특정 감염, 림프종(림프계에 생기는 암) 같은 일부 암, 납 같은 중금속 중독, 약물 남용이 있다. 증상은 어떤 신경에 영향을 받았는지에 따라 다르다. 보통 무감각, 아린감, 통증, 균형 감각과 운동 감각 상실, 근육 약화, 흐릿한 시야, 어지러움, 방광이나 장 문제, 발기부전이 나타난다.

신경통
대상포진 후 신경통

신경통은 신경에 손상을 입었거나 자극이 생겨서 발현되는 통증이다. 보통 잠깐 나타나지만, 강도가 심할 수 있다. 일부 종류는 특정 질환의 대표적인 증상이 되기도 한다. 편두통의 경우 한쪽 눈 주위로 강렬한 통증이 생기면서 주변으로 퍼지는 형식으로 신경통이 나타난다. 대상포진 후 신경통은 병변 부위(대상포진, p.233)에 작열통 형식으로 나타나며 대상포진을 앓은 후 몇 달에서 심지어 몇 년 후까지 통증이 계속될 수 있다.

그 외에 특정 신경의 문제로 생길 수 있다. 예를 들어, 삼차 신경통의 경우 얼굴 감각을 담당하는 삼차 신경의 문제로 얼굴 한쪽에 통증이 생긴다.

신경통 치료는 보통 약물로 하지만, 수술을 권유하기도 한다.

삼차 신경통

삼차 신경 장애로 얼굴 한쪽에 심한 통증이 갑자기 나타나는 질환이다. 이 신경은 얼굴 일부에 감각을 느끼게 하고 씹는 행위에 관여하는 근육을 조절한다. 보통 혈관이 신경을 눌러서 생기지만, 드물게 종양이 누르기도 한다. 증상은 몇 초에서 몇 분간 이어지며 통증이 너무 심해 가라앉을 때까지 아무것도 하지 못할 수도 있다. 그러고는 통증이 완전히 사라진다. 통증은 가만히 있을 때 나타나기도 하고, 씹거나 말하거나 얼굴을 만지는 등의 행동으로 촉발되기도 한다. 대부분 증상이 자주 발현되지만, 휴지기가 매우 긴 경우도 있다.

치료는 보통 약물로 하며, 심할 경우 수술을 고려하기도 한다.

손목터널 증후군(수근관 증후군)

손목에 있는 정중신경이 눌려 손가락과 손에 무감각, 아린감, 통증이 생기는 질환이다. 이 신경은 아래팔에서 손까지 이어져 있고, 엄지손가락이 시작되는 지점의 근육을 조절하고 손바닥쪽 엄지 절반가량의 감각을 담당한다. 정중신경은 손을 통과하면서 손목굴을 지나게 되는데, 손목굴은 손목뼈와, 뼈 위에 있는 인대 사이에 있는 공간이라 손목 터널이라고 부르기도 한다. 이 공간은 신경뿐만 아니라 힘줄도 지나가는 곳이다.

과도한 손목 사용, 관절염, 당뇨병, 갑상샘 질환으로 힘줄이 붓거나 이 공간 안에 물이 차면 신경이 눌리면서 손목터널 증후군이 생긴다. 또는 임신 중이나 폐경기에 생기는 호르몬 변화가 원인일 때도 있다. 이 신경이 눌리면 무감각, 아린감, 통증이 나타나고, 엄지와 검지, 중지, 약지(절반 정도)의 쥐는 힘이 상실된다.

치료는 보통 휴식, 보호대, 약물로 진행되지만, 심하면 수술을 고려하기도 한다.

손목굴(수근관)
손목뼈와 그 위에 있는 손목 인대 사이에 있는 좁은 공간을 말한다. 정중신경이 이 공간을 지나간다.

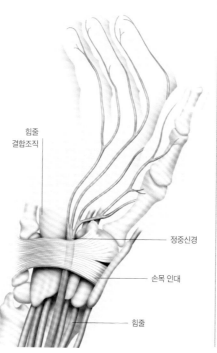

힘줄
결합조직

정중신경

손목 인대

힘줄

복합부위 통증 증후군

과거에는 작열통, 슈덱 위축 등 다양한 이름으로 불렸다. 이 질환에 걸리면 보통 팔이나 다리에 통증이 나타나지만 때로는 다른 부위에도 생길 수도 있다. 주원인은 부상이며, 부상의 정도에 비해 통증이 훨씬 심하고 오래가기도 한다. 통증이 있는 부위의 피부는 붉어지고 압통이 생길 수 있지만, 피부가 차갑고 푸르스름해지면서 땀이 차서 끈적해질 수도 있다. 또는 너무 예민해져서 아주 살짝 스치기만 해도 극심한 통증을 느끼기도 한다.

이 질환은 골절, 염좌나 좌상, 화상, 자상 등의 부상으로 생길 수 있다. 그러나 왜 일부 사람들만 부상 이후에 이런 증상이 나타나는지는 아직 밝혀지지 않았다.

치료제는 없지만 약물, 심리 치료, 물리 · 재활치료를 병행해 증상을 통제할 수 있다.

발목터널 증후군

다리 뒤쪽으로 내려와 발목을 돌아 발까지 이어지는 정강뼈신경이 눌러서 발바닥에 통증, 아린감, 무감각 증상이 나타나는 질환이다. 발목에서는 정강뼈신경이 발목굴(족근관)을 지나간다. 참고로 발목굴은 발목뼈와 뼈를 지탱하는 조직 사이에 있는 공간이다.

발목터널 증후군은 발목의 과도한 사용, 부상, 관절염으로 인해 이 공간이 좁아지고 신경이 눌리면서 생긴다. 또한 평발인 사람에게서도 흔히 볼 수 있다. 치료는 보통 휴식과 약물이면 되지만, 때로는 수술을 고려하기도 한다.

이상감각성 넙다리(대퇴) 신경통

넓적다리 바깥쪽에 작열통, 무감각, 아린감 같은 비정상적인 감각이 생기는 질환이다. 보통 서 있거나 걸을 때 더 심해지는 경향이 있다. 사타구니에 있는 인대 아래쪽 특정 신경이 눌리면서 발생한다. 정확한 유발 요인을 알 수 없는 경우가 대부분이지만, 때로는 부상이나 과도한 사용으로 생긴다. 또한 임신과 비만과도 관련이 있다.

치료는 휴식과 약물이면 되지만, 드물게 수술을 하기도 한다.

모르톤(지간) 신경종

발가락뼈 사이에 있는 신경이 자극을 받으면서 두꺼워지는 질환이다. 보통 셋째와 넷째 발가락 사이 신경이 가장 많은 영향을 받지만, 둘째와 셋째 발가락 사이 신경이 원인이 되기도 한다. 증상은 보통 발가락 사이의 아린감, 발볼 또는 발바닥 쪽 발가락 통증이 있다. 걷거나 꽉 끼는 신발을 신을 때 통증은 심해진다. 신발 사이즈를 좀 더 크게 신고, 휴식을 취하며, 진통제를 복용하면 증상이 가라앉을 것이다. 심할 경우 수술을 고려하기도 한다.

목뼈 신경근종

눌린 신경

눌린 신경이라고도 한다. 목에 있는 신경이 자극을 받거나 눌릴 때 생긴다. 이 신경은 척수에서 갈라져 나온 것이다. 원인은 대부분 목 근처에 있는 척추 디스크 파열이나 척추에서 생긴 뼈곁돌기다. 증상은 보통 한쪽에만 나타나며, 목에서 어깨와 팔까지 이어지는 통증, 손가락과 손 아린감, 어깨와 팔과 손 근육 힘빠짐, 무감각이 생긴다. 치료에는 보통 약물을 쓰고 일부의 경우 수술도 고려한다.

궁둥뼈(좌골) 신경통

궁둥신경(좌골신경)이 눌리거나 손상을 받으면서 생기는 신경통이다. 궁둥신경은 척수 가장 아랫부분부터 다리를 지나 발까지 이어진다. 통증은 보통 한쪽에만 나타나며, 신경이 발까지 이어져 있지만 주로 엉덩이나 넓적다리에 잘 생긴다. 해당 부위에 무감각 또는 힘빠짐이 나타나기도 한다.

가장 흔한 원인은 탈출한 디스크 - 척추에 있는 디스크 파열(보통 추간판 탈출증이라 부름, p.158) - 가 궁둥신경을 눌러서다. 그 외에 근육 경련, 오랜 기간 나쁜 자세로 앉음, 척추 부상, 감염 때문에 생길 수 있고 드물지만, 종양이 신경을 누를 수도 있다. 임신 중에 생기기도 하는데, 자세가 바뀌면서 궁둥신경을 압박하는 것이다. 증상은 대부분 자연적으로 사라진다. 치료를 해야 할 경우 약물을 많이 쓰지만 드물게 수술을 고려하기도 한다.

궁둥신경 경로
궁둥신경은 아래쪽 척수에 있는 여러 신경들이 하나의 큰 신경으로 결합하는 곳에서부터 시작되는 신경이다. 이 신경과 줄기는 다리를 따라 죽 내려가서 발목과 발까지 이어진다.

얼굴 신경마비

벨마비라고도 한다. 특정 근육을 조절하는 얼굴 신경이 손상되거나 염증이 생겨서 얼굴 근육에 힘이 빠지는 질환이다. 항상 한쪽 얼굴에만 나타나며, 눈꺼풀과 입꼬리가 처지게 된다. 다른 증상에는 귀 통증, 소리 민감성 증가, 미각 변화가 있다. 이 질환은 원인을 알 수 없는 경우가 대부분이지만, 종양이나 수술로 신경이 손상되었을 때 생기는 경우가 간혹 있고, 바이러스 감염과 연관이 있으리라 추측한다. 치료는 보통 약물로 하지만, 신경이 손상되었다면 수술을 진행하기도 한다.

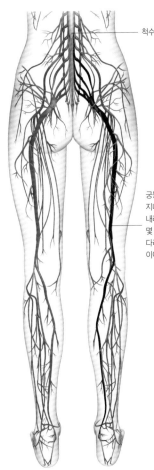

척수

궁둥신경은 엉덩이를 지나 넓적다리로 내려오다가 무릎에서 몇 갈래로 나뉘어 다리 아래쪽과 발까지 이어진다.

귀와 눈 질환

바깥귀길염(외이도염)

바깥귀길에 염증이 생기는 질환이며, 주로 세균, 바이러스, 곰팡이 감염이 원인이다. 때로는 '수영인의 귀'라고도 부르는데, 귓속이 계속 젖어 있어 감염 위험이 크기 때문이다. 또한 습진(p.222) 같은 일반적인 피부 질환 때문에 생기기도 한다.

증상에는 부종, 귀에서 나오는 고름, 귓바퀴 가려움이나 통증, 단발성 난청 등이 있다. 치료는 보통 감염이 사라질 때까지 청결과 건조함을 유지하는 것으로 한다. 그러나 증상이 계속되거나 심해지면 감염을 없애고 증상을 완화하는 약을 처방하기도 한다.

귀 연골염

귓바퀴의 연골에 염증이 생기는 질환이며 주로 베이거나 피어싱을 한 후 세균에 감염되어 발생한다. 감염이 되면 염증을 유발해 바깥귀에 부종과 통증이 나타난다. 보통 항생제를 사용해 감염을 없애는 방식으로 치료한다.

귀경화증

등자뼈 주변에 비정상적인 뼈가 자라는 질환이다. 등자뼈는 가운데귀에 있는 세 개의 아주 작은 뼈 중 하나이며 소리를 귓속 깊숙이 전달한다. 이 질환이 생기면 등자뼈가 점차 움직이지 않으면서 난청이 된다. 보통 양쪽 귀에 모두 생기며, 이명을 유발하기도 한다.

대개 보청기를 사용하면 청력은 어느 정도 돌아온다. 그러나 증상이 심하다면 수술로 등자뼈를 인공 대체물로 바꾸기도 한다.

귀 혈종
만두귀

귓바퀴에 피가 고여서(혈종) 부종과 발적, 통증을 유발하는 질환이다. 접촉이 있는 종목 운동선수들이 귀를 다쳐 부드러운 연골에 피가 나면서 생기는 경우가 많다. 심하거나 반복적으로 생기는 혈종은 영구적으로 귓바퀴가 변형될 수 있으며, 보통 이를 만두귀라 부른다.

바로 할 수 있는 치료는 얼음팩을 대서 부기를 가라앉히는 것이다. 심하다면 혈종을 주사기로 빼낸 후 압박 붕대를 대기도 한다. 귀를 본래 상태로 되돌리기 위해서는 성형수술을 해야 할 수도 있다.

귀지

귀지는 바깥귀길을 깨끗하고 촉촉하게 유지하기 위해 바깥귀길에 있는 분비샘에서 생성되는 물질이다. 자연적으로 만들어지며 때로는 귓속에 쌓여 귓구멍을 막기도 한다. 이때는 귓속이 막힌 듯한 느낌이 들고 귀가 잘 안 들린다. 귀지로 막히면 귀약을 넣어 치료하면 된다. 계속해서 막히면 병원에서 귀를 헹구거나 귀지를 빨아들이기도 한다.

감각신경 난청

귀에 있는 감각신경이 손상되거나, 들은 정보를 뇌로 전달하는 신경이 손상되어 난청이 생기는 질환이다. 보통 노화나 오랫동안 소음에 노출된 경우에 발생하지만, 때로는 선천적이거나 다양한 질환으로 생기기도 한다. 난청 증상은 영구적으로 지속되는 경우가 많고, 보청기가 어느 정도 도움이 된다. 완전히 청력을 상실하면 인공와우를 삽입해 말소리 등을 들을 수 있는 수술을 하기도 한다.

가운데귀염(중이염)
삼출성 가운데귀염

가운데귀에 염증이 생기는 질환이며 보통 세균이나 바이러스 감염이 원인이다. 아이들은 귀관(가운데귀와 코 뒤를 잇는 관)이 좁아서 쉽게 막히기 때문에 고름과 체액이 가운데귀에 차면 빠져나가기보다는 고여 있는 경우(이런 경우를 삼출성 가운데귀염이라 한다)가 많다. 그래서 아이들에게 더 많이 나타난다.

고막이 터지는 경우도 있는데 이때는 귀에서 피가 섞인 분비물이 나오고 통증이 줄어든다. 치료는 약물로 감염을 없애고 통증을 완화하는 방식으로 진행된다.

압력 장애

압력 변화로 인해 주로 가운데귀가 손상되고 통증이 생기는 질환이다. 비행기를 타거나 스쿠버다이빙을 할 때 압력 변화가 잦은데, 이때 가운데귀가 살짝 손상되어 통증과 먹먹함, 이명이 생길 수 있다. 보통 몇 시간 이내 자연 치유가 되지만 상태가 심할 경우 고막이 터져 병원에서 치료를 받아야 할 수도 있다.

노인성 난청

감각신경성 난청의 일종인 노인성 난청은 나이가 들면서 점차 청력을 잃어가는 현상을 말한다. 원인은 귀에 있는 감각신경세포의 자연스러운 퇴화와 사멸이다. 증상은 보통 양쪽 모두 나타난다. 난청이 생기면 고주파 영역의 소리와 말소리가 잘 들리지 않으며, 주변이 시끄러울 때 상태가 더 심해진다.

치료법은 없지만, 보청기를 사용하면 대부분 상태가 많이 호전된다.

고막 파열

고막 천공이라 하기도 한다. 고막에 구멍이 생기거나 찢어져서 갑작스럽고 강한 통증, 귀에서 나오는 피가 섞인 분비물, 난청이 나타난다. 고막 파열은 가운데귀가 감염(가운데귀염)되어 일어나는 경우가 많다. 또한 강한 충격을 받거나, 뭔가로 귓속을 찌르는 등의 부상 또는 압력 손상(압력 장애)으로 생기기도 한다.

치료는 보통 약으로 감염을 없애고 통증을 줄이는 방식으로 진행된다. 보통 한 달 내에 회복하지만 드물게 수술로 고막을 고쳐야 할 수도 있다.

찢어진 고막
손상이 없는 건강한 고막(왼쪽 아래)은 소리를 가운데귀로 전달한다. 그러나 고막이 파열(오른쪽 아래)되면 소리 전달 기능이 망가져 청력 손실이 생길 수 있다.

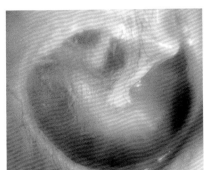

건강한 고막

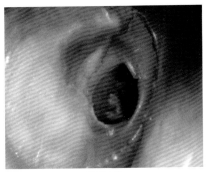

찢어진 고막

현기증
양성자세현훈

현기증이 있는 사람들은 주변이 빙빙 돌거나 기운다는 느낌을 받아 휘청거리고 메스꺼움을 느끼며 심지어 구토를 하기도 한다. 이런 증상은 머리를 갑자기 움직일 때 더 심해진다. 도는 행동을 하거나 과음을 했을 때 나타날 수 있다. 높은 곳에 올라가거나 특정 약물의 부작용으로 생기는 경우도 간혹 있다.

또는 감염, 메니에르병(p.176), 양성자세현훈(속귀에 있던 작은 결정이 다른 곳으로 옮겨가 균형 체계를 방해하는 질환) 같은 속귀 질환이 현기증을 유발하기도 하고, 편두통, 뇌졸중, 뇌종양, 속귀신경집종(p.176), 다발성 경화증(p.171)도 원인이 될 수 있다. 메스꺼움과 구토 증상은 약물치료로 완화할 수 있고, 그 외에는 내부 질환에 따라 다르게 치료한다.

귀관(이관) 기능 장애

가운데귀에서 코 뒤를 잇는 관인 귀관은 분비물을 배출하는 일과 가운데귀의 압력을 조절하는 일을 한다. 귀관 기능 장애는 귀관이 막히거나 염증이 생겨서 난청, 먹먹함, 이명, 때로는 어지러운 증상이 나타나는 질환이다.

원인은 대부분 코, 코곁굴, 귀, 목 염증, 또는 고초열 같은 알레르기다. 아이들이 특히 취약한데, 관이 더 짧고 좁기 때문이다. 심하지 않다면 며칠 만에 자연 치유가 된다.

그러나 증상이 오래가고 심하다면 처방약으로 염증을 가라앉히고 막힌 곳을 뚫어야 한다.

귀의 구조
귀관은 가운데귀와 코를 잇고 있으며, 가운데귀에는 아주 작은 뼈가 있어 소리를 고막에서 속귀로 전달해준다. 그리고 속귀에는 청각(달팽이관)과 균형(반고리관)을 담당하는 기관이 있다.

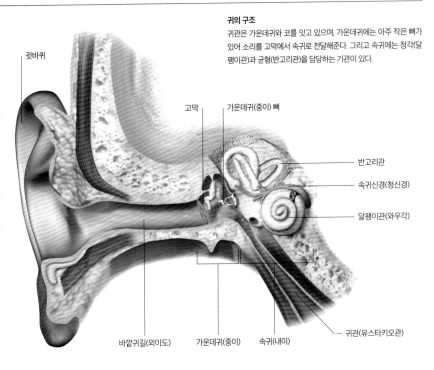

귓바퀴

고막

가운데귀(중이) 뼈

반고리관

속귀신경(청신경)

달팽이관(와우각)

바깥귀길(외이도)

가운데귀(중이)

속귀(내이)

귀관(유스타키오관)

안뜰(전정)신경염

귓속에 있는 안뜰신경에 염증이 생기는 질환이다. 감기나 인플루엔자 같은 바이러스 감염과 세균 감염이 흔한 원인이다. 주요 증상에는 어지러움, 현기증, 메스꺼움, 구토, 흐릿한 시야가 있다. 바이러스가 원인이라면 몇 주 안에 자연적으로 치유되지만 메스꺼움과 구토 같은 증상은 약이 증상 완화에 도움이 된다. 세균이 원인이라면 보통 항생제로 치료한다.

이명

외부가 아닌 귀 내부에서 삐익, 웅웅, 쉬익대는 소리가 들리는 질환이다. 난청과도 관계가 있으며, 미로염이나 메니에르병, 가운데귀염(p.174), 귀지 막힘 같은 귀 질환 때문에 생길 수도 있다. 그리고 아스피린 같은 특정 약품이 원인이 되기도 한다.
　이명은 근본 원인만 해결하면 대개 좋아진다. 그 외에 배경음 듣기, 이명차폐기(백색 소음이 나오는 기기), 상담, 심리 치료, 이명 재활치료(이명에 대한 뇌 반응 변경) 같은 치료법이 도움이 된다.

미로염

속귀에 있는 미로에 염증이 생기는 질환이다. 미로에는 청각과 균형을 담당하는 기관이 있다. 주원인은 감기 같은 바이러스나 세균 감염이지만, 가운데귀염(p.174)으로 생기기도 한다. 증상에는 현기증, 메스꺼움, 구토, 흐릿한 시야, 난청, 이명 등이 있다. 바이러스성 미로염은 보통 몇 주 안에 자연 치유되지만, 약을 복용하면 증상 완화에 도움이 된다. 세균이 원인이면 보통 항생제를 쓴다.

메니에르병

속귀 질환이며 현기증, 이명, 난청이 계속 재발하는 특징이 있다. 균형과 청각을 담당하는 기관이 위치한 미로에 액이 차서 발생한다. 보통 한쪽 귀에만 증상이 발생하지만, 반대쪽도 나타날 수 있다. 일반적으로 증상은 갑자기 생기며 몇 분에서 심하면 며칠을 지속하다 가라앉는다.

주요 증상에는 현기증, 메스꺼움, 구토, 이명, 청력 손상, 먹먹함, 귀통증이 있다. 며칠에서 몇 년에 걸쳐 재발할 수 있고 그러면서 점차 난청으로 진행되거나 때로는 완전히 청력을 상실할 수도 있다.
　치료는 보통 증상을 완화하는 약물을 쓰며, 때로는 증상이 나타나는 빈도를 낮추는 약을 쓰기도 한다. 그러나 이런 방식이 효과가 없다면 수술을 고려하기도 한다.

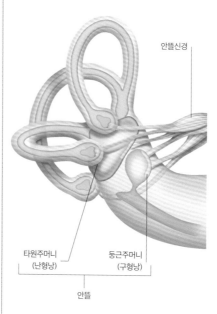

정상적인 균형 체계
뼈미로 안에는 균형을 담당하는 기관이 있는데, 반고리관과 안뜰기관이다. 이곳은 액으로 가득 차 있으며 이 액이 움직일 때마다 신경 신호가 뇌로 전달되고 신호는 움직임으로 해석된다.

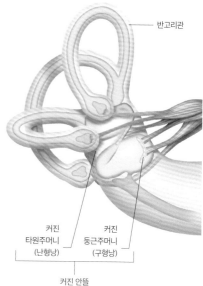

메니에르병의 균형 체계
안뜰기관에 액이 너무 많아져서 공간이 늘어나게 된다. 그러면 균형 체계의 정상적인 기능이 방해받게 되어 결국 현기증 같은 증상이 나타나는 것이다.

속귀신경집종

속귀신경(내이신경이라고도 부름)에 양성 종양이 생기는 질환이다. 이 신경은 균형을 담당하고 소리 신호를 귀에서 뇌로 전달하는 역할을 한다. 보통 귀 한쪽 신경에만 발생한다. 정확한 원인을 알 수 없는 경우가 대부분이지만, 간혹 신경섬유종증이라는 유전 질환 때문에 발병하기도 한다. 신경섬유종증은 신경에 양

성 종양이 다발적으로 생기는 질환이다.
　작은 신경종은 보통 건강상의 문제를 일으키지 않지만, 크기가 크면 난청, 현기증, 이명, 때로는 두통, 얼굴 통증, 힘빠짐, 흐릿한 시야, 운동 능력 저하까지 나타나기도 한다. 종양이 작으면 정기적으로 관찰만 하고, 크거나 문제가 있다고 판단되면 수술로 제거하거나 방사선 요법으로 치료한다. 아니면 두 방식 모두를 병행하기도 한다.

백내장

눈에 있는 수정체가 뿌옇게 변해서 시야가 흐려지는 질환이다. 양쪽 눈 모두에 나타나지만 보통 한쪽이 더 심한 경향이 있다. 노화가 주원인이며 65세 이상 중 많이 이들이 부분적인 백내장이 있다. 그러나 선천적이거나 눈 부상, 포도막염(다양한 눈 내부 구조에 염증), 장기간 햇빛 노출, 장기간 코르티코스테로이드제 치료, 당뇨 같은 특정 눈 질환 때문에 생기기도 한다. 백내장은 또한 다운증후군을 앓는 사람에서

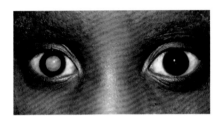

백내장이 생긴 모습
상태가 심할 경우, 이 사진에 나오는 환자의 오른쪽 눈처럼 창백하고 탁한 부분이 확연히 보이기도 한다.

흔하다. 흡연이 발병 위험을 높이기도 한다.

백내장은 일반적으로 몇 달이나 몇 년간 서서히 진행되며, 주로 시야가 흐려지고, 색상이 다르게 보이며, 밝은 빛을 보면 주위에 달무리가 생기는 등의 시각적 부분에만 국한된 증상이 나타난다. 치료는 수술로 수정체를 제거한 후 인공 수정체로 대체하는 방식으로 진행된다. 시력이 확연히 개선되는 효과는 있지만, 일부 환자들은 수술 후에도 안경이나 콘택트렌즈를 착용하는 경우가 있다.

트라코마

클라미디아 트라코마티스라는 세균에 감염되어 생기는 눈 질환이다. 선진국에서는 드물지만, 세계적으로는 시각 장애와 실명의 주원인으로 꼽힌다.

균에 오염된 손이나 파리와의 접촉을 통해 눈에 전염되며, 주요 증상에는 눈에서 나오는 분비물과 흰자의 충혈이 있다. 반복적인 감염은 눈꺼풀에 상처를 남길 수 있다. 그리고 속눈썹이 안쪽으로 말려 들어가 각막을 긁으면 상처가 나서 결국 시력이 상실되기까지 한다.

초기라면 항생제로 치료할 수 있고, 속눈썹이 안으로 말려들어 간 상태라면 더는 각막을 긁지 못하게 수술을 진행한다. 각막에 이미 상처가 났다면 각막이식 수술을 할 수도 있다.

결막밑 출혈

결막(흰자를 덮고 있는 맑은 막) 아래에 출혈이 생겨서 흰자가 충혈되는 질환이다. 보통 자연적으로 생기지만, 때로는 경미한 눈 부상, 재채기, 기침이 원인이 되기도 한다. 또한 드물지만, 혈우병 같은 혈액 질환 때문에 생기기도 한다. 결막밑 출혈은 보통 통증이 없고 몇 주면 자연 치유가 되지만, 증상이 오래가거나 통증이 있다면 병원에 가보는 게 좋다.

결막염

결막에 염증이 생겨 충혈 - 그래서 '빨간 눈'이라고도 한다 - 되고 불편함을 느끼며, 분비물이 나오는 질환이다. 한쪽 또는 양쪽에 증상이 나타난다.

결막염에는 대표적으로 두 가지 종류가 있다. 1) 세균이나 바이러스로 인한 감염성 결막염, 2) 꽃가루나 화장품 같은 물질에 대한 알레르기 반응으로 생기는 알레르기성 결막염이다. 신생아의 경우 분만 중에 모체의 질을 지나면서 감염되어 결막염이 생기기도 한

다. 감염성 결막염은 전염성이 있어서 손을 통해 다른 사람에게 옮길 수 있다.

두 종류 모두 증상이 비슷하지만, 감염성 결막염은 고름이 나오면서 눈꺼풀이 달라붙을 수도 있다. 알레르기성 결막염은 맑은 분비물이 나오고 눈꺼풀은 보통 붓는다. 감염성 결막염은 보통 치료 없이도 2주 정도면 낫지만, 증세가 심하고 오래간다면 항감염약을 처방하기도 한다. 알레르기성 결막염은 증상을 완화하는 약으로 치료한다.

군날개 (익상편)

결막이 날개 모양으로 두꺼워지는 질환이다. 처음에는 코의 가장 근처에 있는 눈 부위부터 시작해 점차 안으로 퍼지며 중심으로 이동한다. 보통 눈 한쪽에만 생긴다. 정확한 원인은 밝혀지지 않았지만, 햇빛에 오랫동안 노출되는 것을 원인으로 보고 있다. 눈에 불편함을 주거나 시각에 문제를 일으키면 수술로 제거해야 할 수도 있다.

포도막염

홍채(눈에 색을 띠는 부분), 모양체(홍채 뒤에 있는 링 모양 근육), 맥락막(망막을 받치는 조직층)으로 구성된 포도막 일부에 염증이 생기는 질환이다. 크론병(p.203), 강직성 척추염(p.158) 같은 자가면역 질환(면역 체계가 신체 조직을 공격)이나 수두(p.233), 대상포진(p.233), 결핵(p.236) 같은 감염을 원인으로 보고 있다. 또한 원인불명인 경우도 있다.

증상에는 발적, 안구 통증, 흐릿한 시야, 작거나 불

규칙한 모양의 동공, 빛 과민증이 있다.

치료는 대개 코르티코스테로이드제면 효과를 볼 수 있다. 일부의 경우 안약을 넣어서 눈 근육을 풀어주기도 한다. 치료를 바로 하지 않으면 영구적으로 시각 장애가 올 수도 있다.

망막혈관 혈전증

혈전이 망막 동맥을 막는 현상은 보통 한쪽 눈에만 일어난다. 눈 혈관이 막히면 갑작스럽게 실명이 되거나 시야의 일부가 차단되기 때문에 바로 병원에 가서 눈 마사지, 주사기로 눈에 있는 체액 빼기, 약물치료 등을 받아야 한다. 하지만 치료 후에도 이미 잃은 시력은 대부분 되찾지 못한다. 망막 정맥이 막히는 현상 역시 일반적으로 한쪽 눈에만 생기며 며칠 동안 시력이 매우 떨어지고, 때로는 갑자기 시력을 상실하기도 한다. 치료는 눈에 약물을 주사하거나 레이저 수술로 진행된다. 그러나 치료 후에도 잃은 시력이 돌아오지는 않는다.

망막박리
후유리체박리

망막이 눈 뒤쪽에서 떨어져 나가는 질환이다. 눈 부상으로도 생길 수 있지만 보통 자연적으로 떨어져 나가는 경우가 더 흔하다. 한쪽 눈에서만 나타나는 경향이 있다. 후유리체박리는 망막과 유리체가 분리되는 현상이다.

박리가 발생하면 시야에 검은색 부분이 보이거나, 눈 한쪽 끝에 섬광현상이나 많은 점이 떠다니는 비문증이 나타난다. 이 질환은 빨리 치료해야 실명을 막을 수 있다. 치료는 레이저 치료, 신장분사치료(냉동 요법), 수술로 진행된다. 보통 예후가 좋은 편이지만, 잃었던 시력이 완전히 돌아오지 않을 수도 있다.

콩다래끼

마이봄낭이라고도 하며, 위쪽 또는 아래쪽 눈꺼풀에 눈꺼풀판샘(눈꺼풀의 움직임을 부드럽게 해주는 지방 분비샘) 중 하나가 막혀 생기는 결절이다. 이 결절은 동그랗고 붉은색을 띠고 있으며, 때로는 통증을 유발하기도 한다. 콩다래끼는 일반 다래끼와 흡사하지만, 눈꺼풀 끝에 나지 않는다는 차이가 있다. 온찜질 팩으로 눌러주면 불편함이 어느 정도 사라진다. 보통 몇 주면 자연 치유된다.

황반변성

황반변성(노화 관련 황반변성 또는 AMD라 부르기도 한다)은 황반 부위가 퇴화하는 질환이다. 황반은 망막의 중앙에 있으며 대상이나 물체를 자세히 보는 역할을 담당한다. 보통 양 눈에 모두 증상이 나타나며, 중심 부분에 점 크기 정도가 안 보이게 된다. 그리고 이 크기는 점점 커지지만, 주변 시각은 영향을 받지 않는다. 황반변성에는 두 가지 종류가 있다. 첫 번째 형태인 건성 황반변성은 보통 몇 달, 심지어 몇 년에 걸쳐 진행된다. 치료법은 없지만, 녹색 잎채소가 풍부한 식사로 진행 속도를 낮출 수 있고, 돋보기 같은 보조기구로 불편함을 줄일 수 있다. 두 번째 형태인 습성 황반변성은 진행 속도가 더 빨라 며칠 만에 시력이 악화될 수 있다. 눈에 약물을 주사하기도 하고, 레이저 수술로 병의 진행을 늦추거나 막아서 치료한다.

다래끼

눈꺼풀 아래에 나는 작은 농양이다. 눈을 깜빡일 때 통증을 느끼기도 한다. 보통 세균 감염이 원인이며, 처음에는 붉은 덩어리가 눈꺼풀 끝에 난다. 그리고 곧 부어오르며 중심에 노란색 점이 생기기도 한다. 다래끼는 온찜질을 해주면 곧 터져서 고름이 빠져나가 며칠 만에 낫는다. 그러나 빨리 낫지 않거나 더 심해지면 항생제를 먹어야 한다. 지루성 피부염(p.222)이라는 피부 질환을 앓는 사람에게 더 자주 생긴다.

녹내장

모양체라는 구조 덕분에 눈앞 쪽에는 액이 계속해서 분비되어 조직을 부드럽게 하고 눈의 형태를 유지한다. 그리고 이 액이 과도하게 많다 싶으면 방수라는 배출 통로를 통해 액이 빠져나간다. 녹내장은 액의 흐름이 막혀 고이게 되고, 결국 안압이 올라가서 생기는 질환이다. 그리고 심해지면 시력 장애나 실명을 유발할 수 있다.

급성 녹내장은 진행 속도가 빠르고 통증을 유발하며 갑자기 실명이 되기도 한다. 그러니 약이나 수술로 빠르게 치료해야 한다. 만성은 진행 속도가 훨씬 느리고 통증이 없으며 시력이 매우 나빠질 때까지 몇 년을 모른 채 살아가기도 한다. 두 가지 종류 모두 약물이나 수술적 치료가 필요하다. 치료는 더 이상의 시력 손실을 막는 방향으로 보통 진행하고 이미 잃은 시력은 되돌리지 못한다.

사시

양쪽 눈이 서로 다른 방향을 향하고 있는 상태를 말한다. 아기들에게 흔하게 나타나지만 보통 몇 달 후면 자연스럽게 사라진다. 증상이 그대로라면 눈을 조절하는 체계가 고장난 것이 원인일 수 있다. 성인은 보통 뇌졸중(p.169) 같은 질환으로 생긴다.

아이들의 경우 안경, 눈 운동, 눈 근육 주사, 수술로 사시를 교정할 수 있고, 성인은 원인에 따라 치료 방식이 달라진다.

만성 녹내장
모양체는 계속해서 액을 생성하며, 보통 동공을 통해 흘러나와 홍채와 각막 끝부분 사이에 있는 체 모양의 섬유주대로 빠져나간다. 만성 녹내장은 이 섬유주대가 막혀서 안압이 올라가며 발생한다.

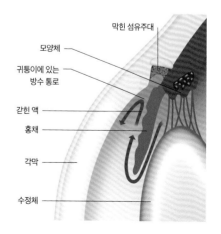

막힌 섬유주대
모양체
귀퉁이에 있는 방수 통로
갇힌 액
홍채
각막
수정체

초점 문제
원시 | 근시 | 난시

망막(눈 뒤쪽에 있는 빛을 감지하는 막)에 물체의 상을 정확하게 맞추는 능력은 수정체, 안구의 크기, 각막에 따라 달라진다. 가깝거나 먼 사물에 초점을 맞출 때마다 수정체의 모양이 바뀌는데(초점력) 이때 수정체 주변의 근육이 수축 또는 이완된다.

원시는 안구의 길이가 수정체의 초점력에 비해 너무 짧아서 멀리 있는 사물은 또렷이 보이지만 가까이에 있는 것은 흐릿해 보이는 상태를 말한다. 근시는 원시와 반대다. 난시는 수정체나 각막의 모양이 불규칙해서 눈으로 들어오는 모든 빛이 망막에 맺히지 못해 사물이 왜곡되거나 흐릿하게 보이는 상태를 말한다.

세 가지 유형 모두 안경이나 콘택트렌즈, 또는 각막 모양을 재형성하는 레이저 수술로 교정할 수 있다.

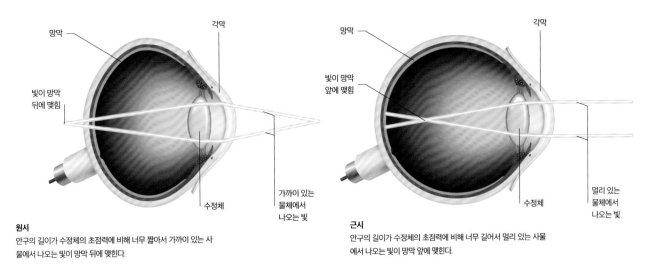

원시
안구의 길이가 수정체의 초점력에 비해 너무 짧아서 가까이 있는 사물에서 나오는 빛이 망막 뒤에 맺힌다.

근시
안구의 길이가 수정체의 초점력에 비해 너무 길어서 멀리 있는 사물에서 나오는 빛이 망막 앞에 맺힌다.

눈꺼풀겉말림(안검외반)과 눈꺼풀속말림(안검내반)

눈꺼풀겉말림은 아래쪽 눈꺼풀이 바깥쪽으로 뒤집힌 상태를 말한다. 그래서 노출된 안쪽 눈꺼풀은 건조하고 아프며 계속해서 눈물이 날 수도 있다. 또한 완전히 닫히지 않은 눈꺼풀 때문에 각막이 노출되어 손상이나 감염에 취약해진다. 노화가 일반적인 원인이나 얼굴 신경이 손상되어 생기기도 한다. 치료는 눈꺼풀을 당기는 수술로 진행한다.

눈꺼풀속말림은 위쪽이나 아래쪽 눈꺼풀이 안쪽으로 말린 상태를 말한다. 속눈썹이 각막을 자극해 통증, 자극, 눈물을 유발한다. 또한 지속적인 자극으로 각막에 상처가 나서 시력을 상실할 수도 있다. 보통 노화로 인한 것이지만 트라코마(p.177) 같은 눈 감염으로 생기기도 한다. 보통 수술로 교정한다.

눈꺼풀염

눈꺼풀에 염증이 생겨 발적, 가려움, 눈꺼풀 끝에 기름진 각질, 속눈썹에 부스럼 같은 증상이 나타나는 질환이다. 지루성 피부염(p.222) 같은 피부 질환 또는 세균 감염이나 알레르기로 생길 수 있다. 알레르겐을 피하고 눈꺼풀을 청결하게 유지하며 비듬 관리 샴푸를 사용하면 자연적으로 낫는다. 그러나 증상이 계속되거나 재발하면 항생제를 처방받기도 한다.

눈꺼풀처짐(안검하수)

위쪽 눈꺼풀이 비정상적으로 처지는 현상을 말한다. 눈꺼풀을 들어 올리는 근육의 약화가 원인이며, 늘어진 눈꺼풀은 부분적으로, 또는 완전히 눈을 덮을 수도 있다. 눈꺼풀처짐은 한쪽이나 양쪽 눈에 모두 나타나기도 한다. 선천적인 경우도 있지만 대개 성인이 되어 생긴다. 일반적인 노화의 과정일 수 있고, 부상을 입었거나, 점차 근육이 약해지는 중증 근무력증(p.163) 같은 질환 때문일 수 있다. 눈꺼풀 근육을 당기는 수술로 교정할 수 있다.

황색판종

눈 주변에 노란 지방 덩어리가 쌓이는 질환이다. 노인들에게 흔하며 건강상의 문제를 일으키지 않지만, 원한다면 수술로 제거할 수 있다. 젊은 사람들의 경우 혈중 지방 수치가 올라가거나(고지혈증) 식단을 바꾸면 생길 수 있고, 심근경색증(p.180)이나 뇌졸중(p.169)이 발병할 위험을 낮추는 약이 원인이 되기도 한다.

심혈관 질환

심근경색증(심장마비)

심장동맥이나 심장에 혈액을 공급하는 혈관 중 하나가 막히면서 심장근육 일부가 괴사해 생기는 질환이다. 심장동맥이 막히면 심장근육은 산소가 부족해서 죽는다.

동맥이 막히는 현상은 보통 심장동맥 질환이 원인인 경우가 흔한데, 심장동맥 안에 플라크라는 지방 침착물이 쌓여 좁아지면서 막히는 것이다. 플라크는 부서지기도 하는데 그 순간 여러 조각(혈전)으로 나누어지며 혈액을 타고 여기저기 다닌다. 돌아다니던 혈전이 혈관을 막게 되면 발작이 일어난다.

대표적인 증상은 가슴 중앙에 갑작스러운 통증이 생기는 것이다. 때로는 첫 번째 증상이 실신으로 나타나기도 한다. 어떤 사람들은 증상이 매우 가볍거나 아예 없기도 하며, 이런 경우를 무증상 심근경색증이라 한다. 발작 후에는 심장근육이 손상되어 심장기능 상실(효율적으로 펌프질이 되지 않음) 또는 부정맥을 유발하기도 한다. 심각한 경우에는 급박하게 생명이 위험할 수도 있다. 재빨리 '혈전 용해제'를 사용하거나 혈관 성형술(좁아진 혈관을 넓히는 시술)을 받으면 혈액이 다시 심장으로 흐르게 된다. 부정맥이나 또 다른 혈전을 예방하는 데 효과적인 약을 처방하기도 한다.

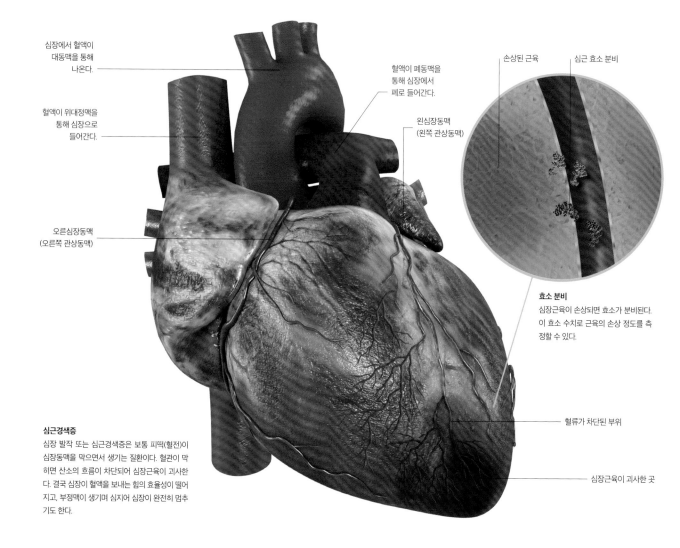

심장에서 혈액이 대동맥을 통해 나온다.

혈액이 위대정맥을 통해 심장으로 들어간다.

오른심장동맥 (오른쪽 관상동맥)

혈액이 폐동맥을 통해 심장에서 폐로 들어간다.

왼심장동맥 (왼쪽 관상동맥)

손상된 근육

심근 효소 분비

효소 분비
심장근육이 손상되면 효소가 분비된다. 이 효소 수치로 근육의 손상 정도를 측정할 수 있다.

혈류가 차단된 부위

심장근육이 괴사한 곳

심근경색증
심장 발작 또는 심근경색증은 보통 피떡(혈전)이 심장동맥을 막으면서 생기는 질환이다. 혈관이 막히면 산소의 흐름이 차단되어 심장근육이 괴사한다. 결국 심장이 혈액을 보내는 힘의 효율성이 떨어지고, 부정맥이 생기며 심지어 심장이 완전히 멈추기도 한다.

가슴조임증(협심증)

심장으로 들어가는 혈액의 공급이 원활하지 않아 가슴에 통증을 느낀다. 주원인은 심장으로 혈액을 공급하는 심장동맥이 지방 침착물로 인해 좁아지면서 생기는 심장동맥 질환이다. 다른 원인에는 아주 짧은 순간 혈관이 갑자기 좁아지는 심장동맥연축, 심장판막 질환, 부정맥이 있다. 또한 혈액의 산소 운반 능력이 떨어져 생기는 빈혈이 심할 경우, 가슴조임증을 유발하기도 한다.

통증은 보통 가슴 중앙에서 시작하며, 곧 목, 등, 팔, 어깨뼈 사이로 퍼질 수 있다. 그리고 대개 힘든 작업을 할 때 시작되었다가 쉬면 나아진다. 쉬어도 통증이 계속된다면 심장마비(맞은 편)가 원인일 수 있다.

치료는 보통 약을 써 혈관을 넓히는 방식으로 진행된다. 그러나 증상이 심하거나 잦다면 혈관 성형술로 혈관을 넓히거나, 혈관 우회로술을 진행하기도 한다.

심장기능상실(심부전)

심장이 제대로 펌프 기능을 하지 못해 전신으로 혈액 공급이 잘되지 않는 상태를 일컫는 용어다. 증상은 빠르게 (급성 심장기능상실) 나타날 수 있으며, 대개 심장마비로 이어진다. 아니면 고혈압, 심장동맥 질환, 만성 폐쇄성 폐 질환, 심장 판막이나 부정맥처럼 오랜 기간 진행된 질환으로 인해 점진적으로(만성 심장기능상실) 나타날 수도 있다.

심장기능상실은 영향을 받는 쪽에 따라서 왼쪽 또는 오른쪽으로 구분된다. 왼쪽 심장기능상실은 폐에 체액이 고여서 호흡 곤란을 유발하고, 오른쪽 심장기능상실은 간, 지라(비장), 콩팥, 피부 아래 조직에 체액이 고여 주로 다리와 발목에 부종을 유발한다.

치료는 종류, 정도, 원인에 따라 다양한데, 주로 약물, 수술, 심장 박동을 조율하는 기기 삽입, 심장이식 등으로 진행된다.

심장 박동 문제

심박수나 심장 박동의 이상(부정맥) 증상은 심장 박동을 조절하는 전기 체계가 방해받아서 생긴다. 심장은 오른쪽 심방에 천연 박동조율기(동굴심방결절)를 가지고 있다. 이 동굴심방결절은 심방(위쪽 방)을 통해 전기적 신호를 다른 결절(방실결절)로 보내고, 신호는 다시 심실(아래쪽 방)로 전달된다. 이 전기적 신호는 심장 근육의 수축을 조절하기 때문에 심박수와 심장 박동도 관리하게 되는 것이다. 하지만 제대로 신호가 전달되지 않거나 전기적 활동에 문제가 생기면 여러 가지 부정맥(대표적인 종류 몇 가지를 아래에서 소개한다)을 유발한다. 전기 체계의 교란은 심장 질환(심근경색증, 심장근육이나 판막 문제 등) 같은 문제 때문일 수도 있고, 아니면 특정 약물의 영향, 갑상샘 호르몬의 과도한 분비 때문일 수도 있다.

치료는 심장 박동을 정상으로 되돌리고 유지하기 위해 전기 충격, 약물, 수술, 심장 박동 조율기나 이와 유사한 기기 삽입 등의 방식으로 진행된다.

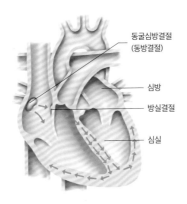

굴빠른맥(동성빈맥)
심박수가 분당 100회를 넘는 상태를 말한다. 불안이나 운동이 원인일 수 있지만, 그 외에 열, 빈혈, 갑상샘 질환 역시 이런 증상을 유발할 수 있다.

동굴심방결절
(동방결절)
심방
방실결절
심실

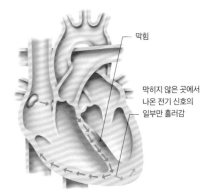

다발갈래차단(각차단)
동굴심방결절에서 보내는 전기자극이 부분적으로, 또는 완전히 차단되어 심실 수축이 느려진다. 그리고 완전히 막히면 심실 수축은 분당 20~40회밖에 되지 않는다.

막힘
막히지 않은 곳에서 나온 전기 신호의 일부만 흘러감

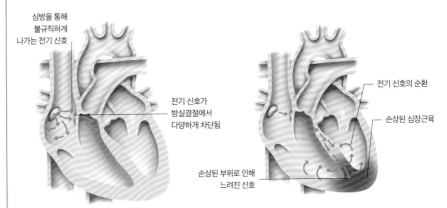

심방을 통해 불규칙하게 나가는 전기 신호
전기 신호가 방실결절에서 다양하게 차단됨

심방잔떨림(심방세동)
심방에서 전기적 활동이 무질서해지면서 동굴심방결절에 무리가 가면, 전기 신호가 방실결절을 통해 제멋대로 지나가면서 매우 빠르고 불규칙하게 심실 수축이 일어난다.

전기 신호의 순환
손상된 심장근육
손상된 부위로 인해 느려진 신호

심실빠른맥(심실빈맥)
심실 근육에서 일어나는 비정상적인 전기 신호 때문에 심실이 빠르게 수축하게 되면, 동굴심방결절의 신호에 이상이 생겨 심장은 빠르고 규칙적이지만 비효율적으로 뛰게 된다.

심장판막증

심장판막 부전증 | 승모판막 탈출증

심장에는 판막이 네 개 있으며, 이 판막들은 혈액이 올바른 방향으로 심장 주위를 흘러가도록 하는 역할을 맡고 있다. 그러나 이들의 기능은 노화, 심내막염 (심장 내막 감염) 같은 감염, 류마티스성 열, 심근경색증 같은 이유로 효율성이 떨어질 수 있다. 이 외에도 선천적인 문제가 원인이 되기도 한다.

판막이 경직(흡착증)되면 판막이 완전히 열리지 않아 혈류를 방해한다. 아니면 판막이 완전히 닫히지 않아 피가 역류하는 등의 문제가 발생할 수도 있다. 이런 기능이상은 보통 판막이 느슨해져서 발생하는데, 이를 탈출증이라 한다. 두 가지 현상 모두 혈액을 순환시키는 심장에 많은 부담을 주기 때문에 결국 심장기능상실이 발생할 수 있다. 판막 질환은 또한 혈전과 뇌졸중 발병 위험을 높이기도 한다. 하지만 심하지 않은 경우 증상이 나타나지 않기도 한다.

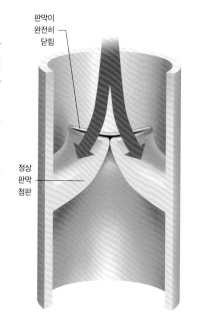

정상적인 심장판막 닫힘
판막이 닫히면서 주변 혈압이 올라가게 된다. 그러면 판막 첨판이 완전히 닫히면서 혈액이 역류하지 않는다.

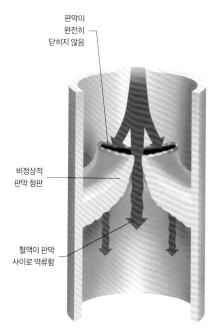

심장판막 부전증
판막이 제대로 닫히지 않아 혈액은 판막 사이로 조금씩 새어(역류) 나가게 된다. 그러면 심장에는 더 많은 부담이 간다.

심장막염

심장막은 심장을 둘러싼 두 겹의 막이며, 심장막염은 이 막에 염증이 생기는 질환이다. 주원인은 감염이지만 심근경색증이나 류마티스 관절염 같은 염증성 질환, 다른 부위에서 생긴 암의 전이, 부상으로 인한 손상 등으로 발생하기도 한다. 이 질환은 갑자기(급성), 또는 서서히(만성) 나타날 수 있다.

급성 심장막염은 보통 가슴 중앙에 통증이 생겨 심근경색증으로 오인하기도 한다. 만성의 경우 심장막에 상처가 나고 심장막이 수축한다. 그러면 심장이 정상적으로 뛰지 못한다. 두 가지 경우 모두 심장막 사이에 체액이 고여서 생기는데, 이를 심장막 삼출이라 부른다. 이런 현상이 발생하면 심장은 효율적으로 뛰지 못해 심장기능상실로 진행된다. 심장막염은 약물이나 수술로 치료한다.

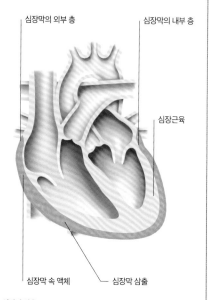

심장막 삼출
두 겹의 심장막 사이에 체액이 축적되면 심장을 압박해 활동을 제한한다.

감염성 심내막염

심내막은 심장 내부와 판막 표면을 덮는 막이다. 감염으로 인해 막에 염증이 생기면 감염성 심내막염이 발생한다. 보통 세균이 일으키지만, 다른 미생물로 생기기도 한다. 감염은 수술(치과적 수술 포함), 다른 침습성 시술(카테터 삽입술), 정맥 주사가 원인일 수 있고, 찢어진 피부를 통해서도 감염될 수 있다.

과거에 심내막이 손상되었던 사람, 인공 심장판막을 가진 사람, 면역력이 약한 사람들이 이 질환에 취약하다. 증상은 급성 또는 만성으로 나타날 수 있으며, 지속적인 열, 피로감, 호흡 곤란이 발현된다. 치료하지 않을 경우 심장기능상실이나 뇌졸중 같은 생명을 위협하는 합병증으로 발전할 수 있다. 치료는 보통 약물로 진행하지만, 수술을 고려하기도 한다.

거대 세포 동맥염

관자동맥염이라고도 부르는 이 질환은 특정 동맥에 염증이 생기는 질환이다. 염증은 보통 관자동맥이 있는 머리와 두피에 생기지만, 머리와 목에 있는 다른 동맥, 또는 대동맥(주동맥)에 생기기도 한다.

정확한 원인은 밝혀지지 않았다. 그러나 류마티스성 다발근통(p.189)이나 근육에 염증성 질환을 앓는 사람에게 더 많이 나타나며, 가족력이 있기도 하다. 일반적인 증상은 심각한 두통, 두피 압통, 음식물을 씹을 때 통증이 있으며, 때로는 시력 손실이 일어나기도 한다. 치료는 약물로 염증을 가라앉히는 방식으로 진행된다.

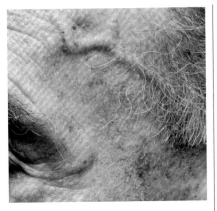

팽창한 관자동맥
이 질환은 일반적으로 이마 한쪽이나 양쪽 옆에 있는 관자동맥에서 잘 발생한다. 염증이 생기면 혈관이 눈에 띄게 튀어나온다.

저혈압

혈압이 낮은 상태를 말하는 의학용어다. 가장 대표적인 형태는 갑자기 일어서면 어지럽거나 심한 현기증을 느끼는 기립성 저혈압이다. 원인은 탈수에서부터 특정 약물의 부작용이나 근본적인 건강 문제까지 다양하다. 저혈압을 유발하는 질환에는 심장 질환, 당뇨병(p.219) 같은 호르몬 질환, 파킨슨병(p.171) 같은 신경계 질환 등이 있다. 과다 출혈이나 화상, 아나필락시스(심한 알레르기 반응), 패혈증(혈액 감염), 심근경색증, 모두 갑작스럽고 심한 저혈압을 유발할 수 있다.

혈전증과 색전증
폐색전증

혈전증은 피떡(혈전)이 혈관에 생기는 질환이고, 색전증은 혈관을 막는 물질(색전)이 혈류를 타고 돌아다니다 혈관에 붙어서 생기는 질환이다. 두 가지 모두 혈류를 방해한다는 공통점이 있다. 혈전은 혈류의 속도가 느려져도 생길 수 있다. 그리고 유전 질환, 임신, 복합 경구피임약 복용, 호르몬 대체 요법, 동맥벽에 지방 침착물이 쌓인 경우(죽상경화증)에도 혈전이 잘 생긴다. 색전은 대부분 다른 곳에 있는 큰 덩어리에서 떨어져 나온 조각들이다. 이 물질은 심근경색증이나 깊은정맥 혈전증을 유발할 수 있다. 그 외 종류에는 공기가 혈류로 들어가서 생긴 공기색전증과 파열된 뼈에서 나온 지방으로 생겨난 지방색전증이 있다.

혈전증과 색전증의 증상은 어떤 혈관이냐에 따라 다르다. 뇌에 있는 동맥이 막히면 뇌졸중이, 심장동맥이 막히면 심근경색증이, 폐(폐색전증)와 연결된 폐혈관이 막히면 호흡 곤란이 나타난다.

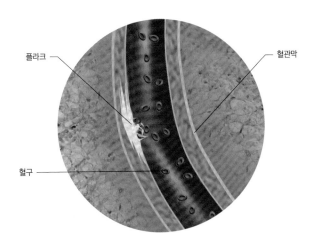

플라크

혈구

혈전증 생성의 시작
혈전증은 보통 혈관막에 플라크가 생기면서 시작된다. 플라크는 지방 성분, 노폐물, 피브린으로 만들어지며, 형태가 길쭉해서 피가 쉽게 엉겨 붙는다.

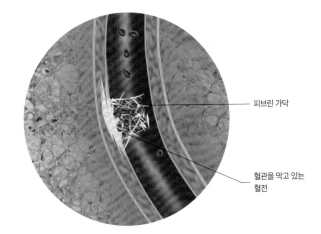

혈관막

피브린 가닥

혈관을 막고 있는 혈전

혈전 생성
플라크가 커지면 혈류 속도가 줄어들고, 플라크는 결국 부서진다. 그리고 여기서 떨어져 나온 피브린은 혈소판(혈구의 일종)에 붙어 덩어리(혈전)를 형성한다.

깊은(심부)정맥 혈전증(DVT)

깊은정맥 혈전증은 혈전이 깊은정맥에 생기는 질환이며, 보통 다리에서 많이 발견된다. 그 자체는 위험하지 않지만, 덩어리 일부가 떨어져 나가 폐와 연결된 혈관에 붙어 폐색전증이라는 잠재적으로 생명을 위협하는 질환을 유발할 수 있다.

깊은정맥 혈전증은 느린 혈류, 혈관 손상, 혈전 생성 증가로 인해 생긴다. 위험 요소에는 오랜 병상 생활, 골절 같은 부상, 수술, 탈수, 임신, 특정 혈액 질환, 호르몬 대체 요법, 복합 경구피임약 복용, 흡연, 비만이 있다. 치료는 일반적으로 혈전 생성을 억제하고 색전증(p.183)을 치료하는 약물로 진행되지만, 때에 따라 수술을 하기도 한다.

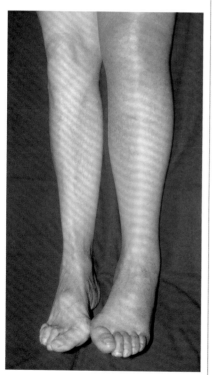

깊은정맥 혈전증
이 환자의 왼쪽 다리는 깊은정맥 혈전증으로 눈에 띄게 부어 있다. 또한 통증과 발적이 나타나기도 한다.

동맥류
복부대동맥류 | 오금(슬와)동맥류

혈압으로 인해 동맥벽의 약한 부위가 부어오르는 질환이다. 보통 지방 침착물(죽상경화증) 때문에 동맥이 좁아지고 약해져서 생기지만, 때로는 부상이나 유전적 문제로 동맥벽이 약해지기도 한다. 다른 위험 요소에는 고혈압, 나쁜 생활 습관, 부모나 친척 중에 동맥류를 앓는 경우가 있다. 이 질환은 모든 동맥에서 생길 수 있으며, 그중에서 대동맥(신체의 주동맥) 또는 뇌로 이어진 대뇌동맥에서 가장 많이 발생한다. 오금동맥류는 무릎 주변의 오금동맥에 영향을 주며, 흔하게 생길 수 있다.

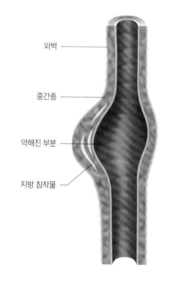

일반적인 동맥류
동맥의 중간층이 약해질 때 발생하며, 보통 지방 침착물이 원인이다. 압력으로 약해진 부위가 부풀어 오른다.

외벽
중간층
약해진 부분
지방 침착물

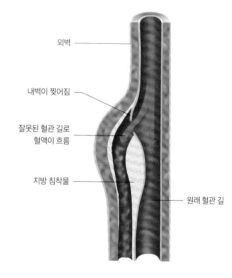

박리성(해리성) 대동맥류
동맥 내벽의 찢어진 부위로 혈액이 흐르면서 동맥벽이 두 층으로 갈라져 가짜 혈관 길이 생긴다.

외벽
내벽이 찢어짐
잘못된 혈관 길로 혈액이 흐름
지방 침착물
원래 혈관 길

대부분은 증상이 없다. 그러나 동맥류가 아주 크다면 통증이나 맥박이 뛰는 느낌이 들기도 한다. 동맥류가 파열되면 내부에 큰 출혈이 발생할 수 있다. 박리성 대동맥류라는 종류는 특히 파열이 잘 되는 편이다.

동맥류는 보통 치료를 요하지 않지만, 꾸준히 관찰해야 한다. 파열되면 응급 수술을 해야 하고 크기가 크거나 파열되기 쉬운 부위라면 수술을 고려하기도 한다.

류마티스성 열

몸 전체, 특히 관절에 염증을 일으켜 통증과 부종을 유발하는 질환이다. 또한 심장에도 영향을 줘서 심장 판막 문제(p.182)를, 피부에 영향을 줘서 발진을, 신경계에 영향을 줘서 무의식적인 움직임을 유발한다. 감염, 주로 인후 감염 이후에 나타나며, 연쇄상구균이 원인이다. 이 질환은 면역 체계가 감염 요인이 아닌, 신체의 조직을 공격해서 생긴다고 알려져 있다. 약물과 휴식이면 회복된다.

레이노병

손이나 발에 있는 작은 혈관이 갑자기 좁아지면서 혈류를 막는 질환이다. 대부분 정확한 원인을 알 수 없는 경우가 많으며, 이럴 때를 레이노병이라 부른다. 그리고 확실한 원인이 있다면 레이노 증후군이라 부른다. 그러나 보통 통칭해 레이노병이라 부른다. 원인으로는 류마티스 관절염, 전신홍반 루푸스(루푸스), 피부굳음증(피부를 공격하는 면역 기능 장애), 특정 약 복용, 손팔진동 증후군 등으로 추측하고 있다.

증상은 낮은 기온, 스트레스, 흡연으로 촉발될 수 있다. 혈관이 좁아지면 손가락, 발가락, 귀, 코가 창백해지면서 차가워지고 파랗게 변한다. 그리고 잠시 후 혈관이 다시 확장되고 혈류의 속도가 증가하면서 피부는 다시 붉어진다. 그 외 증상에는 무감각, 통증, 아린감이 있다. 심할 경우 피부 궤양, 괴사(피부 괴사)로 이어질 수 있다. 레이노병은 손과 발을 따뜻하게 유지하거나 금연으로 예방할 수 있다. 심하면 약을 처방하기도 한다.

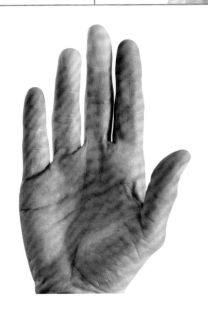

레이노병에 걸린 손
손에 증상이 나타나면 손가락 끝부분에 혈액이 제대로 공급되지 않아 손끝이 창백하게 변한다. 혈관이 다시 확장되면 통증과 아린감이 생기기도 한다.

하지 정맥류

피부 아래 정맥이 커지고 꼬이는 질환이며, 보통 다리에 흔하게 생긴다. 다리에 있는 근육이 수축하면 혈액이 정맥을 통해 지나가는 게 정상이다. 정맥 안에 있는 판막은 혈액이 역류하는 것을 방지하는데, 하지 정맥류가 발생하면 판막이 제 역할을 못 해 혈액이 역류한다. 그리고 정맥압이 높아져서 부어오르게 된다. 보통 임신부나 비만인은 불러온 배로 인해 다리에 압력이 높아져서 생기고, 장기간 서 있는 사람 또한 같은 이유로 생긴다. 드물지만, 정맥이 비정상적으로 뻗었거나 판막이 너무 작을 때도 발생할 수 있다.

외관상의 모습 외에도 통증, 작열감, 욱신거림 같은 증상이 다리에 나타나며, 다리와 발목이 붓고 쥐가 난다. 피부 또한 건조해지고 가려울 수 있으며 쉽게 피가 나거나 궤양이 생길 수도 있다.

보통 압박 스타킹 외에 특별한 치료가 필요 없으며 체중을 줄이고 운동을 하거나 오랫동안 서 있지 않으면 악화되는 것을 예방할 수 있다. 심하다면 수술로 해당 정맥을 폐쇄하거나 완전히 제거하는 방식을 쓰기도 한다.

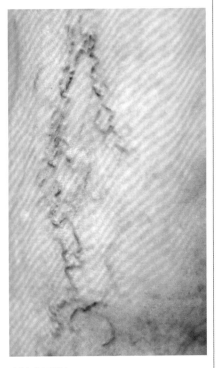

다리의 하지 정맥류
모든 정맥에 생길 수 있지만, 다리에 가장 흔하게 발생한다. 오래 서 있으면 붓고 꼬인 정맥이 더 두드러져 보인다.

손팔진동 증후군

진동 기기를 오랫동안 사용하면 혈관과 신경에 반복적인 손상을 유발해 손과 팔에 통증과 무감각한 증상이 나타난다. 손가락 색이 파랗거나 창백해지고 얼얼해지며, 작은 물건을 조작하는 데 어려움을 겪기도 한다. 또한 레이노병이 생길 수도 있다. 특별한 치료법은 없으며 진동 기기를 사용하지 않으면 증상이 악화되는 것을 예방할 수 있다. 때로는 약물 치료를 하기도 한다.

가와사키병

5세 이하 아이들에게 흔하며 장기간 열이 나는 질환이다. 정확한 원인은 밝혀지지 않았다. 열은 1~2주간 지속되고, 눈이 아프며, 입술이 갈라진다. 그리고 손과 발에 부종과 발적이 나타나면서 곧 손가락과 발가락 피부가 벗겨진다. 치료를 하면 대부분 완치되는 병이지만, 치료하지 않으면 심장이나 혈관에 동맥류(동맥벽이 부어오름) 같은 합병증이 발생할 수 있다.

혈액, 림프, 면역 질환

빈혈

빈혈은 적혈구 수 감소, 또는 적혈구 속 헤모글로빈 부족, 헤모글로빈의 비정상적인 변화로 생긴다. 헤모글로빈은 적혈구를 구성하는 성분이며, 폐에서 산소와 결합해 순환계를 통해 신체 조직으로 산소를 운반한다. 적혈구의 수가 너무 적거나, 헤모글로빈이 부족하거나, 헤모글로빈에 문제가 있으면 혈액의 산소 운반 능력이 감소해 신체 조직은 충분한 산소를 공급받지 못하게 된다.

일반적으로 헤모글로빈 수치는 골수에서 생성하는 적혈구와 지라(비장)에서 파괴되는 적혈구의 수가 균형을 이루며 안정적으로 유지되지만, 빈혈은 이런 균형이 깨지거나 헤모글로빈이 비정상적인 형태를 띨 때 생긴다.

빈혈에는 네 가지 종류가 있다. 첫 번째는 철결핍 빈혈처럼 적혈구를 생성할 수 있는 물질이 부족해서 생기는 빈혈이다. 철결핍 빈혈은 체내에 철이 부족해서 발생하며 생리 때 출혈이 많은 여성에게 흔하다. 두 번째는 비정상적인 헤모글로빈이 생성되는 것이 원인인 낫적혈구병(아래쪽 참고) 같은 유전 질환 때문에

생기는 빈혈이다. 세 번째는 용혈성 빈혈처럼 적혈구가 새로운 적혈구로 대체되기도 전에 빠르게 사라져서 생기는 빈혈이다. 특정 유전 질환이나 말라리아 같은 감염 등으로 면역 체계가 적혈구를 공격해서 발생할 수 있다. 네 번째는 재생불량성 빈혈처럼 골수가 충분한 적혈구를 만들지 못해서 생기는 빈혈이다. 근본 원인은 밝혀지지 않았지만, 독소, 방사선, 특정 약물 등이 유발인자로 추측하고 있다.

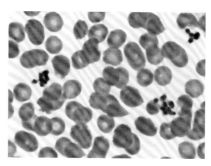

정상 적혈구
이 컬러 광학 현미경 사진을 보면 건강하고 정상적인 적혈구의 특징을 잘 알 수 있다. 동그랗고 선홍빛을 띠며 세포 중앙에는 옅은 부분이 조금 보인다.

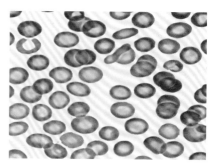

철결핍 적혈구
이 현미경 사진을 보면 철이 부족한 적혈구를 확인할 수 있다. 철결핍 빈혈이 생기면 적혈구는 정상적인 형태보다 조금 더 작고 전체적으로 색이 밝으며 중앙의 옅은 부분이 더 커진다.

낫적혈구병

적혈구에 있는 헤모글로빈(산소를 신체 조직으로 운반하는 물질)이 비정상적인 형태를 띠고 있는 유전 질환이다. 그래서 적혈구가 약하고, 낫 모양으로 모양이 고정되어 있다. 이런 비정상적인 모양 때문에 적혈구가 빠르게 파괴되어 빈혈(위쪽 참고)이 생긴다. 또한 심한 통증을 유발(낫적혈구병 발작)하기도 한다. 또 작은 혈관에 달라붙어서 혈류를 방해하면 장기에 산소가 부족하게 되어 결국 장기도 손상될 수도 있다.

원인은 비정상적인 유전자 때문이며, 아프리카나 아프리카-카리브해계 인종에서 더 흔하게 발견된다. 만약 자녀가 비정상적 유전자 두 개(부모에게 하나씩)를 받았다면 이 질환을 앓게 되고, 하나만 받았다면 낫

적혈구 체질이 된다. 보통 증상은 없다. 낫적혈구병을 앓는 임신부나 산모는 추적 관찰을 하는 게 좋다. 치료에는 약, 수액, 수혈이 있으며, 치료와 예방 모두를 목적으로 한다. 일부의 경우 골수 이식을 고려하기도 한다.

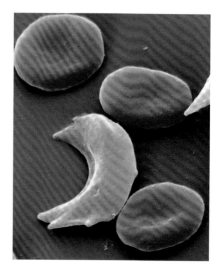

낫적혈구병
일부 적혈구가 낫 모양으로 바뀐다. 이 비정상적인 세포는 수명이 짧아 빈혈을 일으킨다.

백혈병

골수에서 비정상적인 백혈구가 통제를 벗어나 증식하고 정상 혈구의 생성이 줄어드는 암의 일종이다. 이런 상태의 백혈구는 감염과 싸우지 못하고, 적혈구는 줄어들어 빈혈이 생기며, 혈소판 수치가 내려가면서 멍과 출혈이 자주 발생한다. 또한 백혈구는 다른 장기로 옮겨갈 수 있다. 이 질환은 빠르게(급성) 또는 천천히(만성) 생길 수 있으며, 치료하지 않으면 치명적인 결과를 가져올 수도 있다. 치료는 항암제, 수혈, 방사선 요법, 골수 이식으로 진행된다.

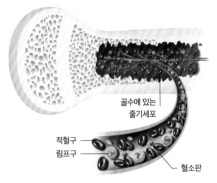

혈구 생성
모든 혈구는 골수에 있는 줄기세포에서 분화한다. 적혈구는 산소를 운반하고, 백혈구의 일종인 림프구는 감염과 싸우며, 혈소판은 상처 부위에 피를 응고시켜 출혈을 막도록 도와준다.

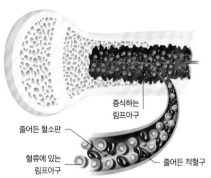

급성림프구성 백혈병
림프아구(미성숙 악성 림프구)는 골수에서 빠르게 증식해서 정상 혈구의 생성을 방해한다. 또한 림프아구는 혈류를 타고 다른 곳으로 퍼져 다른 조직이나 장기에 암을 전이시키기도 한다.

고칼슘혈증

혈중 칼슘 수치가 비정상적으로 높은 질환을 말한다. 보통 부갑상샘(목에 있는 작은 분비샘이며 혈중 칼슘 수치를 조절한다)이 항진되면서 생긴다. 암 또한 고칼슘혈증을 유발할 수 있다. 뼈에 전이, 또는 비정상적인 호르몬이 생성되어, 뼈에서 칼슘이 빠져나오면서 발생할 수도 있다. 그리고 드물지만 비타민 D가 많이 들어간 식사를 하거나 사르코이드증(면역 체계의 과도한 활동이 원인으로 추정) 같은 특정 염증성 질환이 원인일 수도 있다.

림프관염

주로 상처를 통해 들어온 세균이 다른 곳으로 퍼지면서 림프관에 염증이 발생하는 질환이다. 보통 팔이나 다리에 있는 림프관에 잘 생긴다. 감염된 혈관 부위에는 압통과 염증이 발생하고 피부에 붉은 선이 나타날 수도 있다. 그리고 주변 림프절이 붓고 때로는 감염된 림프관이 있는 피부에 궤양이 생기기도 한다. 치료하지 않으면 감염이 혈류로 퍼져 생명을 위협하는 패혈증(p.234)으로 진행될 수도 있다.

림프절증(임파선염)
림프절 부종

림프절(림프샘이라 부르기도 함)이 부어오르는 증상이며, 보통 감염, 림프절 속 백혈구가 증식해 생긴다. 하나나 여러 개, 때로는 모든 림프절에 나타날 수 있다.

하나 또는 여러 개의 림프절 부종은 보통 국소 부위의 세균 감염 때문에 일어난다. 예를 들어, 목에 있는 림프절이 부어오르면 대개 목 감염 때문이며 감염이 사라지면 증상 역시 가라앉는다. 감염으로 인한 부종은 보통 통증을 수반한다. 여러 림프절이나 모든 림프절이 지속적으로 붓는다면 유방암, 백혈병, 림프종(림프계 암) 같은 암이 원인일 수 있다. 이런 경우 일반적으로 통증이 없다. 그 외에 결핵이나 HIV 감염 같은 만성 감염이 원인일 수도 있다.

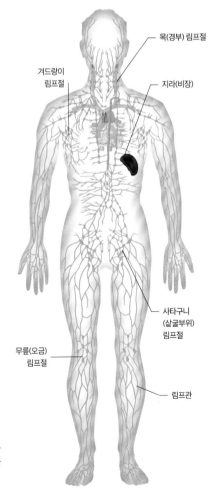

림프계
림프계는 림프관으로 연결된 림프절이 촘촘하게 연결된 하나의 망으로 구성되어 있다. 림프절은 보통 무리지어 있고, 주로 목과 겨드랑이 사타구니에 모여 있다. 림프계는 또한 지라 같은 장기에도 있다.

림프부종

림프관에 체액이 축적되어 팔다리에 통증이 없는 부종이 생기는 질환이다. 암세포 또는 기생충이 림프관을 막는 등 여러 원인이 있다. 수술로 림프절을 제거하거나 림프절이 있는 곳에 방사선 치료를 하면 림프부종이 생길 수 있다. 드물지만 림프관이 제대로 성장하지 못하는 유전적 문제로 발생하기도 한다. 그리고 원인을 알 수 없는 경우도 있다. 림프부종은 만성적이기 때문에 치료는 증상 완화를 목표로 진행된다.

림프종

림프구(백혈구 일종)가 증식하다가 림프계에 종양이 생기면서 발생하는 암이다. 다른 조직으로 전이될 수도 있다. 림프종에는 호지킨 림프종과 비호지킨 림프종, 이렇게 두 가지 종류가 있다. 호지킨 림프종은 특별한 종류의 암세포이고, 이 외의 종류를 모두 비호지킨 림프종으로 분류한다. 호지킨 림프종은 대부분 15~35세 또는 50세 이상에서 생긴다. 다른 종류는 주로 60세 이상에서 발생한다. 정확한 원인은 밝혀지지 않았지만, 가족력이 있을 것으로 추측한다. 또한 면역력이 약한 사람이 취약하며, 특정 감염으로 촉발되기도 한다.

장간막 림프절염

장간막(장기를 배벽에 고정하는 역할을 하는 막)에 있는 림프절에 염증이 생기는 질환이다. 보통 아이들이 많이 걸리며 주원인은 바이러스 감염이다. 증상에는 배 중앙 또는 오른쪽 아랫부분에 통증, 발열, 메스꺼움, 설사가 있다.

　보통 진통제면 치료가 되며, 약이 없어도 며칠이면 자연 치유된다. 그러나 막창자꼬리염(p.205) 같은 질환이 원인일 수 있으니 병원에서 검사를 받아보도록 하자.

HIV와 AIDS

HIV(인간 면역 결핍 바이러스)는 면역 체계의 세포를 서서히 파괴해 AIDS(후천성 면역 결핍증)로 진행되도록 하는 바이러스다. 이 질환은 생명을 위협한다. HIV는 혈액, 정액, 질액, 모유같이 신체에서 분비되는 액을 접촉할 경우 감염되고, 다른 사람에게 전염시킬 수 있다. 또한 감염된 임신부에서 태아로, 또는 분만 시에 모체에서 신생아로 옮겨가기도 한다. 초기에는 독감 증상, 구강 궤양, 발진 등이 짧게 나타나기도 하고 증상이 없기도 하다. 그 후 바이러스는 몇 년에 걸쳐 증식하며 면역 체계를 손상시킨다. 손상 정도는 CD4 림프구라는 면역 세포의 수로 알 수 있다. 감염이 진행되면서 발열, 수면 중 식은땀, 설사, 체중 감소, 림프절 부종, 여러 가지 질병에 쉽게 걸리는 증상이 나타난다. 보통 AIDS라 부르는 말기 단계가 되면 CD4 수치가 매우 낮아지며 여러 가지 질환이 생긴다. 그래서 건강한 사람들에게는 대수롭지 않은 감염(칸디다증, 주폐포자충 폐렴, 거대 세포 바이러스 감염 등)이 AIDS 환자에게는 심각한 증상으로 발전한다. HIV 감염에 대한 백신과 치료제는 없지만, 항레트로 바이러스제로 면역 체계가 손상되는 속도를 늦출 수 있다.

림프구에서 출아하는 HIV
이 현미경 사진을 보면 바이러스 입자 무리(위쪽)가 감염된 림프구(백혈구의 한 종류) 안에서 복제된 후 림프구를 파괴하며 밖으로 나오는 모습을 확인할 수 있다.

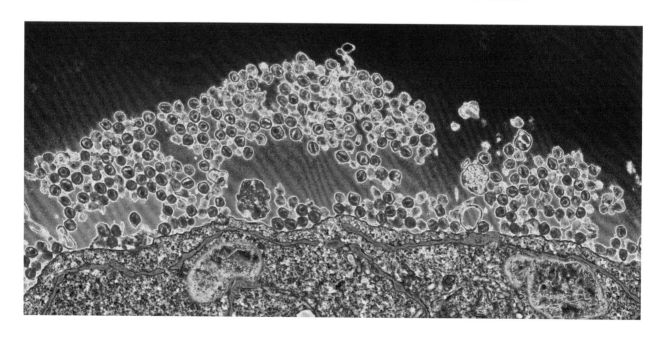

류마티스성 다발근통

어깨, 목, 골반 근육에 심한 경직과 통증을 유발하는 염증성 질환이다. 증상은 아침에 일어난 후 더 심해지지만 신체 활동을 하면서 차츰 가라앉는다. 피로, 기력 부족, 컨디션 난조, 발열, 수면 중 식은땀, 체중 감소, 우울감 같은 증상이 나타나기도 한다.

이 질환은 60대 이상에게 가장 많이 발견할 수 있으며, 남성보다는 여성에게 흔하다. 정확한 원인은 밝혀지지 않았지만, 유전적 소인과 환경적 소인이 합쳐진 결과라 추측하고 있다. 그러나 여전히 특정 유발 요소는 알 수 없다. 일부는 거대 세포 동맥염(p.183)과 함께 생기기도 하는데, 거대 세포 동맥염은 머리와 두피에 있는 동맥에 염증이 생기는 심각한 질환이다. 류마티스성 다발근통은 보통 코르티코스테로이드제로 치료한다.

음식물 알레르기
우유 알레르기

음식물 알레르기는 면역 체계가 특정 음식이나 음식군에 과도하게 작용해 생긴다. 그 결과 발진, 위경련, 설사 등 다양한 증상이 나타나며, 입술, 입, 목, 기도가 부어서 호흡 곤란이 오거나 음식을 삼키지 못하기도 한다. 심할 경우 생명을 위협할 수 있는 아나필락시스라는 증상이 발생해, 갑자기 호흡 곤란을 느끼며 쓰러지기도 한다.

대부분의 음식이 알레르기를 일으킬 수 있지만, 그중에서 유제품, 견과류, 달걀, 해산물, 밀가루가 대표적이다. 음식물 알레르기와 음식물 과민증은 다르다. 과민증은 음식 속 독소, 소화 효소 문제, 음식에 들어있는 화학물질에 대한 직접적인 반응으로 증상이 나타난다. 알레르기에 대한 가장 효과적인 치료법은 문제가 되는 음식을 피하는 것이다. 심한 알레르기로 고생하는 사람에게는 긴급 상황에 대비하기 위해 에피네프린 자기주사기를 소지하라고 권장하기도 한다.

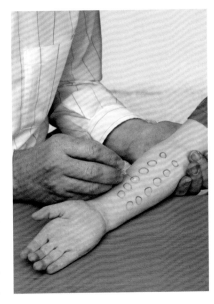

알레르기를 확인하기 위한 피부 단자 시험
특정 음식에서 추출한 내용물을 피부에 바른 후 바늘을 살짝 찔러보면 음식물 알레르기를 확인할 수 있다. 찌른 부위가 붉게 변하거나 부어오르면 해당 음식에 알레르기가 있다는 뜻이다.

루푸스
원반모양 홍반 루푸스(DLE) | 전신홍반 루푸스(SLE)

루푸스는 면역 체계가 자신의 조직을 공격하는 자가면역 질환의 일종이다. 면역 체계가 결합조직을 공격하면 루푸스가 생긴다. 이 결합조직은 다른 조직이나 장기를 지탱하고 연결하며 묶는 역할을 한다. 그래서 루푸스는 피부, 관절, 내부 장기, 혈관 벽 등 전신에 걸쳐 일어날 수 있다.

가장 흔한 루푸스 타입은 원반모양 홍반 루푸스이며, 얼굴, 두피, 귀 뒤쪽 같은 노출된 부위에만 생긴다. 더 심각한 형태는 전신홍반 루푸스이며, 피부 외에도 여러 조직과 장기에 영향을 준다. 두 종류 모두 증상이 가라앉은 후 다시 재발하고, 증상의 정도는 때마다 다르다. 원반모양 홍반 루푸스는 붉고 가려우며 비늘 같은 발진을 유발한다. 햇빛에 노출되면 발진이 생기거나 이미 난 발진이 악화된다. 발진은 흉터가 남고 만약 두피에 난다면 머리카락이 나지 않는 부위가 생긴다. 전신홍반 루푸스는 어느 부위에 나는지에 따라 증상이 다르다. 공통된 증상에는 나비 모양의 발진이 얼굴에 나는 것이고, 다른 증상에는 관절통, 발열, 피로감, 체중 감소, 구강 궤양이 있다. 또한 빈혈, 콩팥기능상실, 폐나 심장을 둘러싼 막에 염증이 생기는 등의 문제가 나타나기도 하며, 신경계에 영향을 받으면 두통, 흐릿한 시야, 뇌졸중이 오기도 한다. 두 종류 모두 치료법은 없지만, 약으로 증상을 조절할 수 있다.

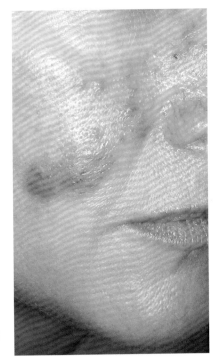

나비 모양 발진
전신홍반 루푸스의 대표적인 증상은 코와 뺨에 뚜렷한 나비 모양의 융기성 붉은 발진이 나는 것이다.

호흡기 질환

코피

보통 건조하거나 추운 환경에서 코점막이 마르고 갈라지면서 자주 발생한다. 또는 코를 풀거나 코 혈관이 약하거나, 감기나 다른 감염으로 생기기도 한다. 코피가 자주 난다면 특정 약의 부작용이거나, 드물지만 고혈압, 혈액 질환, 비강 종양 같은 다른 질환 때문일 수도 있다.

코피는 대부분 간단한 응급조치면 해결이 되는데, 코 양쪽을 15~20분 동안 누르고 있으면 된다. 그 후에도 멈추지 않거나 20분 이상 계속 코피가 난다면 병원에 가보는 게 좋다.

비용종(코폴립)

코점막에 나는 혹이며 보통 돌출된 형태를 띤다. 정확한 원인은 알 수 없지만, 천식이나 비염(코점막에 염증)이 있는 사람에게 더 많이 생기는 경향이 있다. 크기가 작은 용종(폴립)은 대개 증상이 없지만 크기가 크거나 수가 많다면 코막힘, 콧물, 후각 감소, 코골이, 후비루(콧물이 뒤로 넘어가서 목으로 내려가는 현상) 증상이 나타날 수 있다. 코곁굴염이 자주 생기기도 한다.

치료는 보통 약물(나잘 스프레이 포함)로 한다. 크기가 크다면 수술로 제거하기도 한다.

코사이막(비중격) 만곡증

콧구멍을 나누는 벽(비중격이라 부르기도 함)이 한쪽으로 넘어간 상태를 말한다. 선천적이거나 코 부상으로 생길 수 있다.

심하지 않다면 건강상의 문제가 없지만, 많이 휘어지면 호흡에 영향을 줘서 코를 골게 되고 코곁굴염이 발병할 위험도 커진다.

치료는 보통 하지 않지만, 호흡이 어렵거나 코곁굴염이 재발한다면 수술로 코사이막을 바로 맞추기도 한다.

고초열

알레르기 비염 | 계절성 알레르기 비염

고초열(계절성 알레르기 비염이라 부르기도 함)은 꽃가루에 대한 알레르기 반응으로 코점막에 염증이 생기는 것을 말한다. 이 외에도 집먼지 진드기, 반려동물(고양이나 개)에서 나오는 각질, 깃털같이 일반적으로 무해한 물질(알레르겐)에 반응해 알레르기 반응이 나타나기도 한다.

면역 체계는 알레르겐에 노출되었을 때 과도하게 반응해서 히스타민과 다른 화학물질을 내뿜는다. 그러면 염증이 생기고 코와 코곁굴에 체액이 생성되어 결국 콧물, 코막힘, 코 간지러움, 재채기, 목이나 눈 간지러움, 눈 충혈 등의 증상이 나타난다.

고초열과 알레르기 비염은 알레르겐을 최대한 피하면 예방할 수 있다. 또한 약물로 증상을 완화할 수도 있고 심하다면 면역 치료를 고려해볼 수도 있다. 면역 치료는 알레르겐의 양을 체내에 조금씩 늘려가면서 면역 체계의 민감도를 낮추는 방식으로 진행된다.

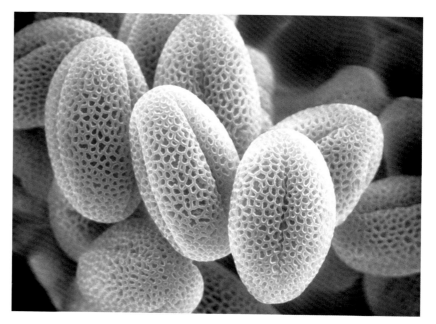

꽃가루
고초열의 대표적인 원인인 꽃가루를 현미경으로 확대한 사진이다. 이 외에도 나무, 꽃, 잡초가루와 곰팡이에서 나온 포자에 대한 반응으로 알레르기가 일어나기도 한다.

코곁굴염(부비동염)

코곁굴 점막에 염증이 생기는 질환이다. 보통 코점막의 염증(비염)과 함께 오며, 이를 코굴염(비부비동염)이라 한다. 염증은 급성(빠르게 발생했다 완치됨), 또는 만성(장기간 이어짐)으로 진행되기도 한다. 감기 같은 바이러스 감염이 주원인이다. 감염으로 코곁굴이 막히면 점액이 분비되어 세균에 감염된다. 보통 코사이막 만곡증이나 비용종 같은 코 골격이 비정상적인 사람들의 코가 더 잘 막히는 편이며, 고초열이나 다른 알레르기 비염을 가진 사람들에게 더 흔하게 생긴다.

증상에는 두통, 코곁굴 주변이 막힌 느낌, 앞으로 숙일 때 심해지는 얼굴 통증, 코막힘이나 콧물, 때로는 발열이 있다. 코곁굴염은 보통 자연적으로 낫지만 약을 먹으면 증상 완화에 도움이 된다. 만성 코곁굴염은 수술을 권하기도 한다.

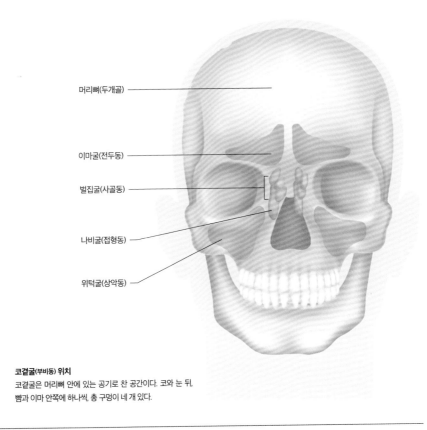

머리뼈(두개골)

이마굴(전두동)

벌집굴(사골동)

나비굴(접형동)

위턱굴(상악동)

코곁굴(부비동) 위치
코곁굴은 머리뼈 안에 있는 공기로 찬 공간이다. 코와 눈 뒤, 뺨과 이마 안쪽에 하나씩, 총 구멍이 네 개 있다.

수면 무호흡증

자는 동안 일시적으로 호흡이 멈추는 증상(10초 이상 지속)이 나타나는 질환이다. 폐쇄성 수면 무호흡증이 가장 흔한 종류이며 비만인 남성에게 자주 발생한다. 입천장(연구개)의 근육이 너무 이완되거나, 편도선 비대나 아데노이드 비대증이 원인이다. 중추성 수면 무호흡증은 호흡을 조절하는 신경에 문제가 생겨서 발생하며, 머리 외상이나 뇌졸중 이후 뇌 손상 같은 다양한 질환 등이 원인이다.

이 두 가지 질환은 호흡 정지 외에도 심한 코골이, 불면증, 주간 졸림증, 아침 두통, 집중력 부족이 나타난다. 폐쇄성 수면 무호흡증은 지속적 상기도 양압호흡기(CPAP)로 치료할 수 있는데, 공기를 높은 압력으로 마스크를 통해 불어 넣어주는 방식이다. 중추성 수면 무호흡증은 근본 원인에 따라 치료 방법이 달라진다.

후두덮개염

후두덮개(혀 뒤쪽에 있으며, 음식물이 기도로 들어가는 것을 막아주는 덮개 역할을 하는 조직)에 염증이 생기는 질환이며, 잠재적으로 생명을 위협할 수 있다. B형 헤모필루스 인플루엔자(Hib) 감염이 대표적인 원인이다. 발열, 극심한 인후통, 삼킴 장애, 초조함, 빠르고 거칠고 힘든 호흡 등의 증상이 빠르게 나타난다. 바로 치료를 받지 못하면 후두덮개가 완전히 호흡을 막아 질식을 유발할 수 있다.

치료는 산소 공급이나 수술, 약물치료로 진행된다. 바로 치료하며 대부분 장기적인 문제 없이 완치된다. Hib 백신은 감염을 예방하는 데 도움을 준다.

편도돌(편도 결석)

편도돌은 편도에 생긴 점액, 찌꺼기, 세균이 쌓여 만들어진 흰색 또는 노란색 알갱이를 말한다.

항상 증상이 있는 것은 아니지만 증상이 나타난다면 입 냄새가 심하거나, 입에서 불쾌하거나 쇠 같은 맛이 느껴지거나, 음식물을 삼킬 때 통증 또는 삼키기 어렵거나, 편도가 붓거나, 귀가 아프다. 돌 자체에서 지독한 냄새를 풍기기도 한다.

증상이 없는 돌은 보통 치료하지 않지만, 크기가 크거나 건강상의 문제를 일으키면 수술로 제거하기도 한다.

인두염과 편도선염

세균성 편도선염 | 바이러스성 인후통

인두염과 편도선염은 인후통을 일컫는 일반적인 질환이다. 인두는 입과 코의 뒤쪽과 후두(목소리 상자)와 식도를 이어준다. 편도선은 인두의 가장 위에 있다. 아이들은 편도선이 크기 때문에 편도선염(편도선에 생기는 염증)도 더 잘 발생할 수 있다. 편도선의 크기는 성장하면서 점차 줄어든다. 성인은 인두염(인두에 염증)이 더 흔하다. 그러나 두 질환 모두 어른이나 아이 상관없이 생길 수 있다.

인두염과 편도선염은 감기(p.232) 또는 선열(감염성 단핵구증, p.235) 같은 바이러스 감염으로 잘 걸리지만, 세균이나 곰팡이 감염이 원인일 수도 있다. 증상은 둘 다 비슷하며 인후통, 삼킴 장애, 귀통증, 목의 림프절 부종이 나타난다. 또한 열이 나는 사람도 있다. 심하다면 호흡 곤란이 올 수 있다. 때로는 농양이 편도선 근처에 생기기도 하는데, 이를 편도 주위 농양 또는 편도 농양이라 부른다.

치료는 보통 약으로 하지만, 재발이 잦거나 편도 주위에 농양이 생겼다면 수술을 하기도 한다.

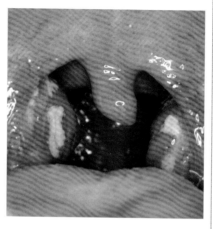

염증이 생긴 편도선
목구멍 뒤쪽 편도선에 염증이 생겼다. 사진처럼 고름이 찬 하얀 반점이 그 위에 나기도 한다.

헤르페스 목구멍염(헤르팡지나)

엔테로바이러스라 알려진 특정 바이러스군이 일으키는 목 감염이며, 그중에서도 콕사키바이러스가 주원인이다. 엔테로바이러스는 손발입병(p.229), 뇌수막염(뇌와 척수를 감싸는 막에 생기는 염증, p.168), 폐렴(p.194)을 포함한 여러 가지 질병을 일으킨다. 이 바이러스는 기침이나 재채기를 통해 나온 비말에 섞여 공기 중에 떠다니다 다른 사람에게 옮겨가며, 물체의 표면에서도 며칠간 생존할 수 있다. 헤르페스 목구멍염은 어린아이들에게 가장 흔하게 나타나지만, 누구나 걸릴 수 있는 질환이다.

잠복기는 2~7일 정도이며, 갑자기 발열, 인후통, 때로는 두통, 복부 불편함, 근육통이 발생한다. 작은 물집이 목에 나기도 하며, 커지다가 터지면 궤양이 생긴다.

이 질환은 1주일이면 자연 치유되지만, 증상을 완화시키기 위해 약을 먹는 것도 좋다.

급성 폐쇄성 후두염

급성 폐쇄성 후두염(의학용어로 후두기관염)은 상기도에 염증이 생기는 질환이다. 염증으로 인해 상기도가 좁아지면서 목이 쉬고, 숨을 들이쉴 때 거칠고 거슬리는 소리(천명음)를 내며, 이 질환의 특징인 컹컹대는 기침을 하고 때로는 호흡 곤란이 나타나기도 한다.

신생아와 어린아이에게 흔하며 보통 기도가 바이러스에 감염되어 생긴다. 그 외에 알레르기, 작은 이물질이나 자극적인 화학물질을 흡입, 후두덮개염(후두덮개의 염증, 후두덮개는 음식물이 기도로 넘어가지 않게 막는 혀 뒤에 있는 덮개 형식의 조직, p.191)이 원인이 되기도 한다.

경증이라면 약물로 치료하고 호흡이 곤란할 정도로 심한 경우라면 바로 병원에 가서 치료를 받아야 한다.

기능성 발성 장애

목소리 과다 사용

기능성 발성 장애는 다른 질환 없이 목소리에만 문제가 생기는 증상을 일컫는 의학 용어다. 전형적인 증상에는 숨소리가 섞이고 거친 목소리, 목소리 톤과 성량과 음색의 변화가 있으며, 또한 목소리를 쥐어짜듯 말하거나, 말을 할 때마다 소리가 끊겨서 나오며, 말할 때 목이 불편하거나 통증이 느껴지기도 한다.

가장 흔한 원인은 목소리를 지나치게 사용해서다. 스트레스 또한 원인이 될 수 있고, 흡연은 증상을 악화한다.

기능성 발성 장애는 보통 목을 쓰지 않고 쉬게 하면 자연적으로 낫는다. 그러나 자주 재발하면 언어 치료를 받아보는 것도 좋다.

성대 용종과 성대결절

성대 용종은 성대에 양성 종양이 생기는 질환이다. 용종(폴립)의 크기는 작으며 성대를 덮고 있는 막 위에서 자란다. 때로는 돌기처럼 튀어나올 수도 있다. 성대결절은 성대에 난 작고 굳은살 같은 혹이다.

이 두 질환은 보통 목소리를 지나치게 사용하면 잘 발생하며 증상도 비슷하다. 목이 쉬고, 거친 숨소리가 섞인 목소리가 나오며, 말할 때 목이 불편하거나 아프기도 하다.

목을 쓰지 않고 쉬게 하면 낫지만 때로는 혹을 제거하는 수술을 고려하기도 한다. 암인지 검사해보는 것도 좋다.

후두염

후두(목소리 상자)에 염증이 생기는 질환이며, 주로 감염이 원인이다. 증상은 보통 급성으로 며칠 정도 지속되지만, 몇 달간 만성으로 나타나기도 한다.

급성 후두염은 보통 감기(p.232) 같은 바이러스 감염으로 잘 걸리지만, 목을 혹사해서 생기기도 한다. 만성 후두염은 흡연이나 오랜 기간 목을 과도하게 사용하면 발생한다. 음주는 급성과 만성 후두염의 증상을 악화시킬 수 있다.

후두염에 걸리면 목이 쉬면서 점차 목소리가 나오지 않게 되며, 특히 말을 할 때 목이 불편하거나 아프다.

특별한 치료법은 없고 목을 최대한 사용하지 않는 게 최선이다. 증기 흡입은 증상 완화에 도움이 된다. 2주 이상 목이 쉬면 이 증상이 후두암이 아닌지 검사를 해보는 게 좋다.

후두암

종양이 성대에서 자라거나 성대 바로 위나 아래에서 생기는 질환이다. 정확한 원인은 밝혀지지 않았지만, 흡연, 과도한 음주, 석탄 가루나 석면 같은 특정 물질에 노출되는 것과 관련 있을 것으로 추측한다.

목이 쉬는 증상이 대표적이다. 특히 종양이 성대에서 자란다면 말이다. 다른 증상에는 음식을 삼킬 때 통증, 삼킴 장애, 지속적인 인후통과 기침이 있다. 더 진행되면 숨쉬기도 힘들어진다.

암세포가 근처 목 림프절로 전이되면 림프절이 커지면서 목이 붓기도 한다.

치료는 암의 진행 단계에 따라 다르지만, 방사선 요법, 수술, 항암화학 요법 중에 한가지, 또는 몇 가지를 병행해서 진행하며, 그 외 다른 약물을 사용하기도 한다.

급성 기관지염

기관지(기관에서 폐로 이어지는 기도)에 염증이 생기는 단기 질환이다. 원인은 보통 감기 같은 바이러스 감염이며, 바이러스가 코, 목, 코곁굴로 퍼진다. 흡연가, 어린아이, 노인, 폐 질환 환자가 특히 취약하다.

잠복 기간은 보통 1~2일 정도이며, 가래가 섞인 마른기침, 가슴 답답함, 천명음, 두통, 가벼운 열이 나타난다. 다른 증상이 모두 사라져도 기침은 몇 주간 이어질 수 있다.

건강한 사람이라면 며칠 내로 자연적으로 낫는다. 약국에 파는 진통제는 증상을 경감시키는 데 도움이 된다. 하지만 증상이 계속되거나, 심해지거나, 다른 증상이 생기거나, 이미 다른 질환을 앓고 있다면 의사와 상담해보는 게 좋다.

천식

간헐적인 염증이 발생하고 폐의 기도가 좁아지는 폐 질환이다. 천식을 앓는 사람들은 기도의 벽에 있는 근육이 수축할 때마다 반복적으로 증상이 나타난다. 천식은 보통 꽃가루, 집먼지 진드기나 반려동물의 비듬(동물의 털, 날개, 피부에서 나오는 미세한 각질) 같은 알레르겐에 대한 반응으로 일어난다. 그 외에 화학물질이나 자극 물질, 먼지 흡입, 특정 약물, 스트레스, 운동, 호흡기 감염 같은 요인으로 촉발되기도 한다.

천식 발작이 일어나면 갑자기 쌕쌕대고 호흡 곤란이 오며 가슴이 답답하고 기침이 난다. 심하면 숨이 너무 차서 말을 할 수 없고, 입술과 손가락·발가락이 파랗게 질리며, 의식불명 상태가 될 수도 있다. 약으로 발작을 예방하거나 경감할 수 있다. 심하다면 바로 병원에 가야 한다.

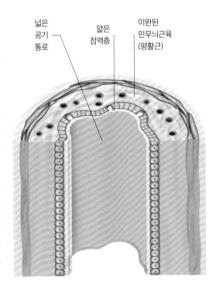

건강한 기도
민무늬근육이 이완되어 있고 자극에 바로 수축하지 않는다. 얇은 점액층이 기도를 감싸고 있으며 공기 통로는 넓다.

넓은 공기 통로 / 얇은 점액층 / 이완된 민무늬근육 (평활근)

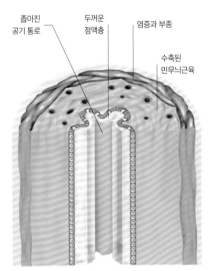

천식 환자의 기도
기도의 민무늬근육은 수축하고, 기도에 있는 막에 염증이 생긴다. 점액층은 두꺼워지고 공기 통로는 좁아져서 천명음과 호흡 곤란이 발생한다.

좁아진 공기 통로 / 두꺼운 점액층 / 염증과 부종 / 수축된 민무늬근육

폐렴

폐에 있는 허파꽈리(폐포)에 염증이 생기는 질환이며, 주로 감염이 원인이다. 한쪽 폐만 영향을 받는 경우가 많지만 심하면 양쪽 모두에 염증이 생길 수 있으며, 생명에 위협을 줄 수 있다.

대표적인 세균에는 폐렴구균 폐렴을 유발하는 폐렴연쇄상구균(폐렴구균이라고도 함)과 재향군인병이라는 폐렴을 유발하는 레지오넬라 뉴모필라가 있다. 그 외에도 헤모필루스인플루엔자와 폐렴미코플라스마가 감염을 일으킬 수 있다. 바이러스 감염에는 인플루엔자와 수두가 있다. 그리고 곰팡이나 원생동물로 발생하기도 한다. 면역력이 떨어진 사람에게는 이런 감염이 매우 위험할 수 있다. 예를 들어, 폐포자충은 AIDS 환자에게 심각한 폐렴(주폐포자충 폐렴)을 일으킬 수 있다. 폐렴은 또한 토사물이 기도로 넘어가서 생길 수 있으며, 이를 흡인성 폐렴이라 한다.

증상에는 발열, 날카로운 가슴 통증, 호흡 곤란이 있고, 가래 섞인 기침 또는 각혈을 하기도 한다. 때로는 폐에서 가슴막(폐 주변의 막)으로 퍼지기도 해서 가슴막염을 유발하거나 혈액으로 퍼져서 패혈증(p.234)을 일으키기도 한다.

치료는 원인과 정도에 따라 다르지만, 보통 약물 치료가 포함되고 심할 경우 산소 요법을 쓰기도 한다. 인플루엔자와 폐렴구균에 대한 백신으로 어느 정도 예방이 가능하다.

염증이 생긴 허파꽈리
폐에 있는 허파꽈리는 백혈구와 체액으로 가득 차게 되어 폐에서 혈류로 들어가는 산소의 양이 줄어든다.

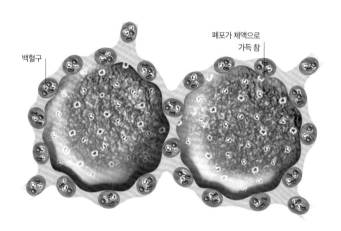

백혈구

폐포가 체액으로
가득 참

가슴막염(흉막염)

가슴막에 염증이 생기는 질환이다. 가슴막은 폐 외부를 덮고 가슴 안쪽을 둘러싼 두 개 층으로 구성되어 있다. 가슴막염의 원인에는 인플루엔자 같은 바이러스 감염, 폐렴, 폐로 들어가는 혈액 공급이 혈전으로 막히는 폐색전증(p.183), 폐암이 있다. 때로는 류마티스 관절염이나 전신홍반 루푸스처럼 면역 체계가 가슴막을 공격하는 자가면역 질환으로 발생하기도 한다.

증상은 원인에 따라 갑자기 또는 천천히 나타난다. 여기에는 숨을 쉴 때면 심해지는 날카로운 가슴 통증, 호흡 곤란, 가래나 피가 섞인 기침 등이 있다. 치료는 근본 원인에 맞춰서 하고 증상을 완화하는 약물을 함께 쓴다.

낭포성 섬유증(CF)

낭포성 섬유증은 불완전한 유전자가 신체의 분비 능력에 영향을 끼쳐 서서히 폐를 손상하고 음식물에서 영양을 흡수하는 것을 방해하는 유전 질환이다. 이 질환을 가지고 태어난 아이는 돌연변이 유전자 두 개를 가지고 있다. 그리고 하나의 유전자만 가지고 있는 사람은 낭포성 섬유증을 앓지는 않지만, 보인자로서 다음 대에서 유전시킬 수 있다. 이 유전자를 각각 하나씩 가진 부모에서 태어난 자녀가 이 질환에 걸릴 확률은 25%다. 유전자 검사로 이 유전자를 가지고 있는지 알 수 있으며, 신생아 역시 검사를 받을 수 있다.

증상은 보통 어릴 때부터 시작된다. 변이 기름지고 냄새가 지독하고, 살이 찌지 않거나 평균 이하로 성장하며, 호흡기 감염에 자주 걸린다. 땀 역시 비정상적으로 짜다. 그리고 기침이 잦다. 질환이 진행되면서 폐와 간이 손상되고 당뇨병이 생긴다. 결국 호흡부전으로 사망하는 경우가 많다.

치료제는 없지만 약물, 물리치료, 특별한 식단으로 증상을 조절할 수 있다. 폐 이식을 고려하기도 한다.

만성 폐쇄성 폐 질환(COPD)

만성 폐쇄성 폐 질환은 폐쇄성 기도 질환이라고도 한다. 오랜 기간 기도가 손상되어 숨쉬기 어려운 증상이 나타난다. 주로 만성 기관지염(장기간 기도에 염증)과 폐기종(폐포가 손상)이 동반된다. 주원인은 흡연이다. 또한 장기간 유해한 먼지나 연기에 노출되거나 폐 손상에 취약한 가족력이 있는 경우에도 발생할 수 있다. 대표적인 증상은 다음과 같다. 심해진 호흡 곤란,

가래가 섞인 기침, 잦은 가슴 부위 감염, 지속적인 천명음이다.

치료하지 않으면 증상은 악화된다. 완치할 수 있는 치료법은 없으며, 금연을 해서 더 이상 폐가 손상되지 않게 막는 게 중요하다. 그 외에 약물과 맞춤형 운동을 권하기도 하고 드물지만, 수술이나 폐 이식을 고려하기도 한다.

공기가슴증(기흉)

공기가 가슴막안(흉막강, 폐를 둘러싼 두 겹의 막 사이에 있는 공간)에 들어가서 가슴 통증과 호흡 곤란을 유발하는 질환이다. 자연적으로 발생할 수 있으며, 키가 크고, 젊고 마른 남성에서 더 흔하게 나타난다. 또는 가슴 부상 이후에 생길 수 있으며, 흉부 쪽 감염, 만성 폐쇄성 폐 질환, 낭포성 섬유증, 폐암 같은 질환의 합병증으로 나타나기도 한다. 가슴을 찔리는 부상은 긴장성 공기가슴증을 유발해 숨을 쉴 때마다 더 많은 공기가 가슴막안으로 들어간다. 그러면 혈액이 폐에서 심장으로 되돌아가는 작용을 막아 실신이나 쇼크를 유발한다. 긴장성 공기가슴증은 생명을 위협할 수 있다.

작은 공기가슴증은 며칠이면 자연적으로 낫는다. 크기가 크거나 긴장성 공기가슴증이라면, 튜브를 삽입하거나 속이 빈 바늘을 가슴에 넣어서 공기를 빼내야 한다.

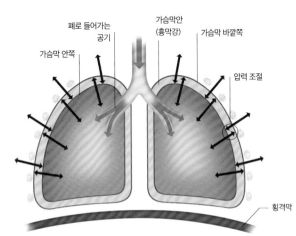

정상적인 호흡
숨을 들이쉬면 가슴벽이 확장되고 가슴막안 안의 압력이 낮아진다. 압력 차이로 폐가 바깥쪽으로 팽창한다.

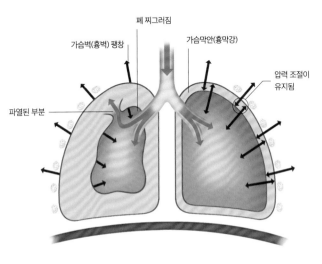

찌그러진 폐
폐에서 공기가 새어 나와 가슴막안으로 들어가면서 폐가 수축한다. 폐에 구멍이 생기면 압력이 달라져도 폐가 더는 팽창하지 않는다.

폐암

악성 폐종양은 세계적으로 사망률이 높은 암이다. 폐에서 처음 생긴 종양을 원발성 폐암이라 부르고, 신체 다른 곳에서 생긴 암이 전이되어 생긴 종양을 이차 폐암이라 한다.

주원인은 흡연이며 간접흡연 역시 비흡연가에게는 위험 요소다. 다소 드물지만, 원발성 폐암은 해로운 화학물질, 라돈(방사성 가스), 석면 같은 광물 가루로 발생하기도 한다. 이차암은 주로 유방암, 대장암, 전립샘암, 콩팥암으로 많이 발생한다.

두 종류 모두 가장 흔한 증상이 기침이다. 다른 증상에는 각혈, 호흡 곤란, 가슴 통증이 있다. 종양은 또한 가슴막염(폐를 둘러싼 막에 생기는 염증)이나 폐렴을 유발할 수 있다. 원발암은 신체 다른 곳으로 전이될 수 있으며 특히 간, 뇌, 뼈로 전이된다.

원발암 치료는 수술, 방사선 요법, 항암화학 요법으로 진행하며, 때로는 최신 치료법을 쓰기도 한다. 예를 들어, 생물학적 제제나 레이저 요법이 있다. 이차암 치료는 원발암 치료를 목표로 한다.

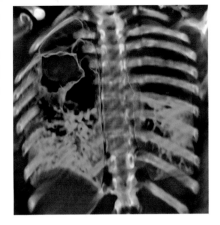

폐에 생긴 종양
흉부를 확대한 이 컬러 스캔을 보면 오른쪽 폐(사진상으로는 왼쪽)에 빨간색 덩어리인 종양을 확인할 수 있다.

소화기 질환

변비

장의 움직임이 느리거나, 단단하고 마른 변을 내보내는 데 문제가 있는 상태를 말한다. 대부분 식사에 섬유질 또는 수분이 부족하거나 운동 부족일 때 발생한다. 그 외에도 어릴 때 기저귀를 떼면서 배변을 참으면서 생기거나, 장기간의 병상 생활, 임신, 특정 약이 원인일 수도 있다. 또는 갑상샘 저하증(갑상샘의 기능 약화, p.220), 치질(p.207), 과민성 대장 증후군(p.203), 치열(p.207), 곁주머니 질환(p.205), 대장암(p.206) 같은 질환으로 생기기도 한다.

변비는 섬유질과 수분을 많이 섭취하고 규칙적으로 운동을 하는 등의 자가 치료로 완전히 나아질 수 있다. 하지만 효과가 없다면 병원에 가보는 것도 좋다.

설사

쓸개즙(담즙)산 설사 | 범람형 설사

갑작스러운 설사는 보통 장 감염이 원인이다. 다른 원인에는 식품 알레르기, 스트레스, 특정 약이 있다. 만성 설사는 과민성 대장 증후군(p.203), 크론병(p.203), 셀리악병(p.204), 궤양 잘록창자염(p.203), 대장암(p.206), 쓸개즙산 설사라 부르는 질환(쓸개즙산이라는 소화액으로 인한 설사, 이 물질이 장에서 재흡수되지 않고 남아 있음) 같은 장 질환이 원인일 수 있다. 장기간의 변비가 때로는 범람형 설사를 유발하기도 한다. 곧창자에 모여 있는 딱딱해진 변 덩어리로 인해 물 같은 설사가 새어 나오는 것이다.

설사는 보통 하루나 이틀이면 사라지지만, 탈수를 막기 위해 수분을 충분히 보충해주는 것이 좋다. 설사가 낫지 않으면 병원에 가보도록 하자. 아기나 노인이 탈수 증상을 보이면 바로 병원에 가야 한다.

유아의 설사

일부 아이들이 일반식을 처음 접하며 적응하는 기간에 설사를 하는 것은 흔하게 발생하며, 전혀 문제가 되지 않는다. 또한 자주 변을 보고, 변에서 음식물이 섞여 나오는 일도 종종 있다. 이 나이 때의 설사는 원인을 모르는 경우가 많고, 별다른 부작용이 나타나지 않으며, 치료도 필요 없다. 그러나 병원에 가서 설사와 관련된 다른 질환이 있는지 의사와 상담해보는 것도 좋을 것이다.

위장염

감염성 위장염 | 노로바이러스

위와 장에 염증이 생겨 갑작스러운 메스꺼움, 구토, 설사, 위경련이 나타나는 질환이다. 가장 흔한 원인은 바이러스, 세균, 원생동물 같은 기생충 감염(감염성 위장염)이다. 이 질환을 유발하는 바이러스에는 노로바이러스와 로타바이러스가 있고, 세균에는 살모넬라, 캄필로박터, 대장균이 있으며, 기생충에는 아메바증(이질아메바, p.237), 편모충증(람블편모충, p.237)을 유발하는 원생동물이 있다. 보통 오염된 음식이나 물, 다른 감염자와의 접촉으로 생긴다. 흔하진 않지만, 크론병(p.203), 음식 과민증, 특정 약 같은 비전염성 원인으로 발생하기도 한다.

위장염은 증상이 약하면 자연적으로 낫는다. 물을 많이 마시고 통증이 있다면 아세트아미노펜(해열진통제)을 먹는 것도 좋다. 증상이 심하거나 계속된다면 병원에 가보도록 하자.

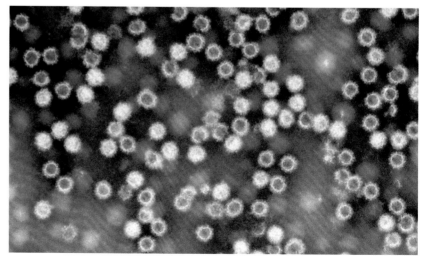

노로바이러스
이 컬러 현미경 사진을 보면 노로바이러스의 입자를 확인할 수 있다. 세계적으로 위장염을 일으키는 대표적인 바이러스다. 보통 감염된 사람이나 물건과의 접촉으로 전염되며, 이 바이러스에 오염된 굴을 먹고 증상이 나타나기도 한다.

식중독

감염을 일으키는 미생물 또는 독소에 오염된 음식이나 음료를 먹고 갑자기 증상이 나타나는 질병이다. 식중독을 일으키는 세균에는 살모넬라, 캄필로박터, 대장균, 포도상구균, 리스테리아, 클로스트리듐 디피실리균, 보툴리누스균(보툴리누스 중독증을 일으킴)이 있으며, 바이러스에는 노로바이러스, 로타바이러스, 일부 아데노바이러스가 있다. 원생동물 감염에는 크립토스포리듐증(p.237), 아메바증(p.237), 편모충증(p.237)이 있다. 살충제가 들어 있는 음식이나 독버섯을 먹고 생길 수도 있다.

　대표 증상에는 메스꺼움, 구토, 설사, 위경련이 있지만, 좀 더 광범위한 증상이 나타나기도 한다. 가령 보툴리누스 중독증은 근육 약화와 마비를 유발한다.

　식중독은 대부분 며칠 내에 자연 치유가 된다. 물을 많이 마시고 자극이 없는 음식을 먹는 등의 자가 치료로 증상이 더 빨리 완화될 수도 있다. 하지만 증상이 심하거나, 지속되거나, 특이한 증상(근육 약화나 마비 등)이 나타나면 병원에 가보는 게 좋다.

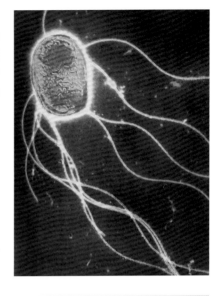

장염균
세균성 식중독을 일으키는 원인균이다. 보통 이 세균에 오염된 닭, 달걀, 고기를 덜 익혀 먹었을 때 많이 발생한다.

영양실조

영양실조 - 충분하지 않은 영양 섭취 - 는 말 그대로 영양이 부족한 부실한 식단 또는 여러 가지 질환 때문에 생긴다. 관련 질환에는 낭포성 섬유증(p.194), 셀리악병(p.204), 크론병(p.203), 궤양 잘록창자염(p.203) 편모충증(p.237)이나 이와 비슷한 기생충의 장 감염 질환이 있으며, 모두 영양 흡수를 방해한다. 또는 메스꺼움, 구토, 식욕상실, 설사 같은 다양한 증상을 오랫동안 겪는다면 영양실조에 걸릴 수 있다. 암, 간 질환, 일부 호흡기 질환도 원인이 될 수 있다. 그 외에 영양실조는 거식증(p.243), 우울증(p.242), 치매(p.170), 알코올 남용(p.243) 같은 여러 가지 정신 건강 문제나 신경계 질환의 특징이기도 하다.

　일반적인 증상에는 피로, 힘빠짐, 체중 감소, 집중력 저하, 우울함, 잦은 병치레, 늦은 회복력 등이 있다. 아이들의 경우 성장이 더딜 수 있다.

　치료는 근본 원인과 결핍의 정도에 따라 달라지지만, 보통 식단 변화와 영양제면 된다.

치성 농양

치아 뿌리 안이나 주위에 고름이 찬 주머니가 생기는 질환이다. 또는 충치, 치아파절, 잇몸 질환으로 인해 세균이 이에 침범했을 때도 농양이 생길 수 있다. 증상에는 병변 주변을 건드리거나 음식물을 먹을 때 나타나는 극심한 통증, 흔들리는 치아, 치아 뿌리 주변 부종과 통증이 있다.

치료는 치아에 구멍을 내서 고름을 뺀 후 신경치료(치아 내부 조직을 제거한 후 겉을 씌움)를 하는 식으로 진행된다. 심할 경우 발치를 해야 할 수도 있다. 치아 뿌리에 생긴 농양은 병변 부위를 긁어내는 방식으로 치료하는 경우도 있다. 필요하면 항생제를 처방하기도 한다.

충치

치아우식증이라고도 하는 충치는 치아의 바깥 에나멜이 점차 부식하는 현상을 말하며 때로는 안쪽 상아질까지 썩기도 한다. 처음에는 보통 안쪽 치아의 씹는 부분과 잇몸 근처에 생긴다. 주원인은 플라크(음식 조각, 죽은 세포, 침, 치아 표면에 있는 세균이 뭉쳐진 끈적한 침착물)에 있는 세균이 내뿜는 산 성분이다. 충치 초기에는 별 증상이 없다. 그러다 점차 치통이 생기고, 뜨겁거나 차갑거나 단 음식을 먹으면 이가 시리며, 입 냄새가 나기 시작한다.

　초기라면 충치 부위에 불소를 발라서 치료하면 된다. 좀 더 진행되면 충전재로 메워주거나 신경치료를 한다. 아주 심할 경우 발치를 하기도 한다.

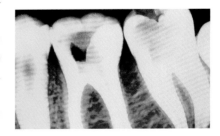

충치
이 컬러 엑스선 사진을 보면 잇몸은 붉은색, 건강한 치아는 노란색을 띠는 것을 확인할 수 있다. 플라크의 세균에서 나온 산 때문에 치아 하나에는 충치(검은색)가 일부 진행되고 있다.

잇몸염(치은염)

비위생적인 입안 관리로 인해 생긴 플라크(음식 조각, 죽은 세포, 침, 세균이 모인 침착물)가 유발하는 잇몸 염증이다. 잇몸이 헐거워지고 붉어지면서 부으며, 양치질을 할 때 쉽게 피가 난다.

치료를 하지 않으면 잇몸이 점점 낮아져 치아가 흔들리거나 심하면 빠지기도 한다. 가벼운 잇몸염은 대개 입안 위생만 신경 쓰면 좋아진다. 양치질은 2분 이상, 하루에 적어도 두 번 하고, 규칙적으로 치실도 사용하면 된다. 하지만 상태가 더 심하다면 단단하게 달라붙은 플라크를 제거해야 할 수도 있다. 구강 청결제가 플라크 생성을 예방하는 데 도움이 된다.

구강 궤양

아프타성 궤양 또는 구내염이라고도 한다. 입 안에 나며 통증을 유발한다. 정확한 원인은 밝혀지지 않았지만, 입안의 작은 상처, 비타민 부족, 스트레스가 복합적으로 작용한 것으로 추측하고 있다. 입속 궤양은 흰색의 작은 구덩이를 형성하며 주변이 점점 부어오르는 과정을 거친다.

이 질환은 대부분 3주 이내에 자연 치유된다. 증상은 약국에 파는 구강 청결제, 진통제, 코르티코스테로이드제, 마취젤 등으로 완화할 수 있다. 만약 3주 이상 낫지 않거나, 통증이 심해지거나, 붉어지거나, 계속 재발한다면 일반 병원이나 치과에 가보도록 하자.

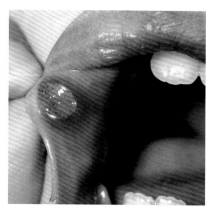

입술 안에 난 궤양
구강 궤양은 입 안에 나고 통증을 유발하는 질환이다. 보통 입술 안쪽(사진 참고)이나 뺨 안쪽에 많이 나지만 때로는 혀에 생기기도 한다.

구강백반증

입안에 작고 두꺼운 흰색 반점이 생기며 보통 입안 점막이나 혀에 잘 나지만, 때로는 잇몸이나 입 바닥쪽에 나기도 한다. 주요 특징은 반점을 긁어도 사라지지 않는다는 것이다.

흡연, 음주, 구장잎, 빈랑 열매 같은 물질, 거친 치아나 틀니 때문에 혀나 뺨이 자극을 받는 것과 관련이 있다. 구강모백반증이라는 종류는 면역력이 저하되면 나타나며, 반점 표면이 거칠다. 구강백반증은 구강암이 발병할 위험을 증가시키지만, 구강모백반증은 관련이 없다.

금연을 하고 알코올 섭취를 낮추면 병변이 줄어들어 사라질 수 있다. 보통 건강상의 문제는 없지만 2주 뒤에도 그대로라면 병원에 가서 암과 관련이 없는지 검사해보는 게 좋다. 만약 해당된다면 제거 수술을 고려해야 한다.

침샘 질환

귀밑샘(이하선) 종양 | 귀밑샘염 | 침샘돌(침샘 결석)

귀밑샘 같은 침샘에 결절이 생길 수 있으며, 눈에 확연히 보일 정도로 부어오르거나 입안에서 혹이 만져진다. 음식을 먹을 때 통증을 느끼기도 한다. 보통 수술로 돌을 제거하지만, 침샘 전체를 제거하는 경우도 있다.

아니면 감염으로 침샘에 염증이 생길 수도 있다. 예를 들어, 귀밑샘은 볼거리 바이러스에 감염되어 염증이 생길 수 있다. 그리고 감염이 나으면 염증도 가라앉는다. 때로는 세균 감염으로 농양이 생길 수 있으며, 이때는 항생제를 쓰거나 농양을 빼내는 치료를 해야 한다.

침샘 종양(귀밑샘 종양 같은)은 흔하게 생기는 종류가 아니다. 침샘 종양의 경우 입이나 얼굴 안에 혹이 만져진다. 악성 종양은 빠르게 자라며 단단하고 때로는 통증을 유발한다. 양성 종양은 통증이 없고 계속 말랑한 형태를 유지한다. 치료는 보통 수술로 제거하거나 때로는 해당 침샘을 전체 제거하는 방식으로 진행된다. 또한 악성 종양일 경우 수술 후 방사선 요법을 쓰기도 한다.

구강암

입술, 혀, 입안 점막, 잇몸에 악성 종양이 생기는 질환이다. 구강암 중에 가장 많이 생기는 종류가 구순암과 설암이다.

위험 인자에는 흡연, 씹는 담배, 과음, 구장잎이나 빈랑 열매 씹기, 인체유두종 바이러스(HPV) 감염, 구강백반증이 있다. 지속적인 햇빛 노출 역시 구순암 발병 위험을 높인다. 다른 위험 요소에는 부실한 식단과 낮은 면역력이 있다.

증상에는 낫지 않는 궤양이나 상처, 사라지지 않는 입안 흰색 반점이나 붉은색 반점, 지속적인 입안 통증, 입안 또는 입술 부종, 음식을 삼킬 때 통증이 있다. 치료를 하지 않으면 신체 다른 곳으로 전이될 수 있다.

치료는 보통 수술로 종양을 절제하는 방식으로 하며, 방사선 요법을 그 이후에 진행하기도 한다. 종양을 제거한 부위는 미관상의 목적으로 성형수술을 하기도 한다. 암이 전이되었다면 보통 항암화학 요법과 방사선 요법을 함께 진행한다.

지도모양혀

혀 테두리는 희고, 불규칙적이며 날것 같은 빨간 반점이 생긴다. 정확한 원인은 아직 밝혀지지 않았다.

대개 증상이 없지만, 맵거나 신 음식을 먹을 때 불편함을 느끼기도 한다. 이 질환은 건강상의 문제를 일으키지 않으며 보통 자연적으로 치유된다. 그러나 몇 주가 지나도 그대로라면 일반 병원이나 치과에 가서 더 심각한 질환으로 진행되지 않도록 원천 차단하는 게 좋다.

식도암

음식물이 목에서 위로 내려가는 길인 식도에 생긴 악성 종양은 보통 자라는 속도가 느리며 초기에는 증상이 없는 경우가 대부분이다. 그러나 어느 정도 진행되면 삼킴 장애, 음식물 역류, 기침, 지속적인 소화불량, 식욕 저하, 체중 감소가 나타난다. 정확한 원인은 아직 밝혀지지 않았지만, 위험 요소에는 흡연, 지속적인 과음, 비만, 과일과 채소가 부족한 식단, 지속적인 위식도역류 질환이 있다.

치료는 수술로 암을 제거하고 식도가 열려 있도록 튜브(스텐트)를 삽입해, 음식물을 삼킬 수 있도록 하는 방식으로 진행된다.

식도염

식도 점막에 염증이 생기는 질환이다. 식도염에는 두 가지 종류가 있다. 바로 역류성 식도염과 부식성 식도염이다. 역류성 식도염은 위산 역류(위식도 역류 질환)가 원인이다. 위산이 식도 점막에 염증을 일으켜 속쓰림을 유발하는 것이다. 치료는 과식을 하는 생활 습관을 교정하고, 위산의 산성도를 줄이는 약을 쓰는 방식으로 진행되지만, 수술을 고려하는 경우도 있다. 부식성 식도염은 부식성 화학물질을 삼켰을 때 생긴다. 통증을 줄이고 식도가 나을 때까지 관리하는 방식으로 치료한다.

위식도 역류 질환(GORD)

보통 위산 역류나 소화불량이라고 많이 부르는 위식도 역류 질환은 위에 있는 산이 식도로 올라와 윗배와 가슴 통증을 유발하는 질환이다. 위에 있는 내용물이 역류하지 않도록 막는 식도 조임근의 기능이 떨어져서 발생한다. 위험 요소에는 조임근의 기능 저하, 임신이나 비만으로 인한 복압 상승, 식도열공 탈장(p.204)이 있다. 증상은 속쓰림, 입에서 쓴맛이 느껴짐, 지속적인 기침, 트림이 있고, 심하다면 토하거나 배변 시 피가 섞이기도 한다.

위식도 역류 질환은 소식, 비만이라면 체중 감소, 약국에서 속쓰림 치료제를 구매해 복용하는 등의 자가 치료로 해결할 수 있다. 그러나 이 방법들이 효과가 없다면 병원에 가서 위산의 산성도를 줄이는 약을 처방받아야 한다. 심하고 지속적인 위산 역류는 수술을 고려하기도 한다.

위염
헬리코박터파이로리 감염증

위 점막에 생기는 염증(위염)은 감염이나 자극이 원인일 수 있다. 갑자기(급성) 나타나기도 하고 천천히(만성) 진행되기도 한다. 급성 위염의 흔한 원인은 과음, 비스테로이드성 항염제의 사용이며, 만성은 보통 헬리코박터균의 감염이 원인이다. 증상에는 복통과 메스꺼움이 있지만, 증상이 없는 경우도 간혹 있다. 경증은 약국에서 위산의 산성도를 줄이는 약을 먹는 등의 자가 치료로 해결할 수 있다. 증상이 심하거나 1주일 이상 이어지면 병원에 가서 검사를 받아 정확한 원인을 확인하는 게 좋다. 헬리코박터균이 원인이라면 위산을 줄이는 항생제와 약을 처방받으면 보통 낫는다.

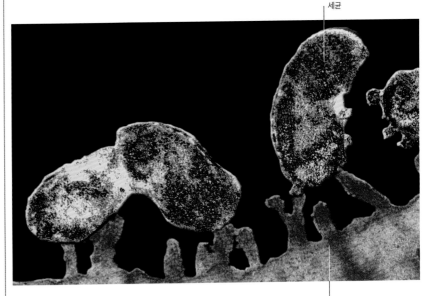

세균

위 점막

위 속 세균
50% 이상의 사람들이 헬리코박터균을 가지고 있지만, 대개 건강상의 문제를 일으키지 않는다. 그러나 일부는 만성 위염, 위궤양, 위암을 유발하기도 한다.

위궤양

소화성 궤양 | 천공 궤양

위나 십이지장의 점막에 손상되는 부위가 발생하는 질환이며, 소화성 궤양이라 부르기도 한다. 대부분은 헬리코박터균(p.199) 감염 또는 비스테로이드성 항염제의 장기 사용이 원인이다. 그 외 원인에는 흡연, 음주, 가족력이 있다. 증상에는 윗배 통증, 식욕상실, 체중 감소, 메스꺼움, 때로는 구토가 있다. 궤양에서 피

가 나오면 토사물에 혈액이 섞여 나오거나, 검은 타르 같은 변이 나오기도 한다. 드물지만 천공 궤양이 발생하기도 하는데, 위벽이나 십이지장에 구멍(천공)이 생겨서 배막염(p.205)을 유발한다.

대부분의 궤양은 헬리코박터균을 제거하고 위산 생성을 줄이는 약물로 치료한다. 그러나 출혈성 궤양이나 천공 궤양은 긴급하게 치료해야 하며 보통 수술로 진행된다.

손상된 부위

점막

점막밑조직

근육층

궤양 초기
위벽은 보통 점액층이 보호한다. 하지만 이 점액층이 뚫리면, 위산이 점막 세포를 공격하고 손상시킨다.

궤양이 점막밑조직까지 침범한다.

궤양이 큰 혈관을 건드리면 심각한 출혈이 발생한다.

점진적 궤양 형성
궤양이 위 점막의 더 깊은 곳까지 진행되면 혈관이 손상될 수 있고, 심지어 위벽이나 십이지장 벽을 뚫기도(천공) 한다.

위암

위벽 점막에 악성 종양이 생기는 질환이다. 정확한 원인은 아직 밝혀지지 않았지만, 발병률을 높이는 요소에는 헬리코박터균(p.199) 감염, 흡연, 과음, 가족력이 있고 악성빈혈(비타민 B12를 흡수하지 못해 생기는 빈혈의 일종), 과거 위 수술 경력도 있다. 짜거나, 절이거나, 훈제된 음식을 자주 먹고, 과일·채소는 적게 먹는다면 이 또한 위험 요소다.

초기 증상은 보통 경미하고 뚜렷하지 않다. 식사 후 속쓰림과 복통, 빠른 포만감, 식욕 저하, 체중 감소, 메스꺼움, 구토가 나타나기도 한다. 더 진행되면 위 출혈이 생겨 구토할 때 피가 섞여 나온다. 또한 황달, 타르 같은 흑변, 호흡 곤란, 피로, 창백한 피부 같은 빈혈 증상이 생긴다.

치료는 수술로 부분 또는 전체 위를 절제하고 항암 화학 요법을 병행하는 방식으로 진행되며, 때로는 방사선 요법을 하기도 한다. 증상을 완화하는 약물도 경우에 따라 쓴다. 전체적인 방식은 환자의 나이와 전반적인 건강 상태, 암의 진행 정도 등에 따라 달라진다.

간염

간에 염증이 생기는 질환이다. 급성(짧은 기간) 간염은 보통 감염성 원인(예를 들어, 여러 간염 바이러스 중 하나에 감염되거나, 거대 세포 바이러스 같은 다른 종류의 바이러스에 감염)과 비감염성 원인(예를 들어, 과음이나 아세트아미노펜의 과다 복용)으로 발생한다. 만성(장기간)은 보통 간염 바이러스 감염이나 장기간 과음이 원인이다. 그 외에 특정 약, 혈색소증(체내에 철이 축적) 같은 질환도 문제를 일으킬 수 있다.

증상에는 피로, 발열, 식욕 저하, 메스꺼움, 구토, 오른쪽 윗배 통증, 황달이 있다. 만성 간염은 체액이 쌓여 복부 부종, 구혈, 타르 같은 흑변이 증상으로 나

타나기도 한다. 심해지면 간기능상실이 발생하기도 한다.

급성은 보통 휴식과 증상을 완화하는 약으로 치료한다. 대부분 회복하지만, 일부는 만성으로 진행되기도 한다. 심하다면 입원 치료를 받아야 할 수도 있고 간을 이식하기도 한다. 바이러스 감염으로 인한 만성 간염은 보통 약물로 치료한다. 그 외에는 원인에 따라 치료법이 달라진다. 모든 경우 금주는 필수다. 일부 간염 바이러스는 백신으로 예방할 수 있다.

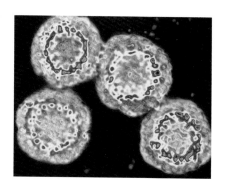

B형간염 바이러스
세계적으로 간염을 많이 일으키는 대표적인 바이러스다. 혈액, 혈액 제제, 타인의 체액, 성관계로 전염될 수 있고, 분만 중 모체의 바이러스가 태아로 옮겨갈 수 있다.

황달

황달은 간과 쓸개 계통과 관련된 여러 가지 질환의 주요 징후인 눈 흰자와 피부가 노란색으로 변하는 증상이다. 적혈구가 사멸할 때 생성되는 빌리루빈이라는 물질이 과잉 축적되면서 황달이 발생한다. 본래라면 간에서 분해된 후 쓸개즙과 함께 아래로 내려가서 소변이나 대변을 통해 체외로 빠져나가야 하는 물질이다.

용혈성 황달은 적혈구가 너무 많이 파괴되어서 빌리루빈이 과도하게 형성되는 경우에 생기며, 폐색성 황달은 폐색으로 인해 빌리루빈이 간에서 빠져나가지 못할 때 발생한다. 그리고 건성 황달은 간에서 빌리루빈을 정상적으로 분해해서 내보내지 못할 때 생긴다. 황달은 그 원인이 심각할 가능성이 있기 때문에 빨리 병원에서 검사를 받아야 한다.

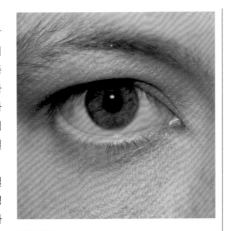

황달이 생긴 눈
보통 맑은 형태를 띤 결막에 빌리루빈이 과도하게 축적되어 흰자(공막)가 노랗게 되었다.

간암

대부분의 악성 종양은 신체 다른 곳에서 발생한 암의 전이로 발생하며, 잘록창자암, 대장암, 위암, 유방암, 난소암, 폐암, 콩팥암, 남성의 경우는 전립샘암이 원발암일 경우가 많다. 간에서 처음 생기는 암(원발성 간암)은 만성 바이러스 간염, 장기간의 과음으로 인한 간경변증, 독소 노출로 인한 것이고, 아시아인들은 특히 간디스토마(p.238) 감염으로 생긴다. 유전 질환인 혈색소증(체내에서 철이 과도하게 축적됨) 또한 위험 인자다.

간암은 말기가 될 때까지 보통 증상이 없으며, 증상이 나타나면 체중 감소, 발열, 오른쪽 윗배 통증, 황달, 체액 축적으로 인한 복부 부종이 생긴다.

치료는 간 일부를 절제하는 수술, 암세포를 파괴하는 극초단파 요법 또는 전자파 치료, 간 이식이나 항암화학 요법으로 진행된다.

간경변증

간세포가 오랫동안 손상을 입으면서 발생하는 질환이다. 손상된 간은 기능이 저하되면서 간기능상실이 생길 수도 있다. 가장 흔한 원인은 오랜 과음과 장기간 간염 바이러스에 감염된 경우다. 그 외에 비알코올성 지방간(NAFLD), 쓸개관(쓸개즙이 간에서 쓸개와 장으로 갈 때 지나는 관) 질환, 신체 화학반응에 이상이 나타나는 특정 유전 질환, 낭포성 섬유증, 심장기능상실, 특정 독소나 약물도 있다.

초기에는 무증상이 많다. 그리고 병이 진행되면 피로, 메스꺼움, 식욕 저하, 체중 감소, 황달, 체액 축적으로 인한 다리와 복부 부종, 토혈, 잦은 출혈과 멍, 피부 가려움, 타르 같은 흑변이 증상으로 나타난다. 또한 뇌에 독소가 쌓여 정신 착란, 집중력 저하, 성격 변화 같은 증상이 생기고 심하면 혼수상태까지 이르기도 한다.

간경변증으로 인한 간 손상은 보통 회복되지 않는다. 치료는 증상을 완화하고 간 손상 속도를 낮추는 방식으로 진행되고, 가능하다면 근본 원인을 없애는 치료를 하기도 한다. 그러나 일부의 경우 간기능상실이 일어나서, 간 이식이 유일한 방법으로 남기도 한다.

간기능상실(간부전)

간의 기능이 심각하게 떨어진 상태를 말한다. 급성 간염 또는 독소로 인해 갑자기(급성 간기능상실) 발생할 수 있고, 만성 간염이나 장기간의 과음으로 인한 간경변증처럼 점진적(만성 간기능상실)으로 생길 수 있다. 급성의 경우 정신 착란, 졸림, 의식 상실 등의 증상이 갑자기 나타나며, 심하면 사망에 이를 수 있다. 만성은 더 천천히 진행된다. 황달, 가려움, 체액 축적으로 인한 복부 부종 증상이 나타나고, 남성이라면 유방이 커지며 고환이 쪼그라든다.

급성은 즉시 병원에 가서 치료를 받아야 한다. 그리고 간 이식을 하지 않으면 치명적인 결과가 발생하는 경우가 많다. 만성은 약물로 증상을 경감하고 저염식, 저단백질, 금주 등 생활 습관 관리로 치료한다.

쓸개관염(담관염)
원발 쓸개즙성 쓸개관염(원발 담즙성 담관염)

간에서 시작해 쓸개와 장으로 이어진 쓸개관(담관)에 염증이 생기는 질환이다. 쓸개즙(담즙)이 이 관을 지나간다. 보통 세균 감염이나 쓸개관이 막혀 발생하며, 윗배 통증, 발열, 오한, 메스꺼움, 구토, 황달이 대표적인 증상이다. 치료는 항생제로 하고, 필요하다면 수술로 막힌 곳을 뚫기도 한다. 원발 쓸개즙성 쓸개관염은 쓸개관이 오랫동안 손상을 입어 생긴다. 현재까지는 면역 체계가 실수로 쓸개관을 공격해 발생한다고 추측하고 있다. 증상에는 피로, 피부 가려움, 팽만감이 있다.

치료는 약물로 간 손상을 최소화하고, 증상을 경감하는 것을 목표로 진행된다. 심할 경우 간 이식을 고려해야 한다.

췌장암

췌장암은 다른 종류에 비해 상대적으로 드물게 생기지만, 보통 말기에 이르러서야 진단되는 경우가 많아서 사망률이 높은 질환이다. 정확한 원인은 아직 밝혀지지 않았다. 위험 요소에는 흡연, 비만, 과도한 음주, 당뇨병, 만성 췌장염, 가족력이 있다.

증상은 보통 말기가 되기 전까지 나타나지 않는 게 일반적이며 아주 조금씩 증상이 생기게 된다. 등으로 퍼지는 윗배 통증, 식욕상실, 체중 감소, 황달, 가려움이 나타나고 때로는 소화불량, 피로감, 메스꺼움, 구토, 설사가 증상으로 추가되기도 한다.

치료는 환자마다 다르지만, 일반적으로 수술, 방사선 요법, 항암화학 요법, 약물치료로 진행된다. 치료의 목표는 암 덩어리를 제거하는 것이지만, 불가능하다면 증상을 완화하고 암 전이를 막는 것에 초점을 맞춘다.

췌장염

췌장에 염증이 생기는 질환이다. 급성 췌장염은 쓸개돌증, 과음, 복부 부상, 바이러스 감염, 특정 약물이 원인이며, 만성 췌장염은 보통 장기간의 과음, 낭포성 섬유증(p.194), 고지혈증(혈중 지방 성분이 높음) 등으로 발생할 수 있다.

보통 극심한 윗배 통증이 등까지 퍼지는 증상이 대표적이며, 이외에도 메스꺼움, 구토, 발열이 나타나기도 한다. 심각한 급성 췌장염은 배막의 염증(배막염, p.205)이 원인일 수 있으며, 만성 췌장염은 흡수불량이나 당뇨병(p.219)이 원인으로 작용할 수 있다.

급성 췌장염은 상태를 꾸준히 관찰하며 염증이 사라질 때까지 입원 치료를 하는 과정을 거치고, 만성 췌장염의 경우 진통제, 췌장 호르몬, 인슐린을 처방하고 때로는 수술을 고려하기도 한다.

쓸개돌증(담석증)

쓸개즙(담즙, 간에서 만들어지는 소화액)으로 형성된 딱딱한 덩어리가 쓸개나 쓸개관에 생기는 질환이다. 여성에게서 더 흔하게 관찰되며 비만, 고지방 식단, 40대 이상, 간경변증(p.201)이나 크론병 같은 특정 질환을 가진 사람들에게 더 많이 발생한다.

돌은 생기는 데 몇 년이 걸리며, 보통 쓸개주머니관이나 온쓸개관에 박힐 때까지 증상이 없다. 돌이 길을 막게 되면 쓸개급통증(담낭산통)이 나타난다. 윗배에 갑작스럽고 극심한 통증이 시작되고 때로는 메스꺼움과 구토 증상을 동반하기도 한다. 드물지만, 발열, 지속적인 통증, 황달(p.201), 설사 증상이 나타날 수도 있다. 가끔 쓸개돌이 감염되어 쓸개염증이 생기기도 한다.

별다른 증상이 없는 쓸개돌증은 보통 치료하지 않는다. 가볍거나 어쩌다 한 번씩 나타나는 증상이 있다면 진통제를 먹고 저지방 식사를 하도록 권한다. 그러나 통증이 심하고 자주 증상이 나타난다면 일반적으로 제거 수술을 해야 한다.

쓸개염(담낭염)

쓸개에 염증이 생기는 질환이다. 쓸개에서 시작되는 주요 쓸개관을 따라 흐르는 쓸개즙이 쓸개돌로 인해 막혀서 증상이 갑자기(급성 쓸개염) 나타나는 편이다. 그리고 고인 쓸개즙은 쓸개를 자극해 감염이 일어난다. 드물지만 이 질환은 심각한 부상 같은 다른 요인으로 생기기도 한다.

주 증상은 오른쪽 윗배에서 오른쪽 어깨까지 이어지는 극심하고 지속적인 통증이다. 다른 증상에는 발열, 메스꺼움, 구토, 식욕상실, 복부 팽만이 있다. 치료는 보통 진통제와 항생제로 하지만, 쓸개를 제거하는 수술을 하는 경우도 있다.

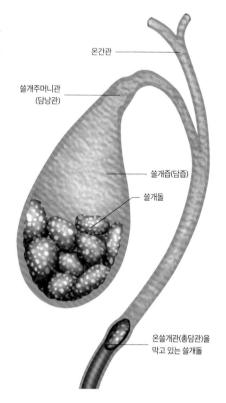

온쓸개관에 있는 쓸개돌
돌이 소장 앞부분으로 흘러가는 쓸개즙의 길을 막아서 황달이 나타날 수 있다. 돌 때문에 정체된 쓸개즙은 감염되어 쓸개관에 염증(쓸개관염, p.201)이 생기기도 한다.

온간관

쓸개주머니관
(담낭관)

쓸개즙(담즙)

쓸개돌

온쓸개관(총담관)을
막고 있는 쓸개돌

흡수불량

소장에서 영양분 흡수가 제대로 되지 않는 증상을 일컫는 일반 용어다. 요인은 다양한데, 낭포성 섬유증(p.194), 셀리악병(p.204), 크론병, 췌장염, 기생충 질환(편모충증, p.237), 장 손상 등이 있다. 장이나 위와 관련된 특정 약이나 수술 또한 원인이 될 수 있다. 공통적인 증상에는 체중 감소, 설사, 팽만감, 가스, 복통, 피로감, 힘빠짐이 있다. 심각할 경우 영양실조, 비타민이나 미네랄 결핍, 빈혈이 나타나기도 한다.

치료는 근본 원인이 있다면 이를 우선으로 두고 시작한다. 그리고 식단 조정이나 보충제를 처방하기도 한다.

과민성 대장 증후군(IBS)

과민성 대장 증후군은 특별한 질환 없이 간헐적인 복통과 변비, 설사 등의 증상이 오랜 기간 돌아가면서 나타나는 질환이다. 정확한 원인은 밝혀지지 않았지만 장의 비정상적인 수축을 원인으로 보고 있다. 그리고 특정 음식에 대한 민감성이 높아지는 것 또한 영향을 줄 수 있다. 일부는 몇 번의 위장염(p.196)을 앓으면서 생기기도 하며, 스트레스와 불안 역시 증상을 악화하는 요소다.

과민성 대장 증후군의 증상은 나타났다 사라지기를 반복하지만 보통 몇 년간 지속되는 편이다. 사람마다 다르게 발생하고 때마다 종류도 다르다. 대표적인 증상에는 복부 팽만감, 잦은 방귀, 그리고 배변이나 가스 분출 후 사라지는 복통, 설사나 변비, 점액변이 있다.

이 질환은 식단 변화, 규칙적인 운동, 스트레스를 줄이는 이완 운동 같은 자가 치료로 개선되기도 한다. 심하다면 특정 증상을 완화시키기 위해 약을 처방하기도 한다.

젖당못견딤증(유당분해효소 결핍증)

신체가 우유와 유제품에 있는 젖당(유당)과 천연당을 소화하지 못하는 질환이다. 보통 청소년이나 성인 때 나타나며 아프리카인, 아메리카 인디언, 아시아인, 유대인에서 흔히 볼 수 있다. 원인은 젖당을 분해하는 효소인 락타아제의 부족이다. 많은 인종이 보통 태어날 때는 효소의 수치가 높았다가 나이가 들면서 크게 떨어져서 젖당못견딤증이 생긴다.

증상은 우유가 함유된 제품을 먹은 지 몇 시간 이내에 방귀, 팽만감, 위경련, 설사, 구토 등으로 나타난다.

이 질환은 보통 평생을 가지만 무젖당 식단을 따르면 증상 발현은 피할 수 있다. 아니면 젖당 소화에 도움이 되는 보충제를 처방받기도 한다.

염증성 장 질환(IBD)

염증성 장 질환은 소장이나 대장에 지속적인 영향을 주는 질환을 통칭하는 용어다. 계속되는 설사 또는 피가 섞인 설사, 복통, 복부 팽만, 체중 감소, 피로감이 증상으로 나타난다.

크론병

장에 염증이 생기는 만성 질환이며, 소장 끝(돌창자)이나 잘록창자에 가장 잘 생긴다. 정확한 원인은 밝혀지지 않았지만, 면역 체계의 문제로 추측하고 있다.

일반적인 증상에는 설사, 복통, 발열, 체중 감소가 있고 가끔 피가 섞인 설사, 곧창자 출혈, 관절통, 눈 염증, 발진이 생기기도 한다. 증상은 간헐적으로 나타난다. 생길 수 있는 합병증에는 창자막힘과 흡수불량이 있다.

치료는 보통 약으로 염증을 가라앉히고 증상을 경감하는 식으로 진행된다. 장 일부를 절제하는 수술을 고려하는 경우도 있다.

궤양 잘록창자염(궤양성 대장염)

잘록창자와 곧창자에 염증이 생기고 궤양으로 발전하는 만성 질환이다. 정확한 원인은 아직 밝혀지지 않았지만, 자가면역 문제로 추측하고 있다.

증상은 몇 달에서 심지어 몇 년간 간헐적으로 나타나며, 어쩌다 한 번 또는 아예 증상이 없을 때도 있다. 증상에는 피나 점액, 고름이 섞이기도 하는 지속적인 설사, 위경련, 피로감, 식욕감퇴, 체중 감소, 때로는 발열과 복부 팽만 등이 있다.

치료는 코르티코스테로이드제와 면역억제제 같은 약물로 증상을 경감하고 병의 진행을 막는 것을 목표로 진행된다. 심하다면 수술로 장 일부를 제거하기도 한다.

대표적인 유형이 크론병(소화관 어디든 영향을 줄 수 있지만, 그중에서도 소장 끝부분이나 잘록창자에 많이 생김)과 궤양 잘록창자염(잘록창자와 곧창자에 영향을 줌)이다.

메켈 곁주머니(게실)

소장 끝부분에 튀어나온 작은 주머니(낭)다. 안은 비어 있으며 입구가 큰 주머니 모양을 하고 있다. 이 주머니를 선천적으로 가지고 있는 사람이 있다. 보통 건강상의 문제를 일으키지 않아 치료하지 않는 편이다.

주머니가 막히거나, 염증이 생기거나, 꼬이면 증상이 나타난다. 가장 공통적인 증상은 통증이 없는 곧창자 출혈이며, 갑자기 피가 다량으로 나오는 경우가 많아 즉시 수혈을 해야 한다. 염증이 생기면 아랫배에 통증을 유발할 수 있다. 때로는 곁주머니가 소장으로 말려들거나(창자겹침증) 꼬이는(창자꼬임, p.204) 현상이 발생하기도 한다.

염증, 창자겹침증, 창자꼬임은 장에 해당 부분을 절제하는 수술로 치료한다.

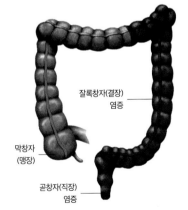

염증과 궤양 형성
궤양 잘록창자염에 걸리면 곧창자에서 잘록창자까지 다양한 범위에서 염증이 계속 발생한다. 때로는 막창자까지 염증이 생기기도 하는데, 이를 범대장염이라 부른다.

잘록창자(결장)
염증

막창자
(맹장)

곧창자(직장)
염증

셀리악병

소장 점막이 글루텐에 대한 역반응으로 인해 손상을 입으면서 생기는 질환이다. 참고로 글루텐은 밀, 보리, 호밀에 있는 단백질이다. 셀리악병은 글루텐에 대한 비정상적인 면역 반응이 원인이며, 가족력이 있다. 증상은 다양하지만, 다량의 설사, 냄새가 지독한 변, 복통, 복부 팽만, 잦은 방귀, 체중 감소가 나타나며, 때로는 발진이 계속 올라오기도 한다. 또한 흡수불량과 영양결핍, 빈혈이 생기기도 한다.

글루텐 프리 식단을 따르면 대개 증상이 빠르게(몇주 이내에) 사라진다. 증상이 재발하지 않도록 평생 이 식단을 지키도록 하자.

창자꼬임(장염전)

장이나, 드물지만 위가 꼬이면서 생기는 질환이다. 장에 있는 내용물이 지나가지 못해 막혀 있게 되어 심각한 상황이 될 수 있다. 그리고 해당 위장관으로 통하는 혈류가 막히는 위험도 있다. 이렇게 길이 막히면 이 부위에 괴사(조직 괴사)가 생겨 잠재적으로 생명을 위협할 수 있다. 보통 이 질환은 태어날 때 가지고 있거나, 장이나 위의 일부가 서로 유착되면서(상처난 조직 부위에 생김) 생길 수 있다.

극심한 위경련이 몇 번 일어난 후 구토를 하는 것이 대표적인 증상이다. 배는 경직되고(딱딱하게) 종종 팽만감을 느끼기도 하며, 변비가 생긴다. 보통 꼬인 장을 푸는 응급 수술을 한다.

탈장(헤르니아)

넙다리 탈장 | 식도열공 탈장 | 사타구니 탈장 | 넙다리 감돈탈장

보통 장에 많이 생기는 탈장은 장기의 일부가 튀어나온 상태를 말하며, 근육이나 주변 조직이 찢어지거나 약해져서 발생한다.

사타구니 탈장의 경우 장 일부가 사타구니로 비어져 나오면서 생긴다. 보통 남성에게 더 흔하며, 사타구니나 음낭에 튀어나온 부위가 눈에 띈다.

넙다리 탈장 또한 장이 사타구니로 새어 나올 때 생긴다. 보통 여성에게 잘 생기며 넓적다리 위쪽에 튀어나온 부위가 눈에 띈다.

식도열공 탈장은 위의 일부가 열공이라는 횡격막의 열린 부분으로 들어가 가슴 쪽으로 비어져 나오는 현상을 말한다. 보통 증상이 없다. 그러나 위식도 역류 질환(p.199)이 생기는 경우도 있는데, 이때는 속쓰림이나 삼킴 장애가 나타난다.

치료를 하지 않으면 창자막힘으로 진행되거나, 탈장된 조직으로 들어가는 혈류를 막거나(감돈탈장), 괴사가 일어날 수 있다. 대부분 수술로 완치된다.

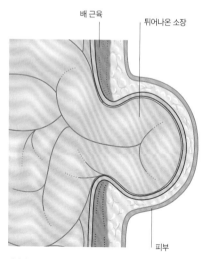

배 근육
튀어나온 소장
피부

탈장의 진행 과정
소장의 일부가 배벽에 있는 약한 근육을 뚫고 나오면서 외관상으로도 확연하게 튀어나온 부위가 보인다.

용종(폴립)

잘록창자 또는 곧창자 점막에 혹이 튀어나온 상태를 말하며, 대장 용종이나 잘록창자(또는 곧창자) 용종이라 부르기도 한다. 정확한 원인을 모르는 경우가 대부분이다.

용종은 보통 증상이 없어서 대장 내시경 같은 검사로 우연히 알게 되는 편이다. 설사나 변비, 혈변, 곧창자 출혈이 증상으로 나타난다. 용종 자체는 암이 아니지만, 일부는 암으로 진행될 수 있어서 검사 도중 발견하면 최소침습수술로 제거하는 편이다. 아주 드물지만, 잘록창자의 일부를 절제하기도 한다.

때로는 가족성 선종성 용종증이라는 유전 질환 때문에 다발성 용종이 생기기도 한다. 이것은 수백 개의 용종이 잘록창자 점막에 자라는 질환이며 대장암으로 진행될 확률이 매우 높다. 그래서 가족성 선종성 용종증을 앓는 사람은 잘록창자를 완전히 제거하는 수술을 고려하기도 한다.

창자막힘(장폐색)

소장이 부분적, 또는 완전히 막히는 원인은 매우 다양한데, 이를테면 종양, 감돈탈장, 흉터 조직, 창자꼬임, 창자겹침증(장 일부가 장 안쪽으로 말려 들어감), 크론병(p.203) 같은 장벽에 영향을 주는 질환이나 장벽에 있는 근육의 마비 등이 있다. 그리고 드물지만, 음식이나 변으로 막히거나, 쓸개돌증(p.202)과 물건을 삼켜 발생하기도 한다.

증상에는 복통, 복부 팽만, 구토가 있고 그 외에 가스나 변이 나오지 않는 경우도 있다. 치료는 수술로 막힌 부위를 뚫는 방식으로 보통 진행된다.

곁주머니(게실) 질환

곁주머니염

장벽에 작은 주머니(게실)가 생기는 질환이며, 이로 인해 증상과 합병증이 나타난다. 곁주머니증이라는 용어는 주머니가 올라온 상태를 의미하며, 이 주머니가 감염되어 염증이 생기면 곁주머니염이 된다. 위험 인자에는 흡연, 비만, 변비를 앓았던 경험, 가족력, 비스테로이드성 항염제(가령 이부프로펜) 사용이 있다.

곁주머니 질환은 보통 증상이 없지만, 복통이 생겼다가 배변이나 방귀 후에 괜찮아지는 현상이 나타날 수도 있다. 그 외에 간헐적인 설사나 변비, 때로는 곧창자 출혈이 생기기도 한다.

곁주머니염으로 진행되면 증상이 악화되어 극심한 왼쪽 아랫배 통증, 발열, 메스꺼움, 구토가 시작된다.

치료가 필요하다면 고섬유질 식사를 하고, 아세트아미노펜으로 치료한다. 보통 항생제만으로도 완치되지만 심할 경우 장의 해당 부위를 절제하는 수술을 하기도 한다.

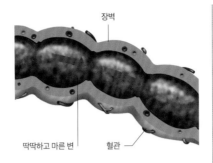

딱딱한 변
장벽에 있는 근육은 작고 단단하고 마른 변을 내보내기 위해 크고 부드러운 변을 대할 때보다 더 강한 수축 운동을 해야 한다.

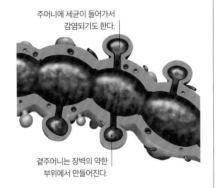

주머니 형성
누르는 압력이 커지면 장벽의 약한 부위에 곁주머니가 생길 수 있다. 그리고 이곳이 감염되면 염증이 발생한다.

배막염(복막염)

배에 있는 장기와 배벽을 둘러싸는 막인 배막에 염증이 생긴 현상을 말한다. 원인은 감염이며, 보통 막창자꼬리염, 파열된 위궤양, 곁주머니 질환 같은 다른 질환의 합병증으로 생긴다.

증상에는 갑자기 시작되는 극심하고 지속적인 복통, 발열, 복부 팽만, 메스꺼움, 구토가 있다. 이 질환은 생명을 위협할 수 있기 때문에 긴급하게 치료를 받아야 한다. 보통 감염을 없애는 약물을 쓰지만 심할 경우 근본 원인을 치료하기 위해 수술을 고려하기도 한다.

히르슈슈프룽병(선천성 거대 잘록창자)

대변을 내보내기 위해 장 근육이 수축하도록 조절하는 신경이 장 끝에는 없는 질환이다. 그 결과 대변이 축적되어 장이 막히게 된다. 선천성 질환이다. 출생 후 몇 주 안에 뚜렷하게 나타나는 증상은 변비, 팽만감, 구토, 식욕 저하, 저체중이 있다. 치료는 해당 부위를 제거 후 건강한 부위와 다시 접합하는 수술로 진행된다.

막창자꼬리염(충수염)

막창자꼬리에 염증이 생기는 질환이며, 극심한 복통을 느끼게 된다. 이 부위가 막히고 감염되면 고름이 차면서 부어오른다. 그리고 더 심해지면 막창자꼬리가 괴사하기 시작해 결국 터지게 된다. 감염된 내용물이 다른 곳으로 새어 나가면서 배막염을 일으킬 수 있다.

첫 증상은 보통 배꼽 주변이 약간 불편한 것이다. 그리고 점차 오른쪽 아랫배에 극심한 통증이 시작되며, 메스꺼움, 구토, 발열, 설사가 나타나기도 한다. 치료는 응급 수술로 막창자꼬리를 제거하는 방식으로 진행된다.

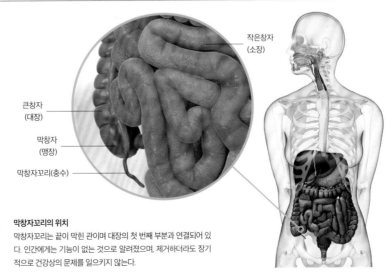

막창자꼬리의 위치
막창자꼬리는 끝이 막힌 관이며 대장의 첫 번째 부분과 연결되어 있다. 인간에게는 기능이 없는 것으로 알려졌으며, 제거하더라도 장기적으로 건강상의 문제를 일으키지 않는다.

곧창자염(직장염)

곧창자에 염증이 생기는 질환이다. 궤양 잘록창자염(p.203), 크론병(p.203), 아메바증(p.237), 주혈흡충증(흡충류 감염, p.238), 성병, 결핵(p.236) 같은 질환이 원인인 경우가 많고, 그 외에 아랫배 쪽에 방사선 요법을 했거나 곧창자에 삽입된 이물질로 인한 부상으로 생길 수 있다.

증상에는 피나 점액, 고름이 섞인 변, 배변 시 심해지는 곧창자 통증, 설사나 변비, 잦은 배변 신호가 있다. 성병으로 인한 곧창자염은 발열, 골반통이 증상으로 나타나기도 한다. 치료는 근본 원인에 따라 다르다.

일과성 곧창자 통증

곧창자에서 생기는 극심한 경련성 통증이며 특정 질환으로 유발되는 것은 아니다. 정확한 원인은 알 수 없지만, 항문 근육에서 일어나는 경련으로 인한 것으로 추측하고 있다. 일부의 경우 성관계, 배변, 변비, 스트레스, 월경이 유발 요인이 되어 통증이 나타나기도 한다.

통증은 갑자기 나타나며 몇 초에서 몇 분 정도만 지속된다. 대부분 한 번에 다발성으로 통증이 시작되었다가 사그라들고, 다시 시작되기 전까지는 전혀 아프지 않으며, 자주 통증이 발생하지 않는 편이다.

일반적으로 치료는 하지 않지만, 더 심각한 질환이 없는지 병원에서 검사해보는 것이 좋다. 증상 때문에 불편함을 느낀다면 통증을 완화하는 약을 처방하기도 한다.

항문-곧창자(직장) 농양

항문이나 곧창자에 있는 점액 분비샘이 세균에 감염되어서 항문 또는 곧창자 부위에 고름이 차게 된다. 농양은 곧창자 아주 깊숙이, 또는 항문 근처에 생길 수 있다. 크론병(p.203), 궤양 잘록창자염(p.203) 같은 염증성 장 질환이나 항문 성교 등이 원인이다.

농양이 생기면 항문 부위에 부종과 발적이 나타나고, 배변 시 항문 주변의 욱신거림이 더 심해지며, 곧창자에서 고름이 나오고, 때로는 열이 나기도 한다. 치료는 보통 수술로 농양을 빼내거나, 감염을 없애는 항생제와 통증을 경감하는 약을 처방하는 식으로 진행된다.

대장암
곧창자암(직장암)

잘록창자암(결장암)이라고도 하며, 곧창자나 잘록창자에 악성 종양이 생기는 질환이다. 곧창자암은 장 끝부분에 생긴다. 정확한 원인은 알려지지 않았지만, 위험 요소에는 붉은 고기나 가공육은 많이, 섬유질은 적게 섭취하고, 비만, 운동 부족, 흡연, 과도한 음주, 가족력, 궤양 잘록창자염이나 크론병 같은 특정 만성 염증성 장 질환을 앓았던 경험이 있다. 드물지만 용종(p.204)이 장에 대량 생기는 가족성 선종성 용종증이란 유전 질환 때문에 발생하기도 한다.

증상에는 배변 횟수 변화나 대변의 농도 변화, 계속되는 혈변, 지속적인 아랫배 통증, 팽만감, 불편함, 배변 후 장이 완전히 비워지지 않은 느낌, 식욕 저하가 있다.

치료는 암의 위치와 단계에 따라 달라지지만, 대부분 장의 해당 부위를 절제하는 수술로 진행되며, 때로는 항암화학 요법, 방사선 요법, 생물학적 제제(종양 크기를 줄이는 약) 치료를 병행하기도 한다. 일부 국가에서는 초기에 발견할 수 있는 선별 검사 방식을 갖추고 있다.

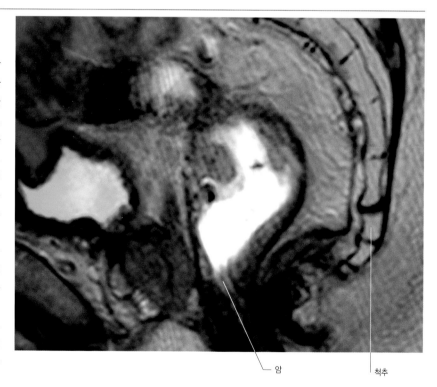

— 암   척추

대장암
이 자기공명영상(MRI) 사진을 보면 곧창자(장 가장 끝부분)에 있는 암을 확인할 수 있다. 암 덩어리를 강조하기 위해 인위적으로 색을 칠했으며 여기서는 보라색을 띠고 있다.

곧창자(직장) 탈출증

곧창자 점막이 항문 밖으로 비어져 나온 상태를 말한다. 보통 변비, 임신, 지속적인 기침 등으로 인해 배의 압력이 올라가면서 잘 발생한다. 여성과 노인에게 더 흔하게 나타나며, 골반기저근이 약한 사람은 재발할 가능성이 높다. 그리고 이 질환은 배변 훈련을 하는 아이들에게 일시적으로 나타나기도 한다.

주 증상은 항문 밖으로 덩어리가 나오는 현상이다. 처음에는 배변을 하려고 힘을 줄 때만 나왔다가 일어서면 사라진다. 그러나 시간이 지나면 계속 나와 있는 상태가 된다. 다른 증상에는 배변 시 불편함이나 통증, 항문 출혈과 점액질 분비가 있다. 나와 있는 부분이 크다면 변실금이 생길지도 모른다.

튀어나온 덩어리는 다시 집어넣으면 된다. 그리고 고섬유질 식사 같은 변비를 예방하는 방법으로 대부분 좋아질 수 있다. 그러나 때로는 곧창자를 제자리에 고정하는 수술을 고려하기도 한다.

치질

흔히 치핵이라고도 부르며, 곧창자 안이나 항문 주변에 있는 정맥이 부어오르는 질환이다. 변비나 설사, 비만, 임신 등으로 배변 시 힘을 많이 줄 때 배 압력이 높아지면서 잘 생긴다.

곧창자 안에 생기면 출혈이 발생해 대변이나 휴지, 변기 안에 선홍색 피가 비치기도 한다. 크기가 큰 내치질은 항문 밖으로 나올 수 있다. 보통 배변을 하면서 나오지만 대개 자연적으로 다시 들어가거나 손으로 넣으면 들어간다. 외치질은 항문 밖에 생긴다. 두 종류 모두 가려움, 압통, 통증을 유발하는 덩어리가 생긴다.

크기가 작으면 치료가 필요 없으며 임신 중에 생긴 경우에는 출산 후 대부분 사라진다. 고섬유질 식사 같은 생활방식으로 변비를 예방하고, 약국에서 파는 치질약을 쓰면 나아진다. 그러나 증상이 심하다면 치질에 고무밴드를 묶어서 저절로 떨어지게 하는 고무밴드 결찰술을 진행하거나 수술을 하기도 한다.

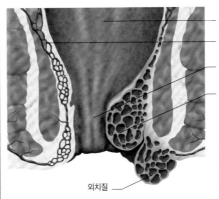

곧창자(직장)
정맥망
항문관
내치질

외치질

치질
왼쪽 정맥은 정상이지만, 오른쪽에 있는 정맥은 부어올라 곧창자 끝에 있는 항문관(내치질)으로 튀어나오거나 항문 바깥쪽(외치질)으로 나온다.

치열(열항)

항문관의 점막이 찢어지거나 항문관에 궤양이 생기는 질환이다. 변비로 인해 딱딱하고 마른 변을 내보내다 손상을 입으면서 잘 발생한다. 또한 임신 중이나 출산 후에도 흔하게 나타난다. 드물지만 크론병(p.203), 궤양 잘록창자염(p.203) 같은 염증성 장 질환이나 항문 조임근이 비정상적으로 팽팽한 경우 생기기도 한다.

주 증상에는 배변 시 극심한 통증, 혈변(대변이나 휴지, 변기에 선홍색 피가 비침)이 있다. 치열은 대부분 몇 주면 자연적으로 낫는다. 고섬유질 식사 등으로 변비를 예방하고 통증을 줄이는 진통제를 먹으면 회복에 도움이 된다. 하지만 효과가 없다면 수술을 고려해야 할 수도 있다.

치루(항문샛길)

치루는 항문관 안쪽과 항문 주변 피부를 잇는 비정상적인 터널이다. 대부분 알 수 없는 이유로 항문 벽에 농양이 생기고 제대로 낫지 않으면서 발생하는 질환이다. 때로는 크론병(p.203), 궤양 잘록창자염(p.203), 대장암 같은 장 질환이 원인이 되기도 한다.

증상에는 항문 주변 피부에서 분비되는 고름, 자극, 부종, 발적, 변에 피나 고름, 항문 주변의 지속적이며 욱신거리는 통증이 있으며, 일부의 경우 발열과 변실금이 나타나기도 한다.

자연적으로 낫는 경우가 잘 없어 보통 수술로 치료한다.

항문암

항문이나 항문관에 생기는 암은 드물며 원인도 알려져 있지 않다. 다만 인체 유두종 바이러스(HPV) 감염과 연관성이 있으리라 추측하고 있다. 이 바이러스는 음부 사마귀(p.218)를 유발하며 자궁목암(p.215) 발병과도 관계가 있다.

증상은 항문 출혈, 항문 주변 가려움과 통증, 잦은 배변 욕구나 변실금, 항문에서 분비되는 점액, 항문 안이나 주변에 생기는 혹이 있으며, 서서히 나타난다.

일반적인 치료는 항암화학 요법과 방사선 요법을 병행해 진행된다. 이 방식이면 대부분 종양의 크기가 줄어들기 때문에 수술은 하지 않는다. 그러나 효과가 없다면 수술로 항문과 곧창자의 일부를 절제해야 할 수도 있다.

비뇨기와 생식기 질환

콩팥돌(신장 결석)

신결석이라고도 한다. 탈수, 고단백과 저섬유질 식단, 특정 약과 관련이 있으며, 통풍, 부갑상샘 기능 항진증(부갑상샘의 과잉 활동), 콩팥 질환, 요로 감염증 등의 다양한 질환도 영향을 줄 수 있다.

돌의 크기가 작다면 알아채기도 전에 소변으로 빠져나갈 수 있지만, 크기가 크거나 요관에 돌 조각이 들어간다면 극심한 등 통증, 메스꺼움, 구토, 소변을 자주 보고, 배뇨통이 나타나고 때로는 소변에 피가 섞여 나오기도 한다.

크기가 작은 돌은 약으로 증상을 경감하고 수분을 많이 마셔 돌이 체외로 나오게 유도한다. 크기가 크다면 충격파로 돌을 잘게 깨서 소변으로 나오게 해야 한다. 아니면 수술로 돌을 깨거나 제거하기도 한다.

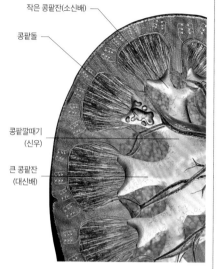

작은 콩팥잔(소신배)
콩팥돌
콩팥깔때기
(신우)
큰 콩팥잔
(대신배)

콩팥돌 생성
돌은 콩팥에서 소변이 모이는 곳이면 어디든 생길 수 있다. 큰 돌은 콩팥잔과 콩팥깔때기(신우)에서 생긴다. 돌은 보통 자라는 속도가 느려서 때로는 생기는 데 몇 년이 걸리기도 한다.

콩팥(신장) 감염

콩팥도 세균에 감염될 수 있다. 세균은 요도(소변을 밖으로 내보내도록 연결된 관)를 통해 요로로 들어와 방광과 요관을 지나 콩팥으로 들어갈 수 있다. 그러면 콩팥에 염증(깔때기콩팥염, 신우신염)이 생기게 된다.

증상은 보통 극심한 허리 통증(보통 한쪽에만 생김), 발열, 메스꺼움, 구토, 소변을 자주 보고, 배뇨통이 갑자기 나타나며, 소변 색은 탁하고 피가 섞여 있으며 냄새가 독할 수도 있다.

치료를 하지 않으면 깔때기콩팥염은 패혈증(p.234)이나 콩팥 손상 같은 합병증을 유발할 수도 있다. 아세트아미노펜으로 통증을 완화하고 감염의 원인인 세균을 없애는 항생제를 복용해서 바로 치료하면 대부분 2주면 회복된다.

콩팥(신장) 낭종

콩팥 낭종은 콩팥 외막에 생긴 체액이 찬 주머니다. 하나, 또는 그 이상이 생기기도 하며 한쪽이나 두 쪽에 모두 생길 수 있다. 신장 낭종은 흔하게 생기며, 특히 50대 이상에서 자주 볼 수 있지만 정확한 원인은 밝혀지지 않았다. 이 낭종은 암이 아니며 증상도 나타나지 않는 편이다. 드물지만 소변에서 피가 나오거나, 낭종이 커지면서 주변 조직을 눌러 등 통증을 유발하는 경우가 있다.

치료는 보통 필요하지 않지만, 통증을 유발한다면 주사기로 빼내거나 수술로 제거하기도 한다.

콩팥기능상실(신부전)

콩팥이 제대로 기능하지 않아 체내에 노폐물과 수분이 쌓여 신체의 화학적 균형을 저해하는 질환이다. 갑자기 나타날 수도(급성 콩팥기능상실) 있고 좀 더 천천히(만성 콩팥기능상실) 생기기도 한다.

급성 콩팥기능상실은 감염, 탈수, 저혈압이나 심장 기능상실(p.181) 같은 심장 질환, 특정 약이나 독소로 인한 영향, 비뇨기관 질환으로 생긴다. 증상에는 메스꺼움, 구토, 극도로 줄어든 소변량, 등 통증, 체내 수분 축적, 졸림, 정신 착란이 있다.

치료하지 않으면 생명이 위태로울 수도 있다. 치료는 근본 원인에 따라 다르지만 보통 정맥 주사로 수액을 공급하고 심하면 투석을 하기도 한다.

만성 콩팥기능상실(신부전)

두 콩팥의 기능이 점진적으로 상실하는 질환이다. 보통 고혈압, 당뇨병(p.219), 콩팥 감염이 원인인 경우가 많고, 전립샘 비대(p.212)같이 소변의 배출이 원활하지 않은 상태가 지속되는 경우도 원인이 될 수 있다. 또는 장기간 특정 약을 복용했거나 뭇주머니콩팥병(다낭성 신종)이라는 유전 질환 때문에 생기기도 한다. 만성 콩팥기능상실 증상에는 피로감, 힘빠짐, 메스꺼움, 가려움, 혈뇨, 발목이나 발 또는 손 부종이 있지만, 어느 정도 병이 진행될 때까지 증상이 거의 없다. 치료는 근본 원인을 치료하는 방식으로 진행된다. 심각할 경우 투석 또는 신장 이식을 해야 할 수도 있다.

콩팥암(신장암)

대부분 콩팥에서 생기지만, 드물게 다른 곳에 있던 암이 전이되어 생기기도 한다. 초기에는 증상이 없으며 나중에는 혈뇨, 등이나 옆구리 통증, 잦은 배뇨통, 체중 감소가 나타난다. 콩팥암 역시 뼈나 폐 같은 다른 장기로 전이될 수 있다.

주 치료는 수술로 해당 콩팥의 부분이나 전체를 제거하는 방식으로 진행되며, 때로는 요관과 방광 일부를 절제하기도 한다. 다른 치료법에는 방사선 요법, 색전술(암으로 공급되는 혈액 공급 차단), 온열 요법이나 냉동 요법으로 암세포 파괴, 생물학적 제제(암세포가 더 자라거나 퍼지는 것을 예방하는 약) 등이 있다.

방광 감염
간질성 방광염(방광통증 증후군)

방광의 점막에 염증이 생기는 질환이며, 방광염이라 부르기도 한다. 여성에게 더 흔하게 나타나고 원인은 보통 세균 감염이다. 남성은 요로 질환 때문에 잘 발생한다. 그 외에 간질성 방광염이라는 종류도 있으며 정확한 원인은 아직 밝혀지지 않았다.

모든 종류의 방광염은 증상이 비슷한데, 배뇨통, 잦고 급박한 요의, 잔뇨감이 있다. 간질성 방광염은 또한 배꼽 아래가 매우 아프고 혈뇨가 나온다. 감염으로 인한 방광염은 발열, 아랫배나 허리 통증을 유발하기도 한다.

증상은 무가당 크랜베리 주스나 물 같은 수분을 많이 섭취하면 가라앉는다. 세균 감염이라면 항생제를 처방한다. 간질성 방광염 치료는 특정 원인에 따라 달라지기 때문에 약물, 물리치료, 배뇨 훈련(소변을 참는 훈련) 등 다양한 방법을 쓴다. 일부의 경우 수술을 고려하기도 한다.

요로 감염증(UTI)

요로 감염증은 요로의 모든 곳 - 신장, 방광, 요관, 요도(방광과 외부를 잇는 관) - 에서 발생하는 감염을 일컫는 용어.

콩팥(신우신염)과 방광(방광염)에 생기는 감염의 원인은 보통 세균이다. 요도 감염(요도염)은 임질(p.218)처럼 성관계로 전염되어 잘 생기지만, 다른 원인이 있기도 하다. 다양한 요인이 요로 감염 발병률을 높이기도 하는데, 여기에는 콩팥돌, 방광돌(p.210), 당뇨병(p.219), 방광이 완전히 비워지지 않음, 낮은 면역력 등이 있고, 남성은 전립샘 비대(p.212) 역시 원인이 될 수 있다.

치료는 보통 항생제로 하며, 진통제를 복용하고, 수분을 많이 마셔 증상을 완화할 수 있다.

요실금(소변찔끔증)
과민성 방광 | 복압성 요실금 | 완전 요실금 | 절박성 요실금

소변이 무의식적으로 나오는 질환이며, 종류가 다양하다. 대표적으로는 다음과 같다. 1) 복압성 요실금. 방광에 압력(가령 기침이나 재채기)을 가하면 소변이 샌다, 2) 절박성 요실금. 갑자기 요의가 느껴지고 바로 소변이 샌다, 3) 과민성 방광. 요의를 자주, 급하게 느끼며, 야간뇨가 있어 밤에 자주 깬다, 4) 완전 요실금. 방광 조절 능력이 전혀 없다.

요실금의 원인은 다양한데, 여기에는 배뇨를 조절하는 근육이 약해졌거나 손상을 입었거나 과하게 움직이는 경우, 요로 감염 같은 여러 가지 질환, 신경계 질환, 방광돌, 특정 약물 복용이 있고, 남성이라면 전립샘 비대로도 생길 수 있다. 그리고 단순히 카페인이나 알코올을 많이 섭취해서 발생하기도 한다.

치료법은 종류와 원인에 따라 다르다. 보통 생활방식 개선, 골반기저근 운동으로 배뇨와 관련된 근육 강화, 배뇨 훈련(소변을 참는 훈련), 약물 처방을 하지만, 때로는 수술을 진행하기도 한다.

복압성 요실금
복압성 요실금은 요도조임근과 골반기저근이 약해서 생긴다. 방광을 누르는 압력이 높아지면 근육이 이를 충분히 잡아줄 만큼 탄탄하지 않다.

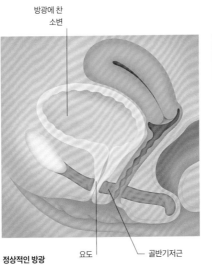

방광에 찬 소변

정상적인 방광 · 요도 · 골반기저근

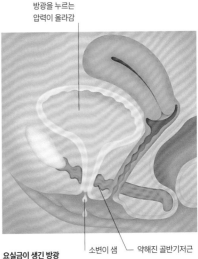

방광을 누르는 압력이 올라감

요실금이 생긴 방광 · 소변이 샘 · 약해진 골반기저근

소변정체(요폐)

범람형 요실금

방광을 완전히 또는 전혀 비울 수 없는 상태를 말한다. 갑자기(급성 소변정체) 생길 수도 있고 천천히(만성 소변정체) 나타나기도 한다. 만성 소변정체의 경우 소변 방울이 조금씩 떨어지는 범람형 요실금이 생길 수도 있다.

남성은 전립샘 비대증(p.212), 포경(포피로 덮임), 좁아진 요도가 원인인 경우가 많다. 여성은 자궁에 근종(양성 종양이 자람, p.215), 임신 중에 태아가 자라면서 요도를 누르는 경우에 생긴다. 그리고 성별에 상관없이 변비(p.196), 방광돌, 방광 종양 때문에 발생하기도 한다. 그 외에도 척추 부상, 다발성 경화증(p.171), 당뇨병(p.219), 수술 후 또는 일부 약물의 부작용으로 나타나기도 한다.

치료는 근본 원인에 따라 달라지지만, 급성 소변정체는 축적된 소변을 빼내는 치료를 바로 해야 한다.

방광암

방광에서 생기는 암은 대부분 방광 벽의 점막에서 자라지만 방광 근육과 다른 세포에서 생기기도 한다. 이 종양은 고무, 섬유, 인쇄 공장에서 발암물질에 노출되어 작업하는 근로자, 남성, 흡연가, 방광돌이나 주혈흡충으로 인해 지속적으로 방광에 자극을 받는 사람이 잘 걸린다.

초기에는 대개 무증상이지만, 시간이 지나면서 혈뇨, 배뇨 장애, 체중 감소가 증상으로 나타난다. 큰 종양은 소변정체를 유발하기도 한다.

치료를 하지 않으며 암세포가 다른 곳으로 전이될 수 있다. 치료에는 수술, 항암화학 요법, 방사선 요법이 있으며, 모두를 병행해서 쓰기도 한다.

방광돌(방광 결석)

방광을 완전히 비우지 못해(소변정체) 방광 내부에 생긴 단단한 미네랄 덩어리다. 아니면 방광염이 자주 재발하거나, 통풍(p.159)처럼 신체 화학작용에 특별한 문제가 있는 사람에게 잘 생긴다. 작은 돌은 증상이 없으며 소변으로 알아서 빠져나오는 경우가 많다. 크기가 크다면 통증을 유발하고 소변을 볼 때 어려움을 겪기도 하고 요의를 자주, 때로는 급하게 느낀다. 혈뇨가 나오기도 한다. 치료는 일반적으로 수술로 진행된다.

고환-부고환염

부고환염 | 고환염

부고환(고환 뒤쪽을 따라 꼬불꼬불 이어진 관이며 고환에서 나온 정액을 보관한다. 정액은 정관(수정관)을 지나간다)과 고환에 염증이 생겨, 고환 뒤쪽이 붓고 통증이 생기는 질환이다. 심할 경우 음낭에 부종, 발적, 극심한 통증이 발생하기도 한다. 증상은 보통 한쪽에만 나타난다. 부고환에만 영향을 주는 염증을 부고환염이라 하고, 고환

고환꼬임

각 고환은 음낭 속 정삭에 매달려 있으며, 정삭에는 혈관과 정관(정자를 각 고환으로 옮기는 관)이 있다. 고환꼬임은 고환이 돌아가면서 정삭이 꼬인 형태를 말하며, 비틀린 정삭으로 인해 고환으로 들어가는 혈류가 막혀 통증이 생긴다. 보통 한쪽 고환에만 나타나며, 때로는 격렬한 활동 후에 생기기도 하지만 특별한 이유 없이 발병하기도 한다.

증상에는 음낭통, 고환 부종, 음낭 발적, 메스꺼움, 구토가 있으며, 갑자기 나타난다. 바로 치료 하지 않으면 고환이 영구 손상될 수도 있다. 치료는 수술로 진행된다.

부고환 낭종

부고환(고환 뒤쪽을 따라 꼬불꼬불 이어진 관이며 고환에서 나온 정액을 보관함)에 체액이 찬 주머니가 생겨난다. 건강상 문제를 일으키지 않으며, 보통 두 개의 고환에 생긴다. 중년 이상의 남성에게 흔하게 발견된다. 보통 통증이 없고 치료도 필요 없다.

때로는 커지면서 불편해지기도 하고, 아주 드물지만 꼬이면서 통증(부고환 낭종의 뒤틀림이라 부른다)이 생기기도 하는데 이런 경우에는 수술을 하기도 한다.

의 염증은 고환염이라 부른다. 고환염이 생기면 한쪽 또는 양쪽 고환이 붓고 아프며, 열이 나고, 메스꺼움과 구토가 나타난다.

고환-부고환염, 부고환염, 고환염은 보통 클라미디아(p.218), 비임균성 요도염(p.218), 요로 감염증(p.209) 같은 성병으로 많이 발생한다. 드물지만 결핵(p.236) 등의 균이 혈류를 타고 옮겨와 전염되는 경우도 있다. 치료는 약물로 한다.

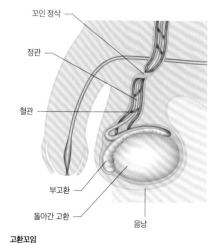

꼬인 정삭

정관

혈관

부고환

돌아간 고환

음낭

고환꼬임
정삭이 꼬이고, 고환이 다른 위치로 가게 되면 음낭의 원래 형태 또한 변형될 수 있다.

고환암

고환에 생기는 악성 종양은 젊은 남성과 중년 남성에게 흔하게 생기는 종류이지만, 전체 암 발병률로 따져 보면 낮은 축에 속한다. 위험 요소에는 잠복 고환과 가족력이 있다.

종양은 보통 한쪽에만 생기며, 해당 고환에 딱딱하고 통증이 없는 혹이 생기고, 고환의 모양과 질감이 변형되며, 음낭에 둔한 통증, 음낭에 묵직한 느낌이 나타난다. 때로는 해당 고환에 날카로운 통증이 생기거나 음낭에 체액이 차서 눈에 보일 정도로 붓기도 한다. 더 진행되면 암세포는 림프절이나 폐 같은 다른 장기로 전이될 수도 있다.

치료는 해당 고환을 제거하는 수술로 진행된다. 그리고 항암화학 요법과 방사선 요법을 병행한다. 이미 다른 곳으로 전이되었을 경우 이차암을 치료하기 위해 추가적인 방법을 써야 한다.

음낭수종(물음낭증)

각 고환을 부분적으로 둘러싸고 있는 이중막에 체액이 축적되면서 음낭이 붓는 질환이다. 만지면 부드럽고 통증은 없다.

보통 신생아와 노인에게 가장 많이 생긴다. 뚜렷한 원인이 없는 경우가 대부분이지만, 고환 감염, 염증, 부상 또는 드물지만 고환암으로 생기기도 한다.

신생아 때 생긴 음낭수종은 보통 자연적으로 사라진다. 어린이나 어른의 경우 음낭수종이 크거나 건강상의 문제를 일으킨다면 주사로 체액을 빼내는 치료를 한다. 또한 근본적인 원인이 따로 있다면 이를 치료하기도 한다.

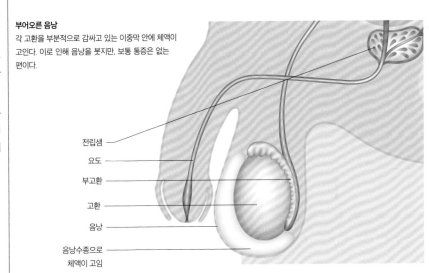

부어오른 음낭
각 고환을 부분적으로 감싸고 있는 이중막 안에 체액이 고인다. 이로 인해 음낭을 붓지만, 보통 통증은 없는 편이다.

전립샘
요도
부고환
고환
음낭
음낭수종으로
체액이 고임

덩굴(정계) 정맥류

음낭에 있는 여러 정맥이 붓고 커진 - 하지 정맥류 - 현상을 말한다. 고환에서 혈액을 옮기는 정맥의 밸브가 느슨해져서 혈액이 새는 것이 원인이다. 그러나 새는 이유는 뚜렷하게 나타나지 않는 편이다. 가장 흔하게 생기는 부위는 음낭의 왼쪽이다.

증상은 보통 뚜렷하지 않지만, 있다면, '지렁이가 가득한 가방' 같은 형태로 부어오르고 음낭이 쑤시는 정도다. 정맥류가 생긴 음낭은 또한 정상 음낭보다 아래로 처지며, 불임을 유발하기도 한다.

작고 통증이 없는 덩굴 정맥류는 보통 자연적으로 없어지지만, 크고 불편함을 주거나 생식력에 영향을 준다면 수술로 부은 정맥을 묶는 수술을 진행하기도 한다.

발기부전

발기하거나 발기 후 유지하지 못하는 상태를 말한다. 스트레스, 피로, 우울, 인간관계 등의 심리적 원인 때문일 수도 있다. 신체적인 문제에는 죽상경화증(혈관이 좁아짐), 당뇨병(p.219), 또는 다발성 경화증(p.171) 같은 신경계 문제 또는 척수 손상 등이 있다. 일부 약물의 부작용이나 과음도 문제가 될 수 있다. 또는 수술 - 전립샘 수술 등 - 중 음경에 연결된 신경이 손상을 입어서 발생할 수도 있다.

치료는 원인에 따라 달라지지만 보통 상담이나 심리 치료, 생활방식 변화, 약물, 발기에 도움이 되는 기구 사용 등으로 진행되며, 드물지만 수술을 하기도 한다.

전립샘염

전립샘에 염증이 생기는 질환이다. 갑자기 심각한 증상(급성 전립샘염)이 나타나기도 하고 좀 더 천천히(만성 전립샘염) 진행되기도 한다. 급성 전립샘염은 감염이 원인이며 주로 세균이 일으킨다. 만성은 뚜렷한 원인이 없는 경우가 대부분이다. 30~50대 남성이 잘 걸리는 질환이다.

급성 전립샘염 증상에는 발열과 오한, 음경 부위와 허리 통증, 배변통, 잦은 절박뇨, 배뇨통이 있다. 만성은 음경 부위와 고환, 사타구니, 골반, 등에 통증과 압통이 생기며, 그 외에 사정 시 통증, 피가 섞인 정액, 소변을 자주 보고, 배뇨통이 나타나기도 한다.

두 종류 모두 약물로 치료한다. 완치까지 시간이 좀 걸리며 자주 재발하는 경향이 있다.

전립샘 비대증

전립샘 비대는 염증(전립샘염, p.211), 전립샘암, 양성 전립샘 비대증(BPH) 등의 원인으로 생긴다. 양성 전립샘 비대증이 생기면 소변을 자주 보거나, 소변이 바로 나오지 않거나, 소변 줄기가 약해지거나, 소변을 본 후에도 소변 방울이 조금씩 떨어지거나, 방광이 완전히 비워지지 않은 느낌이 든다. 때로는 소변이 나오지 않아 빠르게 통증이 생기기도 한다. 이럴 경우 바로 병원에 가서 고인 소변을 빼내야 한다.

증상이 가볍다면 카페인과 알코올 줄이기, 저녁에 수분 섭취 줄이기, 요의를 느낄 때 바로 화장실 가기, 하루에 4~6시간마다 규칙적으로 소변 보기, 건강한 식단, 활동량 증가 같은 방식으로 생활 습관을 바꾸면 좋아진다. 하지만 상태가 심하면 전립샘을 줄이거나 소변을 원활하게 볼 수 있도록 약물치료를 받아야 한다. 이마저도 효과가 없다면 수술을 고려해야 할 수도 있다.

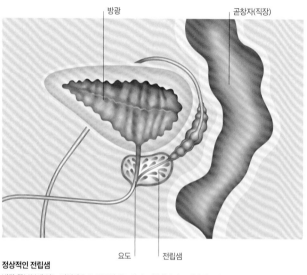

정상적인 전립샘
방광 끝부분에 있는 전립샘은 요도를 감싸고 있다. 전립샘에서는 전립샘 분비액을 내보내는데, 이 액은 정액의 일부로 사정할 때 나온다.

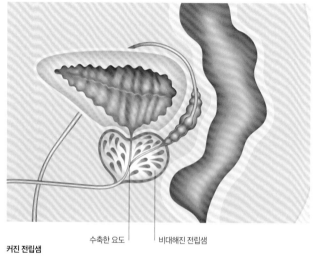

커진 전립샘
전립샘의 크기가 커지면서 요도가 수축하고 소변의 흐름이 원활하지 않다. 결국 소변 줄기가 약해지고, 소변을 본 후에도 소변이 뚝뚝 떨어지며, 잦은 요의를 느끼게 된다.

전립샘암

전립샘암은 주로 중년 이상의 남성들에게서 잘 생기며 커지는 속도는 느리고 그리 치명적이지 않은 경우가 많다. 정확한 원인은 밝혀지지 않았지만, 가족력이 있거나 아프리카-카리브계, 아프리카계 후손이 더 잘 걸리는 것으로 알려져 있다. 암 덩어리가 요도를 누를 때까지는 증상이 거의 나타나지 않으며, 크기가 커지면 소변을 자주 보고, 약한 소변 줄기, 잔뇨감 같은 증상을 유발한다.

치료는 암의 단계와 환자의 나이, 건강 상태, 환자의 요구에 따라 달라진다. 일부는 별다른 치료 없이 관찰만 하기도 한다. 치료를 해야 한다면 수술, 방사선 요법, 항암화학 요법, 호르몬 요법을 통해 암의 진행 속도를 늦추는 방식으로 진행된다.

여성형 유방

성인 남성 또는 어린 소년들에게 생기는 양성 종양이며, 한쪽이나 양쪽 가슴이 커지는 증상이 나타난다. 주원인은 여성 호르몬인 에스트로겐(남성에게도 자연적으로 생성되지만, 보통 소량만 분비된다)의 과다 생성이다. 모체의 호르몬 영향으로 태어날 때 가지고 있거나 청소년기에 흔하게 발생할 수 있는데, 이런 경우는 가볍고 일시적이다. 나이가 든 후에는 비만으로 인해 지방세포가 생성하는 에스트로겐 양이 증가하면서 가슴이 커지기도 한다. 또는 일부 약품, 만성 간 질환, 호르몬 분비로 인한 고환 종양이나 뇌하수체 종양 때문에 생기기도 한다.

치료는 원인에 따라 다르다. 특별한 원인이 없다면 과한 가슴 조직을 제거하는 수술을 진행하기도 한다.

월경전 증후군(PMS)

월경전 긴장 증후군이라 부르기도 한다. 많은 여성이 생리가 시작되기 1주일 정도 전에 월경전 증후군을 경험하며, 이때는 신체적·정신적 증상이 함께 나타난다. 정확한 원인은 밝혀지지 않았지만, 호르몬 수치의 변화와 관계가 있으리라 추측한다.

증상은 사람마다, 그리고 주기마다 다르다. 또한 일상생활에 지장을 줄 정도로 심할 때도 있다.

치료에는 생활방식 변화, 이완 운동, 증상을 완화하는 약, 심리 치료, 경구용 피임약 같은 호르몬 요법이 있으며, 한 가지 치료법으로 계속해서 좋은 효과를 거둘 수 없는 경우가 많다.

난소 낭종

난소 낭종은 난소에 생긴 체액이 가득 찬 주머니다. 낭종의 종류에는 몇 가지가 있는데, 그중에서 가장 흔한 것이 여포(난자가 자라는 공간)나 황체(난자가 배출된 후 남은 빈 여포)에서 생기는 것이다. 그 외에 피부모양 기형낭종(유피낭종)과 낭선종이 있으며, 크기가 매우 커질 수 있다. 다낭성 난소 증후군은 다른 대표적인 특징과 함께 다발성 난소 낭종이 자라는 질환이다.

낭종은 대개 증상이 없지만, 복부 불편함, 성교통, 생리가 불규칙해지는 경우도 있다. 때로는 낭종이 파열되거나 꼬여서 극심한 복통, 메스꺼움, 발열 같은 증상이 발생하기도 한다. 그리고 드물게 암으로 진행되기도 한다.

낭종은 대부분 별다른 치료 없이 자연스럽게 사라진다. 하지만 크거나, 파열되었거나, 꼬였거나, 암세포로 변했다면 수술로 제거해야 한다.

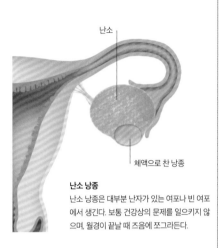

난소 낭종
난소 낭종은 대부분 난자가 있는 여포나 빈 여포에서 생긴다. 보통 건강상의 문제를 일으키지 않으며, 월경이 끝날 때 즈음에 쪼그라든다.

다낭성 난소 증후군

뭇주머니 난소 증후군이라고도 한다. 다낭성 난소 증후군은 다발성 난소 낭종, 높은 남성 호르몬 수치(여성에서도 분비되지만, 일반적으로는 소량만 나옴)와 함께 다모, 불규칙한 생리, 난임 같은 다른 특징들로 대표되는 질환이다. 정확한 원인은 아직 밝혀지지 않았다.

증상에는 생리불순 또는 무생리, 얼굴이나 가슴, 등, 엉덩이에 다모증, 모발이 가늘어짐, 여드름, 체중 증가가 있다. 다낭성 난소 증후군은 당뇨병, 고혈압, 심장병, 자궁암(p.214)의 발병 위험을 높인다.

치료는 약물로 다모증, 생리불순, 난임 같은 증상을 개선하는 방식으로 진행된다. 임신을 원하고, 약물치료가 효과가 없다면, 수술을 고려하기도 한다.

난소암

폐경기 이후의 여성에게 주로 생기는 질환이다. 정확한 원인은 아직 밝혀지지 않았지만, 난소 낭종이 암으로 발전한 사례가 자주 발견되었다. 출산 경험이 없는 여성, 난소암이나 유방암 가족력이 있는 여성에게 더 흔하게 나타난다.

이 질환은 보통 어느 정도 진행될 때까지 증상이 없다. 주 증상에는 복부 팽만과 불편함, 소변을 자주 보고, 그리고 드물지만 부정 출혈이 발생한다. 치료하지 않으면 간이나 폐 같은 다른 장기로 퍼질 수 있다.

기본 치료는 수술로 암 덩어리를 제거하고 항암화학 요법을 하는 것이다. 그러나 어느 정도 진행될 때까지 알아채지 못하는 경우가 많아 완치가 어려운 편이다.

배란통

일부 여성은 배란이 시작되면 아랫배, 특히 한쪽 아랫배에 통증을 느낀다. 지속시간은 몇 분에서 몇 시간 정도이지만, 때로는 하루에서 이틀까지 지속되기도 한다. 피가 살짝 비치기도 한다. 증상은 보통 약국에서 구매한 진통제면 완화된다. 심하다면 경구용 피임약으로 배란을 억제해 통증을 없애는 방법을 권하기도 한다.

골반염(PID)

골반염은 난소, 나팔관, 자궁, 자궁목 같은 여성 생식기관의 위쪽에 생기는 염증이다. 원인은 보통 성관계로 옮는 감염이 대부분이지만, 때로는 유산, 낙태, 분만 후에 생기기도 한다. 자궁 내 장치(IUD, 보통 코일이라 알려져 있다) 삽입 또한 골반염을 유발하기도 한다.

증상이 없는 경우도 있고, 증상이 나타난다면 아랫배 통증, 발열, 비정상적인 질 분비물, 생리량 증가, 생리통, 길어진 생리주기, 성교통이 생긴다. 급성 골반염은 극심한 통증, 메스꺼움, 구토를 유발하기 때문에 바로 병원에 가야 한다. 이 질환은 난임과 자궁외임신(p.217)이 될 확률을 높인다.

치료는 항생제와 진통제를 사용해서 증상을 완화하는 방식으로 진행된다. 완치될 때까지 관계도 삼가는 게 좋다. 최근까지 관계를 맺은 사람 또한 검사를 받아서 감염이 되었는지 확인해보도록 하자.

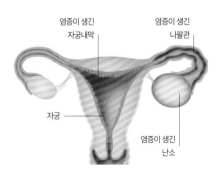

염증이 주로 생기는 부위
염증은 난소, 나팔관, 자궁내막(자궁 안에 있는 막) 등 생식기관의 다양한 부위에 생길 수 있다.

자궁내막증

자궁의 안쪽 면을 둘러싼 조직이 난소, 나팔관, 질, 자궁목, 방광, 장 같은 다른 기관에서 발견되는 질환이다. 정확한 원인은 아직 밝혀지지 않았다. 증상이 없는 경우도 있지만, 생리량 증가, 생리통, 배나 아랫배 통증, 배변통이 증상으로 나타날 수 있다.

치료는 진통제 같은 약물로 증상을 완화하거나, 호르몬 요법을 쓰기도 하고, 수술로 해당 기관의 조직이나 일부 또는 전체를 제거하기도 한다.

자궁암

대부분 자궁내막에 처음 생긴다. 정확한 원인은 밝혀지지 않았으며, 위험 요소에는 비만, 에스트로겐만 사용한 호르몬 대체 요법, 출산 경험이 없음, 당뇨병과 다낭성 난소 증후군 같은 특정 질환이 있다.

폐경기 이전의 여성에게 나타나는 증상에는 평소보다 늘어난 생리량, 생리가 끝나거나 관계 후 질 출혈이 있다. 폐경 후 여성의 경우 질 출혈(소량에서부터 많은 양까지 다양)이 나타날 수 있다.

치료는 보통 수술로 자궁을 제거한다(자궁 절제술). 방사선 요법 또는 항암화학 요법을 병행하기도 한다.

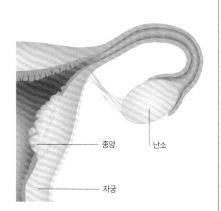

자궁 종양
자궁암은 대부분 자궁의 안쪽을 둘러싼 자궁내막 세포가 자궁 안에서 종양으로 자라서 발생한다.

종양 · 난소 · 자궁

자궁 탈출증과 질 탈출증

자궁이나 질을 받치는 조직이 약해지거나 늘어나서 하나 또는 두 장기가 제자리를 벗어난 상태를 말한다(분만 중에 일어날 수 있다). 자궁 탈출증은 자궁이 질로 내려온 경우다. 질 탈출증 중에 하나인 방광 탈출증은 방광과 질벽 앞쪽 부분이 질 내부로 튀어나온 현상을 말한다. 또 다른 질 탈출증 종류에는 곧창자 탈출증이 있으며, 곧창자가 질 벽 뒤쪽으로 튀어나온 현상을 말한다.

증상에는 질 안이 꽉 찬 느낌, 질 안이나 밖으로 튀어나온 덩어리, 소변이나 대변을 볼 때의 장애, 소변을 자주 보고, 성교 중 불편함이 있다. 증상이 가벼우면 골반기저근 운동으로 상태가 악화되는 것을 예방하는 등의 방법으로 해결할 수 있다. 아니면 질에 페서리를 삽입해 빠져나온 장기를 제자리로 돌려놓기도 한다. 때로는 수술을 고려하기도 한다.

탈출증의 종류
자궁 탈출은 곧창자나 방광이 탈출하면서 생기는 질 탈출증과 관련이 있을 수 있다. 탈출증은 한 가지만 발생할 수도 있지만, 여러 개가 함께 생기기도 한다.

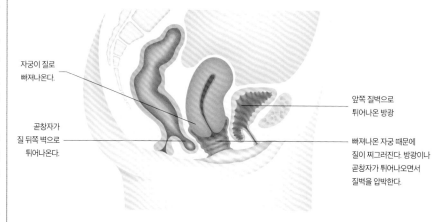

자궁이 질로 빠져나온다.

곧창자가 질 뒤쪽 벽으로 튀어나온다.

앞쪽 질벽으로 튀어나온 방광

빠져나온 자궁 때문에 질이 찌그러진다. 방광이나 곧창자가 튀어나오면서 질벽을 압박한다.

월경통

보통 생리통이라 한다. 생리 중이나 생리 직전에 경련성 아랫배 통증이 나타나며, 때로는 허리 통증을 동반하는 증상이 특징이다. 종류는 두 가지다. 원발성 생리통과 속발성 생리통이다. 원발성 생리통은 정확한 원인이 밝혀지지 않았다. 보통 초경을 하고 2~3년 후에 생기며 30세 전후로 사라지는 게 일반적이다. 속발성 생리통은 30~45세 여성에서 흔하게 나타난다. 원인은 자궁내막증이나 자궁근종(유섬유종) 같은 다른 질환이다.

원발성 생리통은 보통 진통제면 증상이 완화되지만, 심하면 호르몬 치료를 하기도 한다. 속발성의 경우 원인에 따라 치료 방식이 달라진다.

자궁목(자궁경부) 외반증

자궁질부미란이라 부르기도 한다. 정상이라면 자궁목 내막에 있어야 할 세포가 바깥쪽 표면에 나타나는 질환을 말한다. 정확한 이유를 알 수 없는 경우가 대부분이지만, 선천적이거나, 경구용 피임약을 장기간 사용하거나, 임신으로 생기는 경우가 간혹 있다.

대개 증상이 없거나 미미하고 별다른 치료 없이도 자연적으로 사라진다. 그러나 일부 여성은 예상치 못한 부정 출혈이나 질 분비물이 나오기도 하며, 이런 경우 병원에 가보는 게 좋다. 치료는 자리를 잘못 잡은 조직을 없애는 방식으로 진행된다.

자궁목암(자궁경부암)

특정 인체 유두 종바이러스(HPV) 감염으로 생기는 경우가 가장 흔하다. 이 바이러스는 질, 항문, 구강성교 등의 밀접한 성 접촉으로 옮겨갈 수 있다. 진행 속도는 느리며 초기에는 증상이 없다. 어느 정도 진행되면 질 출혈, 피가 섞여 있고 냄새가 고약하며 묽은 질 분비물, 골반통이 증상으로 나타난다. 치료하지 않으면 자궁과 다른 기관으로 전이될 수 있다.

이 질환은 자궁목암 검사로 초기에 발견할 수 있으며, 암이라면 보통 수술을 한다. 어느 정도 진행된 경우라면 수술 후에도 방사선 요법 또는 항암화학 요법을 하거나 두 가지 모두를 병행해서 치료하기도 한다. HPV 백신으로 자궁목암과 관계 있는 바이러스를 예방할 수 있다.

질경련

질 입구 주변에 근육 떨림이 발생해서 성교를 할 때 통증을 유발하고 삽입하기 어려우며 때로는 삽입이 아예 불가능하게 한다. 심리적인 원인이 대다수지만, 때로는 감염으로 인한 질 염증 같은 특정 신체 질환 때문일 수도 있다.

심리적인 문제가 아니라면 원인을 먼저 치료해야 하고, 심리적인 문제라면 심리 치료나 성 치료를 추천하는 편이다.

자궁용종

자궁용종은 자궁 안에서 통증을 유발하지 않고 붙어서 자란다. 하나 또는 여러 개가 생길 수 있으며, 증상에는 비생리 기간이나 폐경 이후 출혈, 성교 후 출혈, 늘어난 생리량이 있다. 용종은 큰 문제가 되지 않지만, 암으로 발전하는 경우도 있다.

치료는 자궁경 수술이라는 간단한 수술로 용종을 제거하는 방식으로 진행된다. 제거 후에 재발하면 재수술을 하기도 한다.

근종

자궁에서 생기는 양성 종양이다. 근육조직과 섬유질 조직으로 구성되어 있으며, 자라는 속도가 느리다. 아직 정확한 원인은 밝혀지지 않았지만, 가임기에 주로 생겨났다가 폐경기에 줄어드는 양상을 보고 에스트로겐 호르몬과 연관이 있으리라 추측하고 있다.

작은 자궁근종(유섬유종)은 보통 증상이 없다. 그러나 매우 커지면 통증, 생리량 증가, 복통, 요통, 자주 소변을 보는 등의 증상이 나타나기도 한다. 치료하지 않으면 불임 또는 출산 시 문제를 일으킬 수도 있다.

크기가 작고 통증이 없다면 치료가 필요 없으며, 크다면 약으로 크기를 줄인다. 그러나 약이 효과가 없다면 수술을 고려하기도 한다.

외음부통

뚜렷한 원인 없이 외음부에서 지속적인 통증이 나타나는 현상을 일컫는다. 얼얼함, 작열통, 욱신거림이 느껴지고 압통이 생기기도 한다. 통증의 범위는 외음부의 일부 또는 전체가 될 수도 있고 때로는 넓적다리 안쪽이나 엉덩이까지 퍼질 수 있다. 젊은 여성에게 더 흔한 질환이다.

외음부통에는 완벽한 치료법이 없다. 그래서 향이

세균성 질염

원래부터 있던 질 세균의 일부가 과도하게 증식한 상태를 말한다. 정확한 원인은 밝혀지지 않았지만, 보통 성관계를 많이 하는 여성에게 더 많이 발견되는 경향이 있다. 이 질환은 대부분 증상이 없지만, 비릿하거나 퀴퀴한 냄새가 나는 회백색 질 분비물이 나오고, 질이나 외음부에 가려움을 느끼는 환자도 간혹 있다. 증상이 계속되거나 임신 중이라며 병원에 가보도록 하자.

항생제면 보통 완전히 치료되지만 자주 재발하는 질환이다.

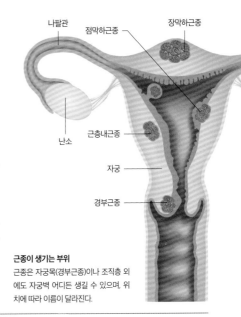

근종이 생기는 부위
근종은 자궁목(경부근종)이나 조직층 외에도 자궁벽 어디든 생길 수 있으며, 위치에 따라 이름이 달라진다.

[다이어그램 레이블:]
나팔관
점막하근종
장막하근종
난소
근층내근종
자궁
경부근종

있는 비누, 청결제를 쓰지 않거나, 마취 젤 또는 질 윤활제를 사용하는 등의 여러 가지 치료를 시도한다. 약국에서 구매한 진통제는 보통 효과가 없다. 그래서 증상을 완화하는 약을 따로 처방하거나 물리치료 또는 인지행동치료 같은 다른 치료법을 권하기도 한다.

지속적인 통증은 외음부통 외의 질환 때문일 수 있으니 병원에 가서 진료를 받아보자.

위축성 질염

폐경기 이후 에스트로겐 호르몬 수치가 감소하면 질 점막이 얇아지고 염증에 취약해진다. 이때 위축성 질염에 잘 걸린다. 증상은 질 건조함, 가려움, 성교통, 성교 중 불편함이나 출혈 등이다. 다른 증상에는 소변을 보는 횟수가 늘어나고, 배뇨통이 있다. 폐경기 이후 흔하게 생기는 질환이다.

치료 방법에는 호르몬 대체 요법(HRT)이나 에스트로겐 함유 크림, 페서리, 질정 사용 등이 있다.

유방암

세계적으로 유방암은 여성 암 중에 발병률이 가장 높다. 남성에게서도 생길 수 있지만, 아주 드문 경우다. 아직 정확한 원인이 밝혀지지는 않았다. 그러나 다양한 위험 요인은 많이 알려져 있는데, 그중에서 가장 대표적인 것이 바로 나이다. 나이가 들면서 발병률이 올라가기 때문에 대부분 50대 이상 여성에서 많이 발견된다. 그 외에 가족력, 이른 초경 또는 늦은 폐경, 출산 경험 없음, 노산, 비만, 음주나 과음, 복합 경구용 피임약, 호르몬 대체 요법이 있으며, 일부 종류는 BRCA1과 BRCA2라 알려진 유전자와 관련성이 있다고 보기도 한다.

첫 번째 눈에 띄는 증상은 통증이 없는 혹이다. 또는 유방 크기나 모양의 변화, 겨드랑이에 생긴 혹이나 부종, 젖꼭지 주변 발진, 젖꼭지 함몰(피부 안으로 들어간 모양) 등의 젖꼭지 모양 변화가 나타나거나, 젖꼭지에 평소와 다른 분비물이 나오며 여기에 피가 섞이기도 할 때 의심해 볼 수 있다. 유방암은 폐 같은 다른 장기로 퍼질 수 있다.

가능한 치료에는 수술, 항암화학 요법, 방사선 요법이 있다. 일부의 경우 호르몬 요법이나 생물학적 제제를 사용하기도 한다. 유방암을 초기에 발견하기 위해 유방촬영술을 갖춘 국가도 있다.

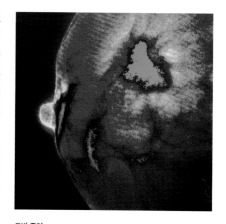

유방 종양
유방촬영술은 유방암을 선별해내는 데 사용하는 유방 엑스선 기법이다. 이 컬러 사진에 있는 진녹색의 혹이 암 종양이다.

유방의 통증

의학용어로 유방통이라 부르며, 매우 흔하게 나타날 수 있는 증상이다. 보통 생리(주기적 유방통) 기간 중 호르몬의 변화로 발생한다. 양쪽이 모두 아프며 생리가 막 시작하기 전이 가장 아프다. 그리고 스트레스, 카페인, 흡연으로 악화될 수 있다. 생리와 관계없는 유방통(비주기적 유방통)은 원인이 다양하며, 여기에는 근육 긴장, 유방 낭종(유방에 난 물혹), 유방 염증(젖샘염), 유방 농양, 출산 후 젖몸살이 있다. 욱신거림과 압통은 임신 초기 증상이기도 하다. 유방통이 암의 증상이 되는 경우는 매우 드물다.

증상이 가벼운 주기적 유방통은 보통 치료가 필요 없지만, 증상이 심하면 약으로 치료해야 한다. 스포츠 브라 역시 통증 완화에 도움이 된다. 비주기적 유방통이라면 원인에 따라 치료 방식도 달라진다.

젖꼭지(유두) 문제

젖꼭지에 생길 수 있는 문제는 크게 세 가지로 나눌 수 있다. 1) 유방 안으로 들어간 젖꼭지(함몰 유두), 2) 젖꼭지나 젖꼭지 주변 피부 질환, 3) 젖꼭지 분비물이다.

함몰 유두는 사춘기 때 유방이 제대로 성장하지 않아서 생길 수 있다. 건강상 문제는 없지만, 나중에 수유할 때 어려움을 겪기도 한다. 아니면 노화로 인해 나이 든 여성에게 나타날 수 있다. 갈라진 젖꼭지는 수유부에게 흔히 일어나는 일이며 젖샘염으로 발전할 수 있다. 젖꼭지나 젖꼭지 주변 피부가 건조해지고 각질이 일어나는 현상은 보통 습진(p.222)이 원인이지만, 간혹 젖꼭지에 암 종류인 파젯병이 생겨서 발생하기도 한다. 젖꼭지 분비물은 임신 초기에 일어나는 자연스러운 일이며, 모유가 나오는 현상은 단유 후에도 한동안 진행될 수 있다. 임신하지 않았거나 수유하지 않는 여성의 젖꼭지에서 분비물이 나온다면 호르몬 불균형이거나, 드물지만 젖꽃판(유륜) 밑에 낭종이 생겨서일 수도 있다. 분비물에 고름이 섞여 나온다면 유방 농양이다. 피가 섞인 분비물은 양성 종양 또는 악성 종양일 수 있다.

젖꼭지에 문제가 있다면 병원에 가서 정확한 진단을 받는 게 좋고 필요하다면 올바른 치료도 받아야 한다.

유방 지방(조직) 괴사

유방의 지방 조직이 손상되면서 생기는 양성 종양이다. 예를 들어, 부상 후나 유방 수술, 유방 생검(유방 조직을 떼어내서 검사), 방사선 요법을 받고 나서 손상될 수 있다. 종양은 단단하고 통증이 없으며, 주변이 붉고 때로는 움푹 들어가 있기도 하다. 또는 젖꼭지가 함몰될 수도 있다.

지방 괴사는 자연적으로 사라지는 경우가 많지만, 계속 있거나 더 커지면 수술을 고려하기도 하고, 유방암의 가능성을 배제하기 위해 생검을 권하기도 한다.

젖샘염(유선염)

유방 조직에 염증이 생기는 질환이다. 보통 수유 중 젖꼭지를 통해 세균이 들어가면서 발생한다. 하지만 사춘기가 막 시작되면서 수치가 변하는 등, 성호르몬 수치가 변해서 생기기도 한다.

전형적인 증상에는 유방통, 압통, 한쪽 또는 양쪽 유방 부종이 있다. 수유 중에 발생하는 세균성 젖샘염은 발적이 나타나고 젖몸살을 하며 심해지면 유방 농양(고름이 참)으로 진행될 수 있다.

감염이 원인이라면 약물로 치료하고, 호르몬 변화가 원인이라면 대부분 치료 없이도 몇 주 내로 낫는다.

유방 낭종

젖이 생성되는 조직 내에 생기는 동그란 물혹이다. 대부분 악성 종양이 아니다. 모든 연령에서 발생할 수 있지만 35~50세 여성, 특히 폐경이 다가오는 여성에게 잘 생기며, 폐경 후 호르몬 대체 요법을 받는 여성도 마찬가지다. 하나가 생길 수도 있지만 보통 여러 개가 함께, 양쪽 유방 모두에 생긴다. 통증은 거의 없는 편이다.

물혹이 생기면 병원에 가서 유방암인지 확인해보는 게 좋다. 치료는 주사기로 물을 빼내는 방식으로 진행된다.

섬유선종

유방 조직에서 자라는 양성 종양이다. 30세 이전의 여성에게 흔하며 한쪽 또는 양쪽 유방에 생긴다. 정확한 원인은 아직 밝혀지지 않았지만 유방 조직의 여성 호르몬에 대한 민감성과 연관이 있을 것으로 추측하고 있다. 종양은 동그랗고 단단하며 움직이지 않고 통증이 없다. 보통 치료를 하지 않지만 크기가 커서 불편함을 느낀다면 수술로 제거하기도 한다. 병원에서 유방암이 아닌지 검사를 해보는 것도 좋다.

유방 섬유낭종

일부 여성에게서 볼 수 있는 흔한 양성 종양을 일컫는 용어다. 주기적으로 호르몬 수치가 바뀌면서 혹이 날 수 있으며, 특히 생리 전에 만져지는 경우가 많다.

이 낭종은 유방암으로 진행될 위험은 크지 않아 치료를 권하지 않는 편이다. 그러나 다른 형태를 띤 덩어리가 새로 생긴다면 병원에 가서 유방암인지 검사해보는 게 좋다.

자궁외임신(딴곳임신)

수정된 난자가 나팔관 안이 아닌 자궁 바깥에 착상된 경우를 말한다. 증상은 아랫배의 극심한 통증과 질 출혈이다. 임신을 지속할 경우 관이 파열되어 내부 출혈이 발생하고 쇼크가 올 수도 있다. 생명을 위협할 수 있는 응급상황이니 바로 병원으로 가야 한다. 대부분 초기에 많이 발견되며, 이때는 난자가 자연적으로 소멸할 수 있어서 조금 더 관찰해본다. 사라지지 않는다면 약물로 유산을 유도하거나 수술로 수정란을 제거해야 한다.

태반 조기 박리

출산 전에 태반이 자궁벽에서 떨어져 나온 상태를 말한다. 정확한 원인은 밝혀지지 않았지만, 고혈압을 오래 앓았거나, 과거에 앓은 적이 있거나, 출산 경험이 많은 여성에게 흔히 발생한다. 흡연, 잦은 음주, 약물 남용 또한 이런 위험을 증가시킨다.

보통 질 출혈, 배 뭉침, 극심하고 지속적인 복통, 등통증, 줄어든 태동 등의 증상이 갑자기 나타난다. 부분적으로 떨어졌다면 보통 누워서 쉬면 좋아지지만, 심할 경우 유도분만을 하거나 응급 제왕절개 수술을 진행한다. 치료를 하면 산모는 대부분 괜찮아지지만, 태아는 건강상 문제가 생기거나 심하면 사망에 이르기도 한다.

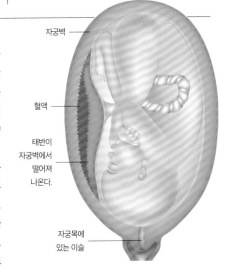

자궁벽

혈액

태반이 자궁벽에서 떨어져 나온다.

자궁목에 있는 이슬

태반 박리
대부분은 태반이 부분적으로 떨어지고, 피가 질을 통해 나가거나, 태반과 자궁벽 사이(그림 참고)에 고이게 되는 형식으로 박리가 일어난다. 드물지만 전체 태반이 떨어져 나가기도 한다.

조산

조기 분만이라고도 하며, 태아가 37주 이전에 태어나는 것을 말한다. 너무 일찍 출산하면 태아에게 건강상 문제가 생기거나 심지어는 사망할 수 있다. 내부 장기가 모두 완성되기 전에 태어난 아기는 건강(특히 폐)을 위협받을 수 있어서, 코르티코스테로이드제로 출산을 최대한 지연시켜 태아의 폐가 성숙해지도록 돕는다. 미숙아는 보통 인큐베이터에 들어가게 된다.

유산

유산은 임신 23주 이내에 자연적으로 태아를 잃는 상태를 말한다. 12주 안에 가장 많이 발생하기 때문에 생리가 늦게 시작되었다고 오인하기도 한다. 대부분 뚜렷한 원인이 없다. 주 증상에는 다량의 출혈, 아랫배 경련과 통증이 있다.

유산 후 자궁 안에 있는 모든 찌꺼기가 배출되었는지를 확인하는 검사를 진행한다. 깨끗하다면 별다른 치료를 하지 않지만, 찌꺼기가 남아 있다면 약물로 나머지 조직이 빠져나오게 하거나 수술로 제거하기도 한다.

클라미디아 감염

클라미디아는 클라미디아 트라코마티스라는 세균이 원인이며 성 접촉으로 전염된다. 또는 분만 중에 모체에서 태아로 전해지기도 한다.

대개 증상이 없지만, 소변을 볼때 통증을 느끼거나, 질, 곧창자, 음경에서 비정상적인 분비물이 나오기도 한다. 여성의 경우 복통이 생기고 비생리 기간이나 성교 중에 피가 나오기도 한다. 남성은 고환에 통증과 부종이 생긴다.

치료하지 않으면 여성은 골반염(p.213), 남성은 고환-부고환염(p.210)으로 발전할 수 있다. 개발도상국에서는 눈 질환인 트라코마(p.177)를 일으키는 원인이 되기도 한다.

치료는 항생제로 하며, 대부분 감염이 말끔히 해결된다. 관계를 했던 상대도 검사를 받아보는 게 좋고 필요하다면 치료를 받아야 한다.

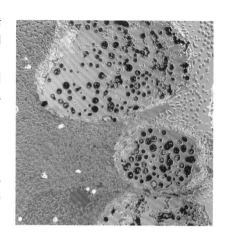

클라미디아에 감염된 조직
나팔관에서 채취한 조직 샘플을 컬러 현미경을 통해 본 것이다. 파란색 동그라미 안에 있는 수많은 작은 붉은색 점이 클라미디아 트라코마티스균이다.

임질

성 접촉으로 전염되며 원인은 임균이다. 또는 분만 중에 모체에서 태아로 옮겨가기도 한다.

보통 증상은 없지만, 남성은 음경 생식기에서 고름이 나오고 배뇨통을 느끼며, 여성은 질에서 풀색의 분비물이 나오고, 배뇨통, 부정 출혈을 경험하기도 한다. 이 질환은 여성이라면 골반염(p.213), 남성은 전립샘염(p.211)이나 방광염으로 발전할 수 있다. 치료는 항생제면 완치된다.

음부 사마귀

특정 인체 유두종 바이러스(HPV)의 감염으로 인해 생식기나 항문 근처에 생기는 작고 통통한 구진이다. 바이러스는 생식기를 통해 전염되기도 하고, 분만 중 모체에서 태아로 옮겨갈 수 있다. 사마귀는 감염 후 몇 주에서 심지어는 몇 년에 걸쳐 천천히 생긴다. 결국에는 대부분 사라지지만 긴 시간이 걸린다. 바이러스는 사마귀가 날 때 가장 높은 전염성을 띤다.

치료에는 냉동 요법, 온열 요법, 약물 도포 방식이 있지만, 심하면 수술로 제거하기도 한다.

음부 헤르페스

단순포진 바이러스로 감염되는 질환이다. 피부나 점막 등의 접촉으로 전염될 수 있고, 분만 시 모체에서 태아로 옮겨가기도 한다. 신생아가 감염되면 뇌염(p.168)이 생길 수 있고, 영구적인 신경 손상을 입거나 심하면 사망에 이를 수 있다.

증상에는 통증을 유발하는 물집, 욱신거림, 생식기나 그 주변에 생기는 궤양, 사타구니 림프절 부종, 두통, 발열, 배뇨통이 있으며, 여성의 경우 질 분비물이 나오기도 한다. 증상은 대개 몇 주면 사라지지만 바이러스는 휴면상태로 들어갔다가 나중에 다시 활성화되어 문제를 일으킬 수 있다. 잠복기에는 전염성이 낮다.

발병 시 항바이러스제로 치료하지만, 증상의 정도를 경감하는 수준이며 바이러스 자체를 없애지는 못한다.

비임균성 요도염(NGU)

비임균성 요도염은 요도(소변이 체외로 배출될 때 지나는 관)에 염증이 생기는 질환이며, 임질이 원인이 아니다. 클라미디아, 트리코모나스증, 음부 사마귀처럼 성 접촉으로 인한 감염이거나 칸디다증(p.238) 같은 감염으로 발생할 수 있다. 때로는 감염이 아니라 비누나 살정제에 대한 민감성 등의 이유로 생기기도 한다.

여성은 증상이 없고, 남성에게는 음경에서 분비물이 나오거나 배뇨통, 요도 입구 욱신거림 등의 증상이 나타난다.

감염으로 요도염이 생겼다면 보통 약물로 원인균을 없애는 치료를 한다. 관계를 가졌던 상대방 또한 치료를 받는 게 좋다. 비감염으로 생겼다면 원인에 따라 치료법도 달라진다.

트리코모나스증

질 트리코모나스라는 원충이 일으키는 성병이다. 드물지만 임신부가 태아에 전염시키기도 한다.

보통 증상이 없지만, 여성은 풀색을 띠고 지독한 냄새가 나는 질 분비물이 다량 나오고, 통증을 유발하는 질 감염(질염, p.215)이 생기며, 배뇨통을 경험하기도 한다. 일부 여성의 경우 이 질환이 방광염(방광에 생기는 염증 p.209)으로 발전하기도 한다. 남성이라면 음경에서 흰색 분비물, 배뇨통이 나타나고 일부는 비임균성 요도염으로 진행되기도 한다.

치료는 항생제로 하며 대부분 완치된다. 관계를 가졌던 상대방 또한 재감염을 예방하기 위해 치료를 받는 게 좋다.

내분비와 대사 질환

당뇨병
저혈당증

당뇨병은 신체가 인슐린(혈당 수치를 조절하는 호르몬)을 너무 적게 분비하거나, 전혀 분비하지 않거나, 체세포가 인슐린에 제대로 반응하지 않아 혈액 속 포도당(당) 수치가 너무 높을 때(과혈당증) 생기는 병이다. 신체는 음식에서 포도당을 취하고 체세포는 이를 이용해 에너지를 낸다. 췌장에서 생성되는 인슐린은 혈중 포도당 수치를 안정적으로 유지해서 체세포가 포도당을 흡수하도록 돕는 역할을 한다.

당뇨병에는 두 가지 종류가 있다. 제1형 당뇨병과 제2형 당뇨병이다. 제1형 당뇨병은 자가면역 질환이며, 면역 체계가 인슐린을 생성하는 췌장 속 세포를 공격하면서 발생한다. 정확한 원인은 밝혀지지 않았지만, 바이러스 감염이나 제1형 당뇨병으로 진행될 수 있는 유전 소질을 원인으로 추측하고 있다. 제2형 당뇨병은 췌장에서 인슐린이 너무 적게 분비되거나 체세포에 인슐린 저항성이 생겨서 발생한다. 비만과 크게 연관되어 있으며 유전 또한 영향을 줄 수 있다. 때로는 임신 중 호르몬 변화로 다른 종류의 당뇨병이 생길 수도 있다. 이를 임신성 당뇨라 하며 보통 출산 후 정상으로 돌아오지만, 다시 임신하면 재발할 수 있다. 그리고 후에 당뇨병으로 진행될 위험성 또한 높아진다.

당뇨병은 약, 식단 변화, 인슐린 주사로 조절할 수 있다. 그러나 치료하지 않거나 제대로 관리하지 않으면 여러 가지 합병증이 생기게 된다. 여기에는 케토산증이라는 잠재적으로 치명적인 대사 장애 외에도, 신경이나, 시각, 심장, 혈액순환, 콩팥에 생기는 질환 등이 있다. 또다른 잠재적 문제는 혈당이 극도로 내려가서 의식불명으로 이를 수 있는 저혈당증이다. 보통 인슐린을 너무 많이 주입한 경우, 식사를 거르거나 운동을 너무 많이 한 경우에 발생한다. 저혈당이 왔을 때 당이 들어있는 음식물을 섭취하면 정상으로 돌아온다. 심각할 경우 약물로 치료하기도 한다.

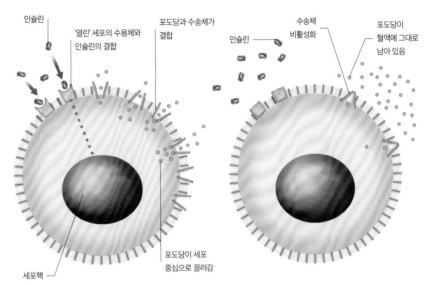

정상세포에 흡수되는 포도당
인슐린은 세포에 있는 수용체와 결합해 포도당이 세포 안으로 들어가게 돕는다. 그리고 이런 행위 덕분에 세포막에 있는 수송체는 포도당을 내부로 들어가게 할 수 있다.

제2형 당뇨병 환자의 인슐린 저항성
세포막에 있는 수용체는 인슐린이 달라붙는 데 저항성이 있어, 결국 받아들이는 포도당의 양이 매우 적어진다.

당뇨발
당뇨발 궤양

당뇨를 앓는 사람의 발에 생기는 여러 가지 질환을 일컫는 용어다. 원인에는 신경 손상, 나쁜 혈액 공급, 감염 등이 있다. 당뇨병은 혈관에도 영향을 주기 때문에 다리와 발에 혈액순환이 잘 안 된다. 그래서 심하면 발에 점차 감각을 잃는 신경 손상(당뇨병 신경병증)이 생기기도 한다. 감각이 상실된다는 말은 작은 상처조차 인지하지 못한다는 의미이고, 여기에 혈액순환 장애까지 더해져 발에 궤양이 생기기도 한다. 그리고 이 궤양이 감염되면 괴사로 진행되어 결국 절단 수술을 해야 할 수도 있다.

이런 위험을 줄이기 위해서는 혈당을 잘 관리해야 하며, 특히 발을 신경 써서 살펴야 한다. 잘 맞는 신발을 신고 매일 발을 확인해 상처나 감염이 있을 시 바로 치료해야 한다.

당뇨병 신경병증

당뇨병의 잠재적 합병증에는 신경 손상(신경병증)도 있다. 가장 흔하게 발생하는 곳이 감각신경이며 손과 발 중에서도, 특히 발에 아린감이나 무감각한 증상이 나타난다. 운동신경(움직임 조절에 도움을 줌)이 영향을 받으면 변형(발에 가장 많이 생김)이나 근육 약화로 이어질 수 있다. 일부의 경우 자율신경계에 문제가 생겨 기립성 저혈압, 설사, 발기부전 같은 증상이 나타날 수도 있다.

당뇨망막병증

망막(빛을 감지하는 막)에 있는 작은 혈관이 고혈당으로 인해 손상을 받아 생기는 질환이다. 초기에는 혈관이 부풀어 오르고 소량의 체액과 혈액이 새어 나온다. 그 후에 좀 더 심각한 출혈이 발생하고 흉터 조직과 신생 혈관이 망막에 생긴다. 보통 양쪽 눈 모두에 발생할 수 있다. 초기에는 시력에 영향을 주지 않지만, 진행 속도가 빨라서 곧 시력이 상실될 수 있다. 당뇨를 오래 앓을수록 혈당 조절이 어렵기 때문에 이 질환에 걸릴 확률도 더 높아진다. 진행 속도를 멈추는 것을 목표로 치료하지만 이미 상실된 시력을 다시 되돌릴 수는 없다.

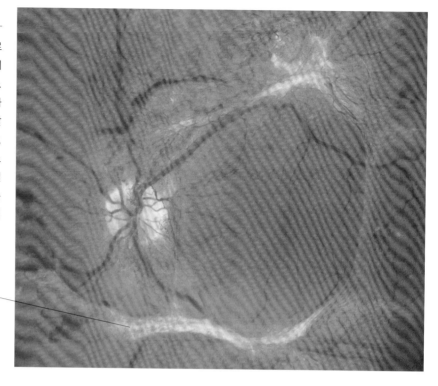

흉터 조직

망막 손상
당뇨병을 앓으면 약한 신생 혈관이 자라고, 상처가 생기며, 출혈이 발생해 망막이 손상된다.

갑상샘 항진증

갑상샘에서 갑상샘 호르몬을 과다하게 분비해서 발생하는 질환이다. 신진대사(신체 기능을 유지하는 화학 작용)를 조절하는 갑상샘 호르몬이 과도하게 분비되면 대사 과정의 속도가 너무 빨라진다. 대표적인 원인은 그레이브스병이다. 그레이브스병은 면역 체계가 갑상샘을 공격해 더 많은 호르몬을 분비하도록 자극하는 자가면역 질환이다. 그 외에 갑상샘 결절이라는 양성 종양과 특정 약물로 인한 부작용이 원인이 되기도 한다.

갑상샘 항진증이 생기면 체중 감소, 빠른 심박수, 불안, 초조, 불면증, 떨림, 땀 증가 같은 증상이 서서히 나타나며, 심하면 갑상샘이 커지기도(갑상샘종) 한다. 그레이브스병일 경우 안구가 돌출된다. 치료하지 않으면 심장 질환이나 뼈엉성증(뼈가 약해지는 질환 p.154) 같은 합병증이 생길 수도 있다. 치료는 주로 약물이나 방사성 요오드로 늘어난 갑상샘 조직을 파괴

하거나, 수술로 갑상샘 일부를 절제하는 방식으로 진행된다.

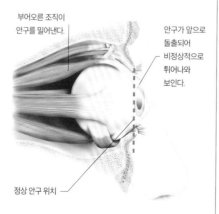

부어오른 조직이 안구를 밀어낸다.

안구가 앞으로 돌출되어 비정상적으로 튀어나와 보인다.

정상 안구 위치

그레이브스병
자가면역 반응이 일어나 눈 뒤쪽 근육과 조직에 염증과 비정상적인 침착물이 생긴다. 그 결과 안구가 돌출되어 기능을 제대로 하지 못한다.

갑상샘 저하증

갑상샘이 갑상샘 호르몬을 충분히 분비하지 못하는 질환이다. 신진대사를 조절하는 갑상샘 호르몬이 적은 양만 분비되면, 대사 과정의 속도가 느려진다. 증상에는 피로감, 체중 증가, 피부 건조함, 사고력 저하가 있고 때로는 갑상샘이 커지기도 한다. 이 질환을 앓는 아기는 젖을 잘 먹지 못하고 황달(피부와 눈 흰자가 노랗게 변함, p.201)이 나타나기도 한다.

갑상샘 저하증은 보통 면역 체계가 갑상샘 조직을 공격하는 자가면역 질환 때문에 발생하며, 성인에게 더 많이 나타난다. 또는 갑상샘 항진증(갑상샘의 과활동, 왼쪽 텍스트 참고)을 치료하기 위해 갑상샘 조직을 제거해서 생기기도 한다. 드물지만 선천적으로 갑상샘의 기능이 떨어지는 아기들도 있다. 치료는 갑상샘 호르몬 대체 요법으로 진행된다.

고콜레스테롤혈증

혈중 콜레스테롤 수치가 높아서 생기는 질환이다. 그 자체로는 증상이 없지만, 심근경색증이나 뇌졸중 같은 심장 질환과 순환계 질환 발병률을 높인다. 나쁜 생활 습관이 콜레스테롤을 높이는 대표적인 원인이지만, 일부는 극도로 높은 콜레스테롤 수치와 관계 있는 가족성 고콜레스테롤혈증이라는 유전 질환 때문에 발생하기도 한다. 치료는 생활방식을 바꾸고 약물로 혈중 콜레스테롤 수치를 낮추는 식으로 진행된다.

갑상샘종

갑상샘이 커지는 질환이다. 갑상샘은 자연적으로 특정 시기, 즉 사춘기와 임신 중에 커지기도 한다. 그러나 갑상샘 항진증(갑상샘 기능 과다), 갑상샘 저하증(갑상샘 기능 저하), 갑상샘 종양 같은 갑상샘 질환, 특정 약물 부작용, 요오드(정상적인 갑상샘 기능에 필요함)가 부족한 식단으로 인해 비정상적으로 커질 수 있다.

　대부분의 갑상샘종은 증상이 없지만 크기가 크다면 음식물을 삼키거나 호흡하는 데 어려움을 느끼기도 한다. 치료는 보통 약이나 방사성 요오드로 갑상샘을 줄이고, 요오드 보충제를 처방하는 식으로 진행되지만, 때로는 수술을 고려하기도 한다.

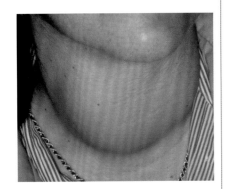

커진 갑상샘
목이 부어오른 원인은 갑상샘이 비대해져서다. 대개 통증이나 증상이 없다.

애디슨병

부신이 코르티코스테로이드 호르몬을 충분히 생성해내지 못하는 질환이다. 참고로 이 호르몬은 신체가 스트레스에 대처하고, 신진대사와 혈압을 조절하며, 염분과 수분의 균형이 맞도록 돕는 호르몬이다. 애디슨병은 면역 체계가 부신을 공격하는 자가면역 반응으로 생기는 경우가 많다. 또는 결핵(TB), HIV 같은 감염, 특정 약물, 갑작스러운 코르티코스테로이드제 치료 중단 등이 원인이 되기도 한다.

　증상에는 피로, 근육 약화, 체중 감소, 우울증, 비정상적인 피부색 등이 있다. 또한 뜻밖의 질병, 부상, 여러 가지 스트레스 역시 병을 유발할 수 있다. 애디슨병은 잠재적으로 치명적인 순환 기능부전이 나타날 수 있어 바로 치료를 받아야 한다.

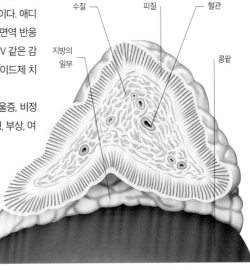

부신의 구조
부신은 콩팥 위에 있으며 피질과 수질로 이루어져 있다. 부신 피질은 코르티코스테로이드와 다른 여러 가지 호르몬을 생성하고, 수질은 아드레날린과 노르아드레날린을 생성한다.

수질 | 피질 | 혈관
지방의 일부
콩팥

쿠싱 증후군

부신에서 코르티솔이 과잉 분비되어 생기는 질환이다. 참고로 코르티솔은 체내의 지방 사용을 조절하고, 스트레스에 대처하며 염증을 줄이는 역할을 한다. 쿠싱증후군은 오랜 기간 코르티코스테로이드제 치료를 받으면 많이 생기는 편이다. 그 외에 부신 종양, 뇌하수체 종양으로 인해 뇌하수체 호르몬이 과다하게 생성되면서 부신을 자극해 발생하기도 한다. 증상에는 체중 증가, 과도한 지방 축적(특히 얼굴과 어깨), 몸이나 팔다리에 자주색의 튼살 모양 줄무늬 자국, 다모증, 우울증, 힘빠짐, 성욕 감퇴, 생리불순 또는 생리를 하지 않는 것이 있다. 치료하지 않으면 뼈엉성증(뼈 약화), 고혈압 당뇨병, 콩팥돌이 생길 수도 있다. 치료는 근본 원인에 따라 달라진다.

부갑상샘 질환

네 개의 부갑상샘은 혈중 칼슘 농도를 조절하는 호르몬을 생성한다. 이 기관의 기능이 떨어지면(부갑상샘 기능 저하증), 혈중 칼슘 농도가 낮아져서 아린감과 근육 경련이 생기고, 때로는 발작까지 발생할 수 있다. 원인은 수술 중에 우발적인 손상 또는 면역 체계가 실수로 부갑상샘 조직을 공격하는 경우다. 치료는 칼슘과 비타민 D 보충제 복용으로 한다. 부갑상샘의 과도한 활동(부갑상샘 기능 항진증)은 혈액 속 칼슘 농도를 올린다. 증상에는 우울증, 피로감, 자주 소변을 보고, 힘빠짐, 정신 착란이 있다. 심하면 의식불명에 이를 수 있다. 칼슘 농도가 높아서 돌이 생기기도 한다. 원인은 분비샘 한쪽에 양성 종양이 생겼거나 콩팥 질환 같은 다른 질환의 발병 때문이다. 치료는 수술이나 약물 치료를 병행하고 근본 원인을 해결하는 식으로 진행된다.

피부, 머리카락, 손톱 질환

건선

피부 세포가 너무 빠르게 재생되면서 두껍고 붉은 반점이 생기는 만성 질환이다. 감염이나 부상, 스트레스, 특정 약물 등으로 재발하기도 한다. 가장 대표적인 종류는 판형 건선이다. 붉은색의 넓은 구진(판)이 팔꿈치, 무릎, 두피 등에 나면서 가려움과 욱신거림을

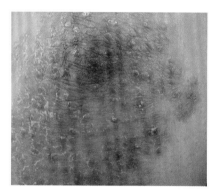

유발한다. 구진은 은색 비늘 같은 각질로 덮여 있다. 물방울양 건선(적상 건선)은 비늘 같은 각질이 붙은 붉은색 작은 반점이다. 물방울양 건선이 커져서 합쳐지면 판형 건성이 된다. 접힘부 건선(간찰부 건선)은 피부가 접히는 부위에 나는 크고 부드러운 붉은색 반점이다. 건선은 손톱에도 생길 수 있다. 건선이 생긴 손톱은 구멍이 나거나 색이 변하고 심하면 빠질 수도 있다. 건선은 건선성 관절염(p.157)을 유발하기도 한다.

치료는 보통 코르티코스테로이드제, 피부연화제, 비타민 D 유사체(비타민 D 형태), 콜타르제, 디트라놀제 같은 국소적 요법으로 진행되며, 대부분 긍정적인 결과를 낸다. 자외선 요법 역시 도움이 된다. 그러나 효과가 없다면 경구용 약물을 처방하거나 주사제를 투여하기도 한다.

팔꿈치에 난 건선
건선은 신체 모든 곳에서 발생할 수 있으며, 보통 은색 비늘 같은 각질로 덮인, 붉은색의 두꺼운 반점 형태로 생긴다. 흔한 부위는 팔꿈치(사진 참고), 무릎, 두피이다.

편평태선
구강 편평태선

편평태선은 가려움을 유발하는 분홍색 또는 보라색의 작은 반점이다. 주로 팔, 다리, 허리, 두피에 생기며, 간혹 손톱이나 입안(구강 편평태선)에 나는 경우도 있다.

손톱에 생기면 손톱에 세로줄이 나고 들뜬다. 구강 편평태선은 뺨 안쪽에 레이스 모양의 하얀 구진이 생기는 것이 특징이다.

피부에 난 편평태선은 약국에서 파는 항히스타민제로 가려움을 완화할 수 있다. 병원에서는 보통 국소 코르티코스테로이드 연고를 처방해주며, 두피나 손톱에 생겼다면 경구용 코르티코스테로이드제를 처방한다. 구강 편평태선은 일반 구강 청결제나 코르티코스테로이드 함유 구강 청결제, 경구용 코르티코스테로이드제로 치료한다.

습진과 피부염
접촉성 피부염 | 물집습진(한포진) | 지루성 피부염

습진과 피부염은 피부에 염증이 생기면서 건조해지고, 붉은색 반점이 올라오며, 가려움을 느끼는 질환이다. 때로는 물집이 생기기도 한다.

가장 대표적인 습진이 아토피 피부염이며, 신생아 때 자주 발생한다. 정확한 원인은 밝혀지지 않았지만, 유전적으로 알레르기를 가지고 있는 사람이 더 잘 걸리는 경향이 있다. 증상은 발진이 올라오면서 극심한 가려움에 시달리고, 긁다 보면 비늘 같은 각질이 일어나는 식이다.

다른 종류인 접촉성 피부염은 자극 물질이나 알레르겐과 직접적으로 접촉해서 생긴다. 나이대는 상관이 없다. 증상은 보통 붉은 발진이 올라오면서 시작되며, 가렵고 각질이 일어난다. 나중에는 껍질이 벗겨지거나 물집이 생겨 진물이 나오기도 한다. 보통 자극 물질이나 알레르겐에 닿았던 부분에만 증상이

나타나는 특징이 있다.

지루성 피부염은 모든 연령에 생길 수 있고, 얼굴이나 두피, 가슴, 등에 붉은색 발진이 올라오면서 가렵고 각질이 일어난다. 정확한 원인은 밝혀지지 않았지만 보통 스트레스를 받을 때 자주 발생하며, 때로는 피부에 있는 효모균이 과다 증식해서 생길 수도 있다.

물집습진은 손가락, 손바닥, 발바닥처럼 두꺼운 피부에 작은 물집이 올라오면서 가려움을 유발하는 피부염이다. 정확한 원인은 밝혀지지 않았다.

습진의 증상은 자극 물질이나 알레르겐 피하기, 알레르기 유발 물질이 적은 수분 크림 이용하기, 해당 부위를 긁지 않도록 거즈 붙이기 등의 방법으로 개선할 수 있다. 병원에 가면 습진의 종류와 정도에 따라 적절한 처방을 해줄 것이다.

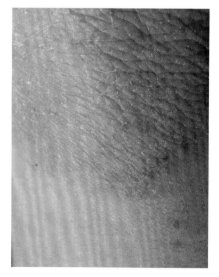

접촉성 피부염
자극 물질과 접촉하면 사진에서 보는 것처럼 국소 부위가 붉어지고 가려움이 생긴다. 대표적인 자극 물질에는 세제, 니켈, 라텍스, 특정 식물, 화장품이 있다.

장미색 잔비늘증(비강진)

몸과 위팔에 분홍색 반점이 생기는 가벼운 피부 질환이다. 반점 경계 부분에는 비늘 같은 각질이 일어난다. 아이들이나 젊은 사람들에게 주로 생기며, 정확한 원인은 밝혀지지 않았다.

첫 번째 징후는 원발반이라는 크고 동그란 반점이 몸에 나는 것이다. 그리고 대개 1주일 후면 2차 발진이 생기기 시작하며 가려움을 유발할 수도 있다. 보통 4~8주가량 지속되다가 자연적으로 사라진다. 수분 크림, 처방받은 국소 코르티코스테로이드 연고, 항히스타민제를 사용하면 증상 개선에 도움이 된다.

두드러기

피부에 팽진(융기성 발진)이 생기면서 가려움을 유발하는 질환이며, 담마진이라 부르기도 한다. 전신에 나기도 하고 국소 부위에만 나타나기도 한다. 기간은 몇 시간(급성 두드러기)에서 몇 달(만성 두드러기)간 지속될 수도 있다. 원인은 대개 알레르기 반응으로 나타나지만 때로는 감염, 스트레스, 열이나 추위 노출로 생길 수도 있다.

급성 두드러기는 자연적으로 낫고, 만성은 항히스타민제로 가려움을 완화하는 치료를 한다. 상태가 심하다면 경구용 코르티코스테로이드제를 처방하기도 한다. 유발인자를 피하면 재발을 예방할 수 있다.

광선과민증

피부가 자외선에 비정상적으로 반응하는 질환이다. 노출된 부위에는 통증을 유발하는 붉은색 작은 발진과 작고 가려운 물집이 나며 주변 피부는 비늘처럼 각질이 일어난다. 선천적일 수도 있지만, 보통 자라면서 생기는 질환이다. 자외선 외에도 특정 약물이나 화장품으로 생기는 경우가 간혹 있다. 광선과민증은 전신홍반 루푸스(p.189)의 대표적인 증상이기도 하다.

이 질환은 외출 시 선크림을 바르고 피부를 가려서 자외선을 피하거나, 증상을 유발하는 물질을 쓰지 않으면 나아진다. 병원에서 처방하는 코르티코스테로이드제나 항히스타민제로 증상을 완화할 수도 있다.

여드름

여드름은 피지샘이 막혀 염증이 생기는 질환이며, 피지샘이 모여 있는 얼굴과 등, 가슴에 주로 난다. 여드름은 보통 10대 때 가장 많이 생기지만 모든 연령대에서 볼 수 있다. 10대에 사춘기를 거치면서 성호르몬의 수치가 변하는데, 그래서 여드름이 발생한다고 추측하고 있다. 성인의 경우 보통 여성에게 잘 나고 생리 시작 전이나 임신 중에 올라오는 경향이 있다. 특정 약물도 여드름을 유발할 수 있다.

여드름의 형태는 매우 다양하다. 여기에는 블랙 헤드, 화이트 헤드, 구진(작고 붉은 혹), 농포(작고 고름이 찬 혹) 등이 있다. 심하면 결절(크고 단단한 혹)이나 낭종(부스럼처럼 생긴 크고 고름이 가득 찬 혹)이 나며, 이런 종류는 터지면 흉터를 남기기도 한다.

가벼운 여드름은 보통 과산화벤조일이 함유된 로션으로 치료한다. 심하다면 항생제, 아젤라산, 레티노이드가 들어있는 처방약을 써야 한다. 호르몬 약이나 복합 경구용 피임약을 복용하는 여성에게도 여드름이 잘 생길 수 있다. 눈에 띄는 효과를 보려면 치료 기간이 몇 달 정도 필요하다.

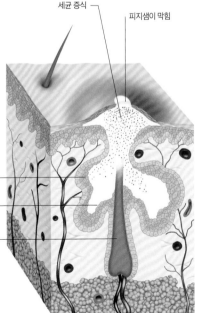

세균 증식 — 피지샘이 막힘

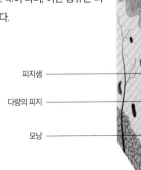

피지샘
다량의 피지
모낭

염증이 생긴 모낭
피지샘이 막히면 기름 물질(피지)이 쌓이게 된다. 그러면 피부에 살고 있던 무해한 세균이 피지에서 증식하면서 염증을 일으켜 뾰루지가 난다.

장미증(주사)

홍조를 유발하는 만성 피부 질환이며, 주로 피부가 흰 사람들에게 나타난다. 유발 요인은 햇빛, 카페인, 알코올, 매운 음식, 스트레스 등 다양하다. 나중에는 홍조가 가라앉지 않게 되고, 피부에 혈관이 보이며(모세혈관 확장증, p.224) 구진과 농포가 올라오고, 피부가 두꺼워진다. 코는 주먹코와 딸기코(주사비)로 변할 수도 있다.

유발인자를 회피하고, 심한 구진을 없애는 항생제나 다른 처방약 복용을 하면 증상이 개선된다. 모세혈관 확장증은 레이저로 치료하기도 한다.

딸기코종(주사비)

코가 주먹코처럼 커지고 딸기처럼 빨갛게 변하는 코 변형 질환이다. 대부분 노인 남성에게 생긴다. 이 질환은 장미증이 심해지면서 나타나는 합병증이다. 장미증으로 인해 코에 있는 조직이 두꺼워지고, 미세혈관이 눈에 보일 정도로 확장되며, 피지가 과도하게 분비되어 기름지게 되는 것이다.

딸기코종은 여러 가지 주사 치료제를 쓰지만, 효과가 크지 않다. 그래서 보통 수술로 두꺼워진 피부를 제거하고 코의 형태를 바로 잡는 방식을 권한다.

동창성 루푸스

마치 동창에 걸린 것처럼 귀나 코, 뺨에 보라색 발진이 올라오는 질환이다. 그러나 동창과는 달리 병변 부위가 가렵거나 아프진 않다.

동창성 루푸스는 사르코이드증의 대표적인 증상이다. 사르코이드증은 신체, 특히 폐, 림프절, 피부, 눈에 염증 조직(육아종)이 생기는 질환이다. 정확한 원인은 밝혀지지 않았지만 면역 체계가 감염에 과도하게 반응해서 발생하는 것으로 추측하고 있다.

코르티코스테로이드제로 치료하면 대부분 좋아지지만, 얼굴에 난 발진은 완전히 없어지지 않을 수도 있다.

기미

얼굴, 특히 이마, 코, 뺨에 어두운 반점이 생기는 피부 질환이다. 햇빛에 노출되면 상태가 더 심해진다. 정확한 원인은 밝혀지지 않았지만 임신 중, 폐경기, 경구용 피임약 복용 중에 더 잘 발생하는 경향이 있다.

기미는 보통 몇 달 후면 자연스레 옅어지며, 햇빛 같은 유발 요소를 피하면 더 좋다. 그리고 기미를 가리는 크림을 사용해도 된다. 그러나 상태가 심하다면 피부과에서 미백크림이나 레이저 치료, 피부를 한 겹 벗겨내는 화학박피술을 권할 수도 있다.

혈관종

피부 밑에 있는 비정상적 혈관으로 인해 태어날 때부터 가지고 있는 출생모반이다. 종류에는 목 뒤에 나는 연어반(분홍색 또는 붉은색의 편평하고 작은 반점), 딸기상혈관종(선홍색의 융기성 점), 화염상모반(빨간색 또는 보라색의 편평한 반점)이 있다. 연어반과 딸기상혈관종은 보통 자연적으로 사라지지만, 화염상모반은 영구적인 경우가 많다.

혈관종은 보통 치료를 하지 않는다. 그러나 아주 크거나, 계속 피가 나거나, 눈 근처에 나서 시야를 가리거나, 모양이 너무 거슬린다면 약으로 크기를 줄이거나 수술(레이저 치료 등)로 제거하기도 한다.

모세혈관(실핏줄) 확장증

피부 바로 아래에 있는 미세혈관이 커져서 발적과 '거미줄 혈관'이 생기는 질환이다. 코와 뺨에 가장 많이 발생한다. 원인은 장미증(p.223) 같은 피부 질환, 과도한 햇빛 노출, 장기간 동안 지속된 알코올 섭취다. 또한 명확한 원인을 모를 때도 많다.

이 질환은 크게 걱정하지 않아도 되지만 보기에 너무 거슬린다면 레이저 시술로 정맥을 제거할 수 있다.

그물울혈반(망상피반)

그물 모양의 보라색이나 파란색 반점이 피부에 나타나는 질환이다. 가장 많이 생기는 부위는 다리 아래쪽이며, 원인은 피부 속 혈관의 확장이다. 혈관염(혈관염증), 항인지질 항체 증후군(혈전이 정상보다 더 많이 생기는 질환) 환자, 추위를 아주 많이 타는 사람에게 더 잘 발생한다.

이 질환 자체는 문제가 되지 않아 굳이 치료할 필요가 없지만 관련된 질환은 치료하는 게 좋다.

백반증

피부 일부가 제 색을 잃는 질환이다. 얼굴, 손, 겨드랑이, 사타구니에 가장 잘 생긴다. 면역 체계가 멜라닌 색소를 만드는 피부 세포를 공격해서 생기는 자가면역 질환으로 추측하고 있다. 보통 청년기에 많이 발생한다.

치료제는 없지만, 광선 요법과 약물치료를 병행하면 피부색을 어느 정도 돌리는 데 도움이 된다. 아니면 화장품으로 국소 부위를 가릴 수도 있다. 다른 치료에는 국소 코르티코스테로이드 연고, 국소 면역 억제제(면역 체계에 영향을 주는 약), 비타민 D를 함유한 칼시포트리올이 있다. 하지만 이런 여러 가지 치료에도 반점이 조금씩 커지는 경우가 많다.

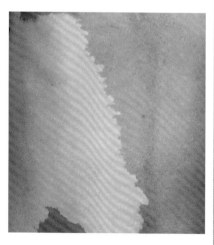

백반증
멜라닌 세포 결핍으로 피부에 옅은 색 반점이 생겨난다. 치료를 받더라도 보통 반점은 조금씩 넓어진다. 자연적으로 자신의 피부색을 되찾는 사람도 일부 있다.

피부스침증(간찰진)

피부가 접히는 부위에 마찰이 반복되면서 염증이 생기는 질환이다. 주로 발생하는 부위는 유방 아래, 넓적다리 사이, 겨드랑이, 엉덩이 사이이며, 비만인에게 흔하게 나타난다. 해당 부위가 붉어지고 습기가 차면서 불쾌한 냄새를 풍긴다. 그리고 곰팡이 감염을 동반하며, 각질이나 물집이 올라오는 경우도 많다. 땀이 차면 상태가 악화된다.

치료에 필요하다면 체중을 줄여야 한다. 그리고 해당 부위를 항상 청결하고 건조하게 유지하며, 국소 항진균제와 코르티코스테로이드제로 감염을 치료하고 염증을 완화해야 한다.

멍

조직에 있는 미세혈관에 출혈이 발생하면서 피부 속 색이 바뀌는 현상을 말한다. 며칠이 지나면 멍은 흘러나온 혈액 속 헤모글로빈 색소가 분해되면서 완전히 없어진다. 얼음찜질은 출혈을 막는 데 도움이 된다.

멍이 2주가 지나도 없어지지 않거나, 너무 자주 생기거나, 특별한 이유 없이 생긴다면, 병원에서 검사를 해보는 것이 좋다. 이런 현상은 혈전의 징후일 수도 있기 때문이다.

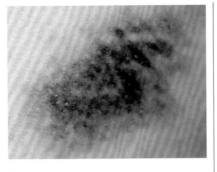

멍
헤모글로빈은 분해되는 과정에서 녹색, 노란색, 황토색 등, 다양한 색상의 화학물질을 만들어내기 때문에, 멍이 들면 시간에 따라 색이 조금씩 변한다. 그리고 이런 색은 보통 1~2주 이내에 사라진다.

동창

추운 날씨에 피부 속 미세혈관이 과도하게 좁아지면서 손가락이나 발가락이 가렵고 통증이 생기며 붓는 질환이다. 부어오른 부위는 특히 찬 것에 노출되면 통증이 나타나고, 피부가 다시 따뜻해지면 가려움이 극에 달하게 된다.

보통 몇 주면 자연 치유되지만 재발할 가능성이 있다. 체온을 따뜻하게 유지하고 손과 발에 혈액순환이 잘되도록 운동을 하면 도움이 된다. 증상이 심하고 재발한다면 약으로 혈관을 넓히는 치료를 하기도 한다.

물집
굳은살

물집은 물이 차서 솟아오른 형태를 말한다. 아주 다양한 질환의 증상으로 나타날 수 있으며, 이런 경우 보통 다른 증상과 함께 생기는 특징이 있다.

물집만 난다면 대개 잘 맞지 않은 신발로 인한 마찰 또는 화상이 원인이다. 그리고 물집이 난 곳에 지속적으로 마찰이 발생하거나, 물집이 눌리면 굳은살이 생길 수도 있다. 경미한 부상으로 인한 물집은 보통 자연적으로 사라진다. 건드리지 않고 습하지 않게 두며, 멸균 거즈 등으로 감싸주면 더 도움이 된다. 그러나 물집에 고름이 차거나 주변이 점점 붉어진다면 감염이 되었다는 말이니 병원에 가보는 게 좋다. 심한 화상으로 인한 물집도 병원 치료를 받아야 한다.

욕창

압박궤양 또는 욕창성 궤양이라고도 한다. 잘 움직이지 못하는 환자의 눌린 피부에 궤양이 생기는 질환이다. 처음에는 피부가 붉어지고 통증이 나타나다가 점차 보라색으로 변한다. 그리고 피부가 손상되기 시작한다. 주로 생기는 부위는 골반, 척추 끝부분, 엉덩이, 어깨, 뒤꿈치, 발목이다.

약을 바르고 거즈를 대주면 치료 속도를 높일 수 있다. 심하다면 항생제를 쓰고 성형수술을 고려해야 한다.

정기적으로 환자의 자세를 바꿔주고 욕창이 잘 생기는 부위에 특별하게 제작된 쿠션이나 매트리스를 받쳐주는 식으로 간호를 잘 해주면 예방이 가능하다.

정맥궤양

보통 다리 아래쪽이나 발목에 잘 생기며, 욱신거리는 통증을 유발하는 질환이다. 하지 정맥류(p.185)를 앓는 사람들에게 흔하게 나타나며, 원인은 혈액순환 문제다. 그 외에 작은 부상을 입을 당시, 또는 입은 후에 생기기도 한다. 궤양은 얕게 파여서 안쪽 살이 보여 분홍색을 띠고 있으며, 때로는 그 주변 피부가 붓기도 한다.

치료는 궤양이 생긴 부위를 규칙적으로 씻고 거즈를 댄 뒤 압박 붕대나 압박스타킹으로 고정해서 혈액순환을 잘되게 하는 방식으로 진행된다. 이 부위가 감염되면 항생제를 처방할 수도 있다. 치료만 받으면 대부분 몇 달 안에 낫는다.

피지낭종

피부낭종 또는 표피낭종이라 부르기도 하며, 모낭의 염증으로 인해 피부 아래에 말랑한 혹이 생기는 질환이다. 혹 안에는 죽은 피부세포와 피지가 섞인 치즈색 물질이 들어있다. 두피, 얼굴, 목, 몸, 생식기에 가장 많이 생긴다. 건강상의 문제를 일으키지는 않지만 때로는 아주 많이 커지기도 하고 보기에 흉할 수도 있다. 감염되면 통증이 생기고 결국 터진다.

별다른 문제가 없다면 치료하지 않아도 된다. 크기가 크고 통증을 유발하거나 감염되었다면 수술로 제거하기도 한다. 감염된 낭종에는 항생제를 처방하기도 한다.

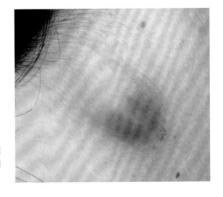

목에 난 피지낭종
보통 동그랗고 돌처럼 볼록 나와 있다. 건강에는 무해하니 치료가 필요 없지만, 문제를 일으키거나 감염되었다면 제거한다. 그러나 제거후에는 흉터가 남기도 한다.

연성 섬유종(쥐젖)

피부에 돌기처럼 튀어나온 양성 종양이며, 작고 부드러우며 통증이 없다. 연성 섬유종은 동시에 여러 개가 올라오는 편이다. 몸 어디든 생길 수 있지만, 목이나 겨드랑이, 사타구니 주변, 유방 아래에 흔하게 난다. 건강상의 문제는 일으키지 않아도 옷 등의 마찰로 피가 나거나 아플 수 있다. 보통은 치료하지 않지만, 문제가 된다면 병원에서 온열 요법이나 냉동 요법을 진행하거나, 잘라내서 제거할 수 있다.

지방종

피부 아래에 지방 세포가 과도하게 자라면서 발생하는 양성 종양이다. 신체 어디든 생길 수 있지만, 어깨나 목, 가슴, 등, 엉덩이, 넓적다리에 많이 난다. 만져보면 말랑하고 부드러우며, 눌렀을 때 피부 속에서 움직이기도 한다. 자라는 속도가 매우 느리고 통증이 없으며 대개 건강상의 문제를 일으키지 않는다. 그래서 별다른 치료는 필요 없지만, 미관상 목적으로 제거 수술을 하기도 한다.

땀관종(한관종)

땀샘에 생기는 양성 종양이다. 눈꺼풀에 여러 개가 나는 일이 흔하지만, 얼굴이나 두피, 목, 가슴, 배, 겨드랑이, 사타구니 등 다른 부위에 나기도 한다. 노란색 또는 피부색을 띠고 있으며, 작고 단단하며 동그란 모양의 혹이다. 보통 별다른 증상은 없지만, 가끔 가려울 때가 있다. 인체에 해가 없어 치료는 하지 않는 편이다. 치료를 한다면 온열 요법이나 레이저 치료를 해서 혹을 제거하지만, 흉터가 남을 수 있다.

일광 각화증

광선 각화증이라 부르기도 한다. 오랫동안 햇빛에 노출되면서 피부 일부가 비늘처럼 변하는 질환이다. 보통 얼굴, 귀, 손, 머리카락이 없는 두피에 생긴다. 표면은 거칠고 아프거나 가려울 수 있다. 때로는 피부암의 일종인 편평세포암종으로 진행될 수도 있다.

일광 각화증은 정기적으로 병원에 가서 변화를 꾸준히 관찰만 하면 된다. 그러나 건강상의 문제를 일으키거나 악성으로 진행된다면 냉동 요법이나 긁어내는 방식으로 제거해야 한다. 아니면 전문 크림이나 젤을 사용하거나, 광역동 치료(빛을 이용한 치료법)를 하기도 한다.

바닥(기저) 세포암(BCC)

바닥 세포암은 피부의 바닥(가장 깊숙한)층에서 생겨난 피부암의 일종이다. 보통 자외선(가령 햇빛)에 과도하게 노출되면 발생하며 얼굴에 가장 많이 생긴다. 형태는 표면이 부드럽고 작으며 경계가 진주 모양을 띠고 있다. 통증은 없으며 자라는 속도가 느리고 궤양이 생길 수도 있다. 치료하지 않으면 주변 조직을 파괴할 수 있지만, 다른 부위로 퍼지는 경우는 드물다.

치료에는 수술, 냉동 요법, 방사선 요법, 항암 크림, 광선치료가 있다. 치료만 하면 대부분 완치되지만 재발하기도 한다.

편평세포암종(SCC)

편평세포암종은 피부층 외부에 생기는 피부암의 일종이다. 장기간의 자외선 노출, 화학적 발암물질, 일광 각화증 등이 원인이다. 대부분 노출된 부위에 생기지만 생식기에 나기도 한다. 처음에는 피부가 두꺼워지다가 커지면서 사마귀 같은 딱딱한 혹이 생기며, 통증은 없다. 치료하지 않으면 계속 퍼지고 생명에 위협을 줄 수 있다.

초기에 발견하면 수술로 제거하며, 때로는 방사선 요법을 병행하기도 한다. 어느 정도 진행된 경우라면 항암화학 요법이 필요할 수도 있다. 초기에 치료하면 대부분 완치된다.

흑색종

멜라닌 세포라 부르는, 색을 띤 피부세포에서 발생하는 피부암 일종이다. 자외선에 과도하게 노출된 것이 원인이며, 특히 햇빛화상이 발병률을 훨씬 높인다.

가장 흔한 증상은 점이 새로 생기거나 원래 있던 점의 모양이 바뀌는 것이다. 아니면 어두운 색의 혹이 빠르게 올라오기도 하고, 모양이 불규칙하고 납작하며 색을 띤 반점이 나기도 한다. 드물지만 옅거나 색이 없는 종류(멜라닌 결핍 흑색종)도 있다. 치료하지 않으면 빠르게 퍼져나간다.

치료는 흑색종의 위치와 퍼지는 속도에 따라 달라진다. 주로 수술로 종양을 제거하지만, 주변 림프절을 절제하기도 한다. 추가로 방사선 요법 또는 항암화학 요법을 진행하기도 하며, 약물로 암세포를 없애거나 성장을 막기도 한다. 초기에 치료하면 대부분 완치된다. 하지만 넓게 퍼지면 치명적인 결과를 가져올 수도 있다.

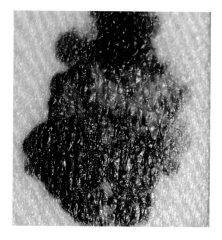

흑색종
대부분 가장자리가 불규칙하며 색이 고르지 못하다. 편평한 반점(사진 참고) 모양도 있고 혹처럼 올라온 융기 형태도 있다.

점

피부색을 만드는 멜라닌 세포가 과다 증식해 생기며, 크기는 작고 색을 띠고 있다. 색깔은 밝은 갈색에서 짙은 갈색까지 여러 가지가 있으며, 형태도 다양해서 편평한 것과 튀어나온 것, 단단한 것과 부드러운 것, 털이 있는 것과 없는 것이 있다. 흔하지는 않지만, 검푸른색 점도 있고, 점 테두리가 창백한 피부색으로 되어 있거나, 정상 크기보다 크고 색이 균일하지 않은 종류도 있다.

선천적인 것도 있지만 대부분 후천적으로 생긴다. 거의 모든 성인이 점을 몇 개씩 가지고 있다고 보면 된다. 대부분 암과는 관련이 없지만 때로는 흑색종으로 진행되기도 한다. 위험 신호에는 기존에 가지고 있는 점이 모양이나 크기가 변하거나, 색 변화, 고르지 않은 색, 딱딱함, 가려움, 염증, 궤양 형성, 출혈, 불

규칙한 테두리가 있다. 새로운 점이 갑자기 생긴다면 흑색종을 의심해보는 것도 좋다. 이런 변화가 나타나면 병원에 바로 가보도록 하자.

대부분 점은 무해해 치료가 필요 없지만, 미관상 문제로 제거 수술을 하기도 한다.

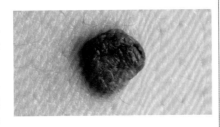

점
과다 증식한 멜라닌 세포가 모여서 색을 띤 부위(튀어나오기도 함)가 생긴다. 암세포는 아니기 때문에 하부 조직을 침범하지 않는다.

경화태선

생식기나 항문 피부에 발생하는 만성 질환이다. 여성의 경우 보통 외음부와 항문 주위 피부에 생긴다. 해당 부위에는 작고 하얀 반점이 나고 점차 커지면서 갈라지고 아플 수 있다. 대부분 가려움을 유발해 결국 외음부에 상처를 남기고 줄어든다.

남성의 경우 하얗고, 때로는 가려운 반점이 음경 끝에 생기면서 욱신거리는 증상도 나타난다. 그리고 반점이 생긴 피부는 단단해지고 하얗게 된다. 또한 포피하는 데 어려움을 겪을 수도 있다

치료는 국소 코르티코스테로이드제를 사용하고, 심하다면 질을 넓히거나 포피를 제거하는 수술 또한 고려하기도 한다.

켈로이드

상처 표면에 있는 흉터 조직이 과증식해 피부가 융기한 것이다. 단단하고 가려우며 불규칙한 모양이다. 상처가 낫는 동안 피부 단백질의 일부인 콜라겐이 너무 많이 생성된 것이 원인이다. 보통 피부색이 어두운 인종에게 더 흔하게 나타나며 가족력이 있다. 살짝 베인 상처 같은 경상으로도 발생할 수 있으며, 특별한 이유 없이 생기기도 한다.

건강상의 문제를 일으키지 않아 치료는 하지 않는다. 하지만 원한다면 코르티코스테로이드제, 실리콘 겔 시트, 압박 거즈, 냉동 요법, 특정 항암화학 요법, 사마귀 치료제를 사용할 수 있다. 그러나 성공적으로 제거하지 못하는 경우도 있다.

농포

고름이 찬 작은 혹이다. 보통 창백하거나 붉은색을 띠며 가운데가 하얗다. 가려움이나 통증을 유발하기도 하고, 주변 피부에 염증이 생길 수도 있다. 농포는 아주 다양한 질환의 증상으로 나타난다. 가장 대표적

인 질환에는 여드름(p.223)이 있다. 그러나 특별한 이유 없이 하나만 났다가 자연적으로 사라지기도 한다.

여러 개가 갑자기 난다면 내부 질환이 원인일 수 있으니 병원에 가보도록 하자.

부스럼(종기)

부스럼은 피부 아래 염증이 생겨 고름이 찬 반점이며, 통증을 유발한다. 원인은 모낭 속 세균 감염이다. 작은 여러 개의 부스럼이 붙어서 커지기도 한다. 흔히 생기는 부위는 사타구니같이 땀이 잘 차는 곳과 목처럼 마찰이 잘 일어나는 곳이다. 당뇨병(p.219)을 앓거나 감염 저항성이 낮은 사람에게 자주 재발한다.

부스럼은 보통 그냥 두면 자연적으로 사라진다. 터지면서 고름이 나와 낫기도 하고 그대로 점차 없어지기도 한다. 크기가 크거나 낫지 않거나 통증을 유발한다면 병원에 가서 주사기로 고름을 빼내거나, 항생제 처방을 받기도 한다.

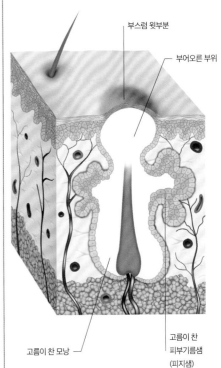

부스럼 윗부분

부어오른 부위

고름이 찬 모낭

고름이 찬 피부기름샘
(피지샘)

부스럼
대표적인 원인은 포도상구균의 감염이다. 부스럼은 모낭에 고름이 찬 것이며, 때로는 피부기름샘과 관련이 있을 때도 있다. 대부분은 2주 안에 자연적으로 터지면서 낫는다.

지루성 경화증

지루성 각화증이라 부르기도 한다. 사마귀처럼 생긴 구진이며, 건강에 문제를 일으키지 않는다. 대부분 몸에 나지만 허리, 목, 아래팔, 손등에 생기기도 한다. 보통 갈색이나 검은색을 띠며 딱딱하거나 기름진 반점 형태를 지닌다. 통증은 없지만 가려울 수 있다.

이 질환은 따로 치료하지 않는다. 그러나 피부암이 아닌지 판단하기 위해 병원에서 검사를 받아보는 게 좋다. 문제가 된다면 냉동 요법 또는 긁어내는 방식으로 제거하기도 한다.

물사마귀

바이러스 감염으로 피부에 빛나는 백진주색 또는 살구색의 구진이 올라온다. 돔처럼 볼록 나와 있고 중앙은 옴폭 패여 있다. 작은 무리를 이루며 다른 부위로 퍼질 수 있고 가려움을 유발하기도 한다. 건강상의 문제를 일으키지는 않지만, 전염성이 있다. 피부 접촉, 성교, 바이러스에 오염된 물체 접촉으로 전염될 수 있다.

치료는 고통스럽고 흉터가 남을 수 있어 아이들에게는 권하지 않는 편이다. 보통 1년 이내에 자연적으로 사라진다. 성인의 경우 미관상 목적으로 제거하기도 한다. 치료에는 긁어내기, 냉동 요법, 태우기, 레이저 요법이 있고, 그 외에 다양한 국소 연고제를 쓰기도 한다.

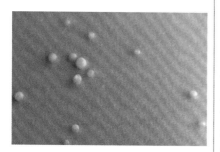

물사마귀
아이들에게 흔하게 생기는 질환이다. 피부에 작은 구진이 올라오며, 모두 사라질 때까지 다른 부위로 퍼지는 경향이 있다.

고름딱지증(농가진)

세균이 일으키는 피부 감염이며 아이들에게 흔하다. 주로 턱, 입, 코 주변에 생긴다. 전염성이 매우 높아 직접적인 접촉으로 퍼질 수 있다. 고름딱지증이 생기면 피부가 붉어지면서 아주 작은 물집이 올라온다. 그리고 곧 터지면서 진물이 나오고 노란색 딱지가 생긴다. 목이나 얼굴 림프절에 열이 나고 부을 수 있다.

치료는 국소 연고나 먹는 항생제로 하며, 보통 며칠이면 완치된다. 전염을 예방하려면 이불과 수건을 따로 써야 하고 환자는 집에만 있도록 해야 한다.

얕은 연조직염(단독)

세균 감염이 원인이며 보통 세균이 피부의 상처를 통해 들어와서 발생한다. 좌상이나 궤양, 무좀이나 습진(p.222) 같은 상처다.

모든 피부에 생길 수 있지만 주로 얼굴이나 다리에 많이 난다. 감염된 부위는 열이 나면서 붓고 염증이 발생하면서 물집이 올라올 수 있다. 발열, 피로감, 림프절 주변 부종도 나타날 수 있다.

치료는 항생제로 하고, 3주 이내로 낫는다. 아세트아미노펜 같은 진통제는 증상 완화에 도움이 된다.

피부 농양

피부 아래 고름이 차서 생기는 질환이며 보통 세균 감염이 원인이다. 농양은 표면이 부드럽고 단단하다. 누르면 아프거나 누르지 않아도 아플 수 있다. 농양과 그 주변에 열이 나고 염증이 생길 수 있으며, 고름이 차는 게 보이기도 한다. 발열과 오한 증상이 나타

입꼬리염

보통 세균이나 곰팡이 감염으로 입 구석에 염증이 생기는 질환이며, 구각구순염이라 부르기도 한다. 주로 입꼬리가 붉어지고, 욱신거리며, 갈라지고, 딱지 같은 게 생긴다. 때로는 피가 나기도 한다. 잘 맞지 않는 틀니를 한 사람, 비타민 B12이나 엽산, 철분이 부족하게 식사를 하는 사람, 장기간 특정 장 질환을 앓는 사람, 침이 많이 분비되는 사람에게 잘 발생한다.

치료는 항진균제나 항생제로 하며, 영양결핍 같은 다른 원인이 있다면 관련된 부분도 함께 치료해야 한다. 항상 철저히 입안을 위생적으로 관리하면 재발을 방지할 수 있다.

연조직염(봉소염)

피부 진피층과 피하조직이 세균에 감염되어 생긴다. 보통 다리 아랫부분에서 많이 발생하지만, 눈 주위 등 다른 곳에도 생길 수 있다. 가장 흔한 감염 경로는 세균이 상처를 통해 피부 속으로 들어오는 방식이다.

감염 후 몇 시간 내로 증상이 발현된다. 해당 부위에 발적, 부종, 열감, 통증이 생기고 때로는 발열과 오한이 나타날 수도 있다. 치료하지 않으면 감염은 빠르게 다른 부위로 퍼지며 생명을 위협할 수 있다.

치료는 보통 항생제로 하지만, 상태가 심하면 병원에서 정맥주사를 맞아야 할 수도 있다. 바로 치료하면 대개 완치된다.

나는 경우도 있다.

크기가 작다면 치료할 필요가 없으며 대개 자연적으로 사라진다. 하지만 크기가 크거나 시간이 지나도 사라지지 않는다면 병원에서 주사기로 고름을 빼고 항생제로 감염을 해결해야 한다.

사마귀
발바닥 사마귀

바이러스 감염으로 피부 위에 나는 작고 단단한 혹이다. 발바닥 사마귀는 발바닥에 생기며 체중에 눌려 납작해진다. 사마귀는 보통 손이나 발에 많이 생기지만 생식기(음부 사마귀, p.218)에 나기도 한다.

사마귀의 형태는 보통 동그랗고 단단하며 표면이 거칠고, 돌출되어 있다. 또는 진한 색의 아주 작은 반점이 그 위에 점을 찍듯이 붙어 있을 수도 있다. 발바닥 사마귀는 편평하고 단단하며 표면이 두껍다. 종종 걸을 때 통증을 유발하기도 한다.

대부분은 자연적으로 사라지지만 몇 달에서 몇 년동안 그대로 있는 경우도 있다. 약국에서 여러 가지 치료제를 구매할 수 있고 병원에 가면 냉동 요법, 긁어내기, 태우기 등의 방식으로 치료할 수 있다. 음부 사마귀는 반드시 병원에 가서 치료받아야 한다.

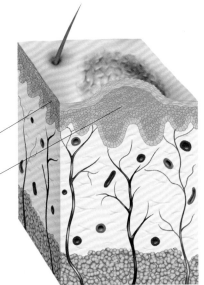

표피(피부의 외부 층)

표피 세포가 과증식함

사마귀 형성
인체 유두종 바이러스 감염으로 피부 세포가 과도하게 증식하면 사마귀가 생긴다. 신체 접촉, 오염된 물건이나 표면을 만져 전염되기도 한다.

옴

옴진드기는 피부를 파고 들어가 굴을 만들고 거기서 기생한다. 전염성이 있어 가깝게 신체 접촉을 하면 옮을 수 있다. 옴이 기생하면 피부가 극도로 가렵고, 불그스름한 구진이 이곳저곳에 생기며, 옴 굴로 인해 짧은 선이 나타난다. 가려움은 발진이 사라지고도 3주가량 이어질 수 있다.

치료에는 구충용 로션이나 크림을 쓴다. 국소 코르티코스테로이드 연고를 처방해 가려움을 완화하기도 한다. 재감염을 예방하려면 가족 모두 함께 치료를 받아야 한다. 잠옷, 침구, 수건은 뜨거운 물로 세탁해야 한다.

손발입병(수족구병)

주로 어린아이가 잘 걸리는 감염성 질환(바이러스가 원인)이다. 증상은 보통 3~5일 정도의 잠복 기간을 거친 후에 나타난다. 입안에 물집이 생겼다가 곧 궤양으로 변하며 통증을 유발한다. 손과 발에도 물집이 올라오고 목이 아프며 열이 나기도 한다.

손발입병은 7~10일이면 자연적으로 낫는다. 뜨겁거나 자극적인 음식과 음료를 피하고 아세트아미노펜이나 이부프로펜을 복용하면 증상 완화에 도움이 된다.

무좀

발백선이라 부르기도 하는 무좀은 발이 백선균(곰팡이)에 감염되어 생기는 질환이다. 감염된 피부, 또는 균에 오염된 표면이나 물체와 접촉해서 옮는다. 발가락 사이나 발바닥에 많이 생긴다. 일단 무좀이 생기면 피부가 갈라지고, 아프며, 가렵고 축축해진다. 그리고 무좀이 발톱으로 번지면 발톱은 노랗게 변하면서 두꺼워지거나 쉽게 부서지게 된다. 무좀은 보통 자연적으로 낫지 않아 약국에서 파는 항진균제로 치료한다. 하지만 효과가 없다면, 병원에서 더 강력한 경구용 항진균제를 처방받아 사용하기도 한다.

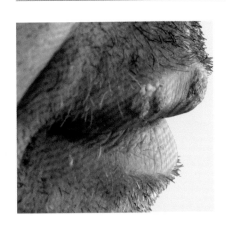

구순포진

입가나 입술에 생기는 작은 물집이며, 원인은 헤르페스바이러스다. 바이러스가 처음 활성화하면 독감 증상이 나타난다. 그리고 몸속에서 잠복 상태로 있다가 나중에 재활성화하면 구순포진이 날 수 있다.

구순포진으로 생긴 물집
처음에는 아주 조그만 물집이 올라왔다가 곧 크기가 커지고 딱지가 생긴다. 새로운 피부가 물집 아래에 생기기 시작하면서 물집은 점점 작아지다가 아예 없어진다.

구순포진이 나기 전에 입술에서 얼얼함을 먼저 느끼는 경우가 많다. 그리고 작은 물집이 생기고 점점 커지면서 아프고 가렵다. 물집이 터지면 딱지가 생긴 후 점차 사라진다.

보통 7~10일이면 자연적으로 낫지만, 처음 아린감이 나타날 때 약국에서 항바이러스 크림을 구매해 발라두면 주변으로 퍼지는 것을 막을 수 있다. 그러나 약을 쓰더라도 바이러스를 없애거나 차후 재발을 막지는 못한다.

탈모증

원형 탈모증 | 산재성 탈모증 | 견인성 탈모증

탈모의 가장 흔한 유형은 남성형 탈모로 머리카락이 관자놀이와 정수리부터 빠지기 시작한다. 여성형 탈모는 보통 정수리부터 시작한다. 전체적으로 머리카락이 빠지는 현상은 임신 후나 항암화학 요법 이후에 일시적으로 생길 수 있다. 그 외 원인에는 스트레스, 영양부족, 급성 질환, 휴지기 탈모가 있다. 원형 탈모증은 면역 체계가 모낭을 공격해서 생기는 질환이며 보통 부분적으로 머리가 빠진다. 다른 원인에는 백선균, 편평태선(p.222), 갑상샘 문제, 발모광이 있다.

치료는 근본 원인에 따라 달라진다. 코르티코스테로이드제 같은 약이 발모를 촉진할 수도 있다. 그 외에 모발이식이나 가발 착용 등의 방법도 있다.

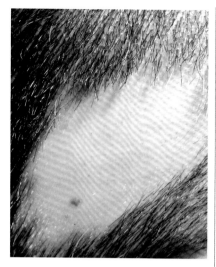

탈모
원형 탈모증은 10대나 젊은 층에서 더 흔하게 볼 수 있다. 전형적으로 두피 일부에서만 탈모가 일어나지만, 드물게 머리와 몸의 털이 모두 빠지기도 한다.

비듬

두피에서 떨어져 나와 머리카락에 쌓이는 죽은 각질이다. 때로는 가려움을 유발하지만 해가 되지 않는다. 흔한 원인으로는 지루성 피부염(p.222)이 있으며, 피부에 살고 있는 효모균이 과증식하는 것과도 관련이 있다. 다른 원인에는 습진(p.222), 건선(p.222), 두피의 백선균(머리백선)이 있다.

비듬은 보통 비듬 관리 샴푸를 규칙적으로 사용하면 사라진다. 효과가 없거나 다른 증상까지 동반된다면 병원에 가서 원인을 찾아보거나 더 강력한 치료제를 처방받는 것이 좋다.

발모광

강박적이고 반복적으로 자신의 머리카락을 뽑는 강박 장애다. 이 질환을 앓는 사람은 평소에 자신의 머리카락을 그냥 뽑거나 빙글빙글 돌리다가 뽑고 결국 머리카락이 빠진 부위가 눈에 띌 정도로 커지게 된다. 또한 속눈썹, 눈썹, 음모를 뽑는 사람도 있다. 정확한 원인은 밝혀지지 않았지만, 심한 학습 스트레스나 강박 장애 같은 심리적 문제와 연관이 있으리라 추측하고 있다.

치료는 인지행동치료 같은 심리 치료로 진행되며, 약물(항우울제)을 쓰기도 한다.

휴지기 탈모

머리카락이 전반적으로 얇아진다. 대부분 정확한 원인을 모르지만, 출산이나 심각한 병, 스트레스, 극심한 다이어트, 체중 감소로 촉발되기도 한다.

점점 심해지는 탈모 외에 다른 증상은 없다. 예를 들면, 머리를 감거나 빗질을 할 때 알아챌 정도로 머리카락이 많이 빠지거나, 때로는 두피가 평소보다 더 민감해질 수도 있다.

휴지기 탈모는 유발인자가 해결되면 원상태로 돌아오기 때문에 치료를 하지 않는다.

버짐(백선)

완선 | 샅백선 감염 | 머리백선 감염

버짐은 피부, 두피, 손톱에 생기는 여러 가지 곰팡이 감염을 일컫는 용어다. 감염자 또는 감염된 동물과 신체 접촉을 했거나, 균에 오염된 물건이나 표면을 만지면서 옮게 된다.

버짐의 가장 흔한 유형은 무좀(p.229)일 것이다. 감염이 신체(체부백선)에서 발생하면 피부에 붉거나 은색의 링이 생기고 가려움을 느낀다. 사타구니가 감염(샅백선, 보통 완선이라 부름)되면 생식기부터 넓적다리 안쪽까지 붉은 반점이 생기고, 이 부위는 가렵고 각질이 일어난다. 두피가 감염(머리백선)되면 두피에 동그랗고 비늘 같은 반점이 생기며 가렵고 머리카락이 빠진다. 모두 병변 주변에 물집이나 상처가 생길 수 있다. 손톱이 감염되면 손톱이 두꺼워지고 색이 바랜다.

치료에는 보통 곰팡이를 없애는 국소 연고를 쓰지만, 퍼진 부위가 넓거나, 두피나 손톱에 생기면 경구용 항진균제를 처방하기도 한다.

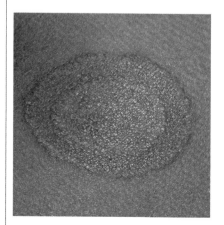

체부백선(몸백선)
체부백선은 붉은색 링이 융기된 형태로 나타나며 링의 중심은 마치 정상 피부처럼 보인다. 심할 경우 고름이 찬 물집이 링 주변에 생기기도 한다.

모발둥지낭(모소낭)

모발둥지굴은 엉덩이의 갈라진 부위 위쪽에 있는 홈을 말하며, 털이 나기도 한다. 모발둥지낭은 털 조각이 피부 안쪽을 파고 들어가 자라면서 형성되었으리라 추측하고 있다.

모발둥지낭은 해가 없고 증상도 없어서 별다른 치료를 하지 않지만, 감염되면 통증, 부종, 고름이 찬 농양(모발둥지낭염)이 생길 수 있으며, 이때는 항생제를 쓰거나 수술로 고름을 빼는 방식으로 치료를 해야 한다. 반복적으로 감염되면 모발둥지낭을 수술로 제거하기도 한다.

머릿니

머릿니는 머리카락에 살면서 모근에 알(서캐)을 깐다. 머릿니 자체는 무해하더라도 물게 되면 극도의 가려움을 유발한다. 신체 접촉, 또는 빗이나 모자 같은 물품을 함께 쓰면 옮기도 한다.

치료는 약국에 파는 머릿니 약으로 한다. 그러나 모든 사람에게 효과가 있는 것은 아니라 먼저 약사와 상의해보도록 하자. 아니면 전용 빗으로 머리를 지속적으로 빗어도 제거된다. 재감염을 피하려면 가족 모두가 치료를 받아야 한다.

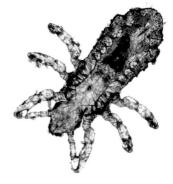

머릿니
성체는 아주 작고 회색-갈색을 띠고 있다. 크기는 참깨만 하고 보통 두피에 살지만 때로는 눈썹이나 속눈썹에 기생하기도 한다.

곤봉손가락

손끝과 발끝이 넓어지고, 두꺼워지며, 둥그스름하게 변한다. 손톱도 굽기 때문에 모습이 마치 숟가락을 뒤집어 놓은 것처럼 보인다. 뚜렷한 원인 없이 발생하기도 하고, 드물지만 유전되기도 하며, 건강상의 문제를 일으키지 않는 경우도 있다. 그러나 이보다는 폐암(p.195), 기관지 확장증(기관지가 비정상적으로 넓어짐), 낭포성 섬유증(p.194), 심장 질환, 간 질환, 갑상샘 질환, 위암(p.200), 대장암(p.206), 염증성 장 질환(p.203)의 징후인 경우가 더 많다.

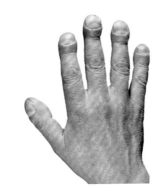

곤봉손가락
손가락 끝이 넓어지고 두꺼워지는 현상은 대개 내부에 건강상의 문제가 발생했다는 표시다. 심장이나 폐 질환이 많지만 다양한 질환 때문에 생길 수도 있다.

손발톱 주위염

손발톱 주변(손발톱주름) 피부가 감염되는 질환으로 생인손이라고도 한다. 세균이 원인이면 증상이 갑자기 나타날 수 있고(급성 손발톱 주위염), 효모균이 원인이면 점진적으로(만성 손발톱 주위염) 생길 수도 있다. 급성 손발톱 주위염은 손발톱 주변에 통증과 부종, 고름이 생긴다. 만성도 증상은 비슷하지만 대개 고름은 생기지 않는다.

치료는 항생제나 경구용 항진균제로 한다. 급성 손발톱 주위염은 고름을 빼야 할 수도 있다.

손발톱 곰팡이 감염

손발톱곰팡이병이라고도 부른다. 이 질환에 걸리면 손톱이 변색되고 두꺼워지며 변형되고 쉽게 부서진다. 신발을 신을 때 눌리면 통증을 느낀다. 손톱보다는 발톱에 더 잘 생기며, 무좀(p.229) 곰팡이에서 전염되는 경우가 많다.

치료에는 경구용 항진균제, 국소 연고 형태의 항진균제, 손발톱을 부드럽게 만든 후 감염된 부위를 긁어내는 방식이 있다. 심하면 손발톱 제거를 고려하기도 한다.

내향성발톱(내성발톱)

발톱의 한쪽 끝이나 양쪽이 굽으면서 근처 피부를 파고 들어가는 질환이다. 이런 상태가 되면 피부에 염증과 통증이 발생할 수 있으며, 피가 나거나 감염되기도 한다. 주로 발톱을 잘못 깎았거나 작은 신발을 신어서 생긴다.

따뜻한 소금물로 꾸준히 발을 씻고 발톱을 거즈로 덮어주면 통증 완화에 도움이 된다. 피부가 감염되면 항생제를 써야 할 수도 있다. 심하면 수술로 발톱 일부를 제거하기도 한다.

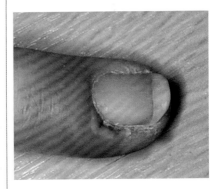

급성 손발톱 주위염
손톱 근처 피부에 작은 상처가 나면 세균이 침범해 감염을 일으킬 수 있다. 곧 염증이 생기고 고름이 찬다.

전염병과 기생충

코로나바이러스감염증-19

코로나19라고도 하는 코로나바이러스감염증-19는 주로 기도를 감염시키는 바이러스 질환이다. 주 증상에는 발열, 새로 발생하는 기침, 기존 기침의 악화, 후각 또는 미각 상실이나 변화, 피로감, 두통, 코막힘이나 콧물, 근육통이 있다.

대부분 아주 약하거나 가볍게 지나가기 때문에 별다른 증상이 없을 수도 있다. 경증이라면 휴식을 취하며 아세트아미노펜이나 이부프로펜 계열 약 복용, 충분히 수분을 섭취하면 낫는다. 대부분 몇 주면 회복하지만 드물게 증상이 몇 달간 이어지기도 한다. 이를 롱코비드(코로나19 장기 후유증)라 부른다. 면역력이 약하거나, 당뇨병, 호흡기 질환 같은 특정 기저 질환을 앓는 사람들은 증상이 더 심하게 나타난다. 이 바이러스는 심한 호흡 곤란을 일으키기 때문에 생명을 위협할 수 있다. 그러니 증상이 심하다면 바로 병원에서 치료를 받아야 한다.

코로나19는 기침이나 재채기를 통해 미세한 비말 형태로 전염된다. 감염된 비말을 마시거나, 비말이 묻은 표면에 접촉한 후 얼굴을 만지면서 옮기는 식이다. 마스크, 거리두기, 손 씻기, 얼굴 만지지 않기를 통해 감염의 위험을 줄일 수 있다. 검사를 통해 감염 사실을 알 수 있으며, 감염된 사람은 격리해 전염의 위험성을 줄여야 한다. 또한 백신을 맞아서 예방할 수도 있다.

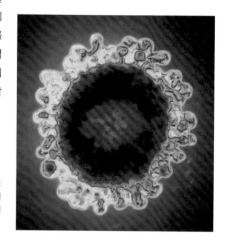

코로나바이러스
이 컬러 전자현미경 사진을 보면 코로나바이러스의 전형적인 구조를 알 수 있다. 코로나바이러스에는 코로나19 바이러스도 포함되어 있다. 코로나바이러스라는 이름은 세포 속으로 들어가는 데 핵심 역할을 하는 단백질 스파이크가 왕관 모양이라 붙여졌다.

인플루엔자

독감이라고 흔히 부르며, 상기도에 생기는 바이러스 감염이다. 보통 겨울(계절 독감)에 많이 발생하지만 언제든 생길 수 있다. 또한 특정 변이 바이러스 형태로 돼지독감과 조류독감을 유발하기도 한다. 이 바이러스는 보통 기침과 재채기를 통해 비말 형태로 전염된다. 비말을 흡입했거나, 바이러스에 오염된 표면을 접촉한 후 입이나 코를 만지면서 감염된다. 계절 독감과 돼지독감이 이런 방식으로 옮는다. 조류독감은 보통 감염된 새에서 직접적으로 전염된다.

모든 종류는 비슷한 증상을 유발하는데, 발열, 두통, 기침이나 재채기, 탈진, 몸살, 코막힘이나 콧물, 구토, 설사가 나타난다. 별다른 치료 없이도 며칠이면 낫지만, 피로감은 더 오래 지속될 수 있다. 때로는 폐렴(p.194) 같은 심각한 질병이나 합병증이 생기기도 한다. 특히 위험군에 속하는 사람들에게는 항바이러스제를 처방하기도 한다.

독감은 백신으로 어느 정도 예방할 수 있다. 독감 바이러스는 변이가 잦기 때문에 매년 유행할 법한 바이러스에 맞춘 백신을 맞는 게 좋다.

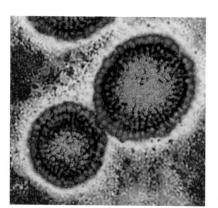

인플루엔자 바이러스
이 컬러 현미경 사진을 보면 인플루엔자 바이러스의 구조를 알 수 있다. 중심에 있는 유전물질(담청색)은 단백질 덩어리가 튀어나온(주황색 스파이크) 모양의 외피에 싸여 있다.

감기

코, 목, 상기도를 감염시켜서 콧물이나 코막힘, 인후통, 재채기, 두통, 기침을 유발하는 바이러스 감염이다. 기침이나 재채기를 통해 나온 감염된 비말을 흡입하거나, 바이러스에 오염된 물건이나 감염된 비말이 묻은 피부와 접촉한 후 자신의 입이나 코를 만져서 옮기도 한다.

잠복 기간은 대략 1~3일 정도이며 하루 이틀 사이에 증상이 심해진다. 대부분 1~2주면 자연적으로 완치되지만, 3주 이상 지속되거나, 증상이 심해지거나, 새로운 증상이 나타나면 병원에 가보도록 하자. 때로는 세균으로 인해 합병증이 생겨 급성 기관지염(p.193), 코곁굴염(p.191), 가운데귀염(p.174)으로 진행되기도 한다. 이런 경우 병원에 가서 치료를 받아야 한다.

대상포진

수두 바이러스(수두 대상포진 바이러스)의 재활성으로 인한 신경 감염이다. 수두를 앓고 나면 바이러스는 잠복 상태로 신경계에 남게 되며, 다시 활성화하면서 대상포진을 유발할 수 있다. 대부분 나이 든 사람, 면역력이 약한 사람, 스트레스를 받는 상태이거나 건강이 나쁜 사람들이 많이 걸린다.

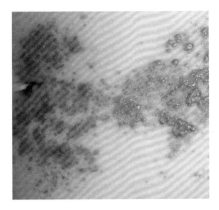

대상포진 발진
통증을 유발하는 발진이 신경을 따라 생겨난다. 이 발진은 곧 물집으로 바뀌었다가 마르면서 딱지를 형성하고 떨어져 나간다. 물집에는 바이러스 입자가 있어서 전염성이 있다.

증상에는 피부의 아린감, 가려움, 통증이 있고 붉은 반점 같은 발진이 올라와서 물집으로 바뀌며 열이 난다. 그리고 물집은 딱지를 형성하며 흉터를 남긴다. 눈 쪽에 생기면 각막궤양을 유발할 수 있고, 얼굴 신경을 건드리면 얼굴 한쪽에 힘이 빠지거나 마비가 생길 수 있다. 그리고 치료 후에도 통증이 계속될 수 있는데, 이런 경우를 대상포진 후 신경통이라 한다. 바이러스는 직접적인 접촉으로 전염될 수 있어 이 바이러스에 대한 면역이 없는 사람은 수두에 걸릴 수 있다.

치료는 항바이러스제와 진통제로 하며, 백신으로 감염 위험을 줄일 수 있다.

수두

발진과 열을 유발하는 수두 대상포진 바이러스로 생기는 전염병이다. 한 번 걸리면 평생 면역이 생기지만, 바이러스는 사라지지 않고 체내에 잠복 상태로 있다가 나중에 재활성화해 대상포진을 일으키기도 한다. 수두 바이러스는 공기 중 비말이나 직접적인 접촉으로 퍼진다. 전염성이 매우 높아 수두에 걸린 환자는 면역이 없는 사람과 격리해야 한다. 또한 임신 중에는 심각한 합병증을 유발할 수 있다.

잠복 기간은 대략 1~3주 정도다. 처음에는 붉은 반점의 발진이 넓게 퍼진다. 그리고 가려움을 유발하는 물집으로 변한다. 물집의 액이 마르면 딱지가 생기면서 떨어져 나간다. 치료는 아세트아미노펜으로 하면 되고, 약국에서 가려움을 완화하는 약을 구매해 복용한다. 심할 경우 병원에서 항바이러스제를 처방하기도 한다. 특정군에게는 수두 백신을 권하는 편이다.

풍진

풍진은 가벼운 증상을 유발하는 바이러스 감염이다. 그러나 면역이 없는 임신 초기 임신부가 감염될 경우 태아에게 심각한 선천성 결함을 유발할 수 있다. 풍진에 걸린 사람은 증상 발현 일주일 전부터 최대 발진이 난 후 4일 정도까지 전염성이 있다.

이 바이러스는 모체에서 태아로 전염되거나 공기 중 비말 형태로 옮겨갈 수 있다. 잠복기는 보통 2~3주 정도 되고, 발진이 얼굴부터 시작해 몸과 팔다리로 퍼지게 된다. 그리고 며칠 후면 발진은 사라진다. 그 외에 머리와 목 주변의 림프절 부종 증상이 나타나기도 한다.

아세트아미노펜이 열을 내리는 데 도움이 되며, 증상은 1주일이면 자연적으로 치유된다. 풍진은 백신으로 예방할 수 있으며, 보통 풍진, 홍역, 볼거리를 함께 섞은 MMR 백신 형태로 맞는다.

볼거리(유행귀밑샘염)

주로 어릴 때 걸리는 바이러스 감염이며, 침샘이 붓는 증상이 나타난다. 침샘은 얼굴 양쪽 끝, 귀 조금 아래에서 살짝 앞쪽에 위치해 있다. 이 질환에 걸리면

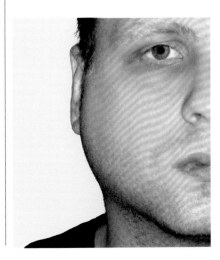

부어오른 침샘
볼거리의 가장 눈에 띄는 증상은 얼굴 양쪽에 있는 침샘이 부어오르는 것이다. 보통 한쪽만 감염되지만, 증상은 양쪽 모두 나타난다.

부종과 함께 얼굴 양쪽에 열이 나고, 두통과 인후통 증상이 생긴다. 또한 바이러스성 뇌수막염(p.168), 췌장염(p.202), 청소년이나 성인 남성의 경우 고환염(고환-부고환염, p.210)이 발생하기도 한다.

바이러스는 공기 중 비말로 전염되며 잠복기는 14~25일 정도다. 감염된 사람은 뺨이 붓기 전 이틀부터 증상이 발현된 후 5일 정도까지 전염성을 띤다.

보통 1~2주면 자연적으로 낫지만, 아세트아미노펜이 증상 완화에 도움을 준다. 백신도 있으며, 주로 풍진, 홍역, 볼거리를 함께 섞은 MMR 백신 형태로 맞는다.

홍역

주로 아이들이 잘 걸리며 잠재적으로 위협을 줄 수 있는 바이러스 질환이다. 공기 중 비말로 전염되며 감염자는 증상 발현 시점부터 발진이 난 후 4일 정도까지 전염성을 가지고 있다.

잠복기는 10일 정도이며, 열이 나고 감기 증상, 가령 기침, 콧물, 재채기 등이 나타난다. 눈은 충혈되어 눈물이 나면서 아프고, 뺨 안에는 작고 하얀 반점이 생긴다. 며칠이 지나면 머리에도 발진이 나면서 전신으로 퍼진다. 보통 며칠 후면 증상이 가라앉지만, 합병증이 생기면 귀나 가슴 부위가 감염되어서 발작, 뇌염(p.168)을 유발해 뇌 손상을 입거나 심지어 생명을 잃을 수 있다.

치료는 약과 자가 치료로 증상을 경감한다. 그리고 합병증이 생기면 함께 치료해야 한다. 홍역은 백신이 있으며, 주로 아이들이 잘 걸리는 질병(볼거리와 풍진)과 함께 섞어 MMR 백신 형태로 맞는다.

홍역 발진
보통 머리에서 시작해 전신으로 퍼진다. 사진에서 보듯이 처음에는 편평한 반점이나 구진이 개별로 나타나기 시작해 곧 여러 개가 뭉쳐져서 얼룩덜룩한 형태로 변한다.

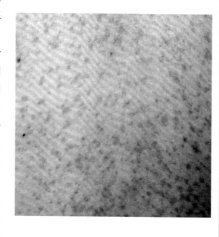

파르보바이러스

파르보바이러스 중 파르보바이러스B19에 감염되면 뺨에 선홍색 발진이 나는 특징이 있다. 이런 형태로 인해 '뺨 맞은 볼'(제5병과 전염성홍반이라는 이름도 있다)이라 부르기도 한다. 보통 공기 중 비말로 옮기지만 때로는 모체에서 태아로 전염되기도 한다.

잠복 기간은 4~14일 정도이며, 아이들의 경우 열과 함께 눈에 띄는 발진이 뺨에서부터 몸과 팔다리로 번지는 특징을 보인다. 성인의 증상은 더 심하다. 발진이 손바닥과 발바닥까지 생길 수 있고 심할 경우 지속적인 관절통이 생기기도 한다. 임신 중 감염은 태아의 건강에 영향을 줄 수 있고, 심하면 유산까지 될 수 있다.

치료는 약물로 증상을 경감하는 식으로 진행된다. 보통 1~3주면 완치되고 한 번 걸리면 평생 면역을 얻는다.

소아마비
척수성 소아마비

폴리오라 부르기도 한다. 가벼운 증상에서부터 잠재적으로 생명을 위협할 수 있는 정도의 심한 증상까지 유발하는 감염성 바이러스 질환이다. 이 바이러스는 공기나 감염자의 대변이 묻은 음식을 통해 전염된다. 세계적으로 소아마비 발병률은 낮지만, 일부 아프리카, 중동, 아시아 지역에서는 여전히 발생하는 질환이다.

무증상이거나, 독감과 비슷하지만 아주 약하게 나타나기도 한다. 드물지만 척수(척수성 소아마비)나 뇌에 감염될 수 있으며, 이런 경우 마비, 또는 심하면 사망에 이를 수 있다. 비마비성 소아마비라면 보통 휴식을 취하며 진통제를 먹어서 치료한다. 하지만 마비성 소아마비인 환자는 물리치료를 병행하고 만약 호흡에 영향을 받는다면 인공호흡기가 필요할 수도 있다. 비마비성 소아마비는 완치가 되고, 마비성 소아마비라도 대개 완치가 되지만, 일부는 오랫동안 장애를 겪고 드물지만 사망하기도 한다. 소아마비는 백신이 있으며 보통 파상풍과 디프테리아 같은 다른 백신과 섞어서 주사한다.

백일해

폐와 기도가 세균에 감염되어 발작적인 기침을 하다가, 마지막에는 '흡'하는 소리를 내는 게 특징이다. 원인은 보르데텔라 백일해균이며, 공기 중 비말로 전염된다.

초기 증상은 감기와 비슷하다가, 점차 특징적인 기침과 구토가 발생하고, 때로는 코피가 나오기도 한다. 심하면 일시적으로 호흡 곤란이 오고 발작이 일어날 수도 있다.

심한 경우 생명을 위협할 수 있기 때문에 바로 병원 치료를 받아야 한다. 치료에는 항생제를 쓰고 때로는 산소 요법과 정맥주사를 추가하기도 한다. 앓은 지 3주 미만이면 항생제를 처방하고, 3주 이상이라면 보통 회복기에 들어가기 때문에 특별한 치료를 하지 않는다. 백신은 디프테리아, 폴리오, 파상풍 같은 백신과 섞인 형태로 제공한다.

패혈증

세균이 혈류로 들어가 빠르게 증식하면서 전신으로 퍼지기 때문에, 잠재적으로 생명을 위협할 수 있는 질환이다. 폐, 신장, 요로, 복부에 생긴 감염, 또는 상처나 농양처럼 국소 부위에 생긴 감염에서 빠져나온 세균이 주로 일으킨다. 면역력이 낮은 사람, 어린아이, 노인들이 특히 취약하다.

증상은 발열, 오한, 격렬한 떨림, 실신 등이며, 갑자기 나타나기 시작한다. 치료하지 않으면 패혈성 쇼크가 일어나서 창백하고 축축한 피부, 초조, 예민, 빠르고 얕은 호흡 증상이 생기고, 심하면 정신 착란과 의식불명이 오며 심지어 사망에 이르기도 한다. 패혈증에 걸리면 빠르게 항생제를 투여해야 한다. 패혈성 쇼크가 일어나면 인공호흡기와 약물 같은 보조적인 치료를 함께 해야 하고 수술로 감염된 조직을 제거하기도 한다.

선열

엡스타인바바이러스(EBV)로 생기는 질환이며, 감염성 단핵구증이라 부르기도 한다. 감염자의 침에서 발견되는 이 바이러스는 키스, 기침, 재채기, 또는 바이러스에 오염된 음식이나 음료를 담은 용기를 공유하면서 전염된다. 젊은 사람들에게 더 흔한 질환이다.

감염이 되어도 무증상일 경우가 있어서 감염 사실을 모르고 지나가기도 한다. 잠복 기간은 대개 4~8주 정도. 증상에는 발열, 인후통, 극심한 피로가 있다. 그 외에 목, 겨드랑이, 사타구니의 림프절과 편도선이 붓는다. 때로는 발진이나 황달(피부와 눈 흰자가 노랗게

변함, p.201) 증상이 나타나기도 한다.

특별한 치료법은 없으며, 약국에서 파는 진통제로 증상을 완화할 수 있다. 피로를 많이 느낀다면 휴식을 충분히 취하면 된다. 이 바이러스는 간이나 지라(비장)에 영향을 줄 수 있기 때문에 회복 전까지 술과 접촉이 있는 운동을 금해야 한다. 대부분 2~3주면 낫지만, 피로감은 몇 달 동안 지속될 수 있다.

성홍열

연쇄상구균의 일종이 일으키는 질환이며, 공기 중 비말 형태로 전염될 수 있다.

잠복 기간은 보통 1주일 정도다. 목과 상부에서 주홍색 발진을 시작으로 빠르게 인후통, 발열, 두통, 목의 분비샘 부종, 구토 증상이 나타난다. 때로는 혀에 백태가 형성되고, 며칠 후 다 벗겨지면서 빨갛게(딸기혀) 변하고 부어오르기도 한다.

항생제로 감염을 없애고 진통제로 증상을 완화하면 대부분 1주일 만에 낫는다.

파상풍

파상풍균이 상처를 통해 감염을 일으켜 생명을 위협하는 신경계 질환이다. 이 세균은 흙과 동물의 분변에 산다. 대표적인 증상에는 턱 근육 경직(입벌림 장애), 발열, 빠른 맥박, 식은땀이 있다. 통증이 있는 근육 경련과 전반적인 통증이 나타나고, 목과 가슴에 영향을 줘서 호흡 곤란이 생기거나 심하면 질식에 이를 수 있다.

파상풍은 즉각적인 치료가 필요하다. 무증상이라면 면역글로불린 주사로 균을 없애고, 증상이 나타난다면 면역글로불린 주사, 항생제와 근육 경련을 줄이는 약을 쓴다. 때에 따라 인공호흡기를 사용하기도 한다. 빠르게 대처하면 대부분 회복된다. 파상풍은 백신으로 예방할 수 있으며, 보통 디프테리아나 폴리오와 섞인 형태로 제공된다.

장티푸스

장티푸스균이 유발하는 전염성 질병이다. 감염된 대변으로 오염된 물이나 음식을 먹어서 옮긴다. 초기 증상에는 발열, 두통, 피로감, 복통, 변비가 있으며, 곧이어 설사를 하고 가슴과 배에 발진이 생긴다. 때로는 장 출혈이나 장벽 천공 같은 합병증이 나타나며 생명을 위협할 수도 있다.

치료는 항생제로 하며, 보통 며칠이면 어느 정도 통제된다. 그러나 심한 합병증이 발생하면 수술을 진행하기도 한다. 예방 백신이 몇 가지 있지만 완벽하게 막아주지는 못하기 때문에 개인 위생, 식수와 음식 위생을 철저하게 하는 것이 감염 위험을 줄이는 또 다른 방법이다.

콜레라

콜레라균이 소장에 감염을 일으키는 질환이다. 이 균에 오염된 음식이나 음료를 먹어서 생긴다. 보통 위생시설이 열악한 지역, 자연재해 같은 재난을 겪은 지역에서 깨끗한 물을 쓸 수 없을 때 이런 질환이 잘 발생한다.

많은 감염자가 무증상이지만, 이들의 배설물이 물 또는 음식을 오염시키면 다른 사람에게 전파될 수 있다. 증상은 갑자기 시작되는데, 물 설사를 하고 종종 구토가 나오기도 한다. 설사와 구토로 수분이 다량 빠져나가면 심각한 탈수증이 오기 때문에 심하면 사망에 이르기도 한다.

치료는 보통 경구 수액으로 진행하지만, 증상이 심하면 정맥주사로 수액 공급을 해주기도 한다. 항생제를 처방해서 감염을 해결하고 회복을 앞당기기도 한다. 바로 치료만 한다면 대부분 완치된다. 백신도 있지만 완벽하게 막아주진 못하기 때문에, 개인 위생, 음식과 물 위생을 철저하게 하는 것이 감염 위험을 줄이는 방법이다.

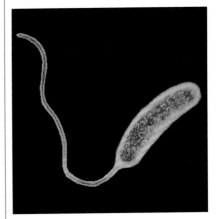

콜레라균
이 컬러 현미경 사진은 콜레라를 유발하는 콜레라균이다. 이 균이 내뿜는 독소는 소장 벽에 영향을 줘서 심한 설사와 탈수를 유발한다.

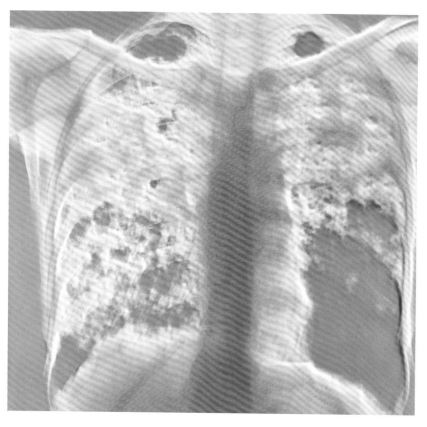

결핵(TB)

결핵은 주로 폐에서 생기는 감염이지만 다른 장기에도 영향을 줄 수 있다. 원인은 결핵균이며 공기 중 비말로 전염된다. 감염되더라도 대부분은 세균이 사라지지만, 일부는 활동하기도 하고, 일부는 잠복 결핵(무증상이지만 나중에 활동할 수 있는 상태)으로 진행되기도 한다.

잠복기는 몇 달에서 몇 년에 이른다. 폐에 영향을 주는 결핵균(폐결핵)은 보통 지속적인 기침과 가래, 각혈, 가슴 통증, 호흡 곤란, 발열, 피로감, 체중 감소를 유발한다. 이 균은 림프절, 뼈와 관절, 신경계, 비뇨생식관으로 퍼질 수도 있다.

결핵은 여러 가지 항생제를 이용해 오랫동안 치료해야 하며, 치료하지 않으면 치명적인 질병이다. 백신은 보통 특정 위험군에게만 권한다.

폐결핵
폐결핵에 걸린 환자의 컬러 엑스선 사진이다. 양쪽 폐 여러 곳에 나타난 비정상적인 폐 조직을 확인할 수 있다. 결절은 노란색, 정상 폐 조직은 파란색이다.

렙토스피라증

렙토스피라라는 세균으로 발생하는 질환이며, 감염된 동물(특히 쥐)의 배설물로 오염된 물이나 흙과 접촉한 인간에게 전염된다.

증상에는 발열, 두통, 근육통, 발진, 눈 염증이 있다. 치료하지 않으면 뇌수막염(p.168)이나 뇌염(p.168)으로 진행될 수 있다. 드물지만 바일병이라는 심각한 형태의 렙토스피라증에 걸리기도 한다. 이 질환은 내부출혈과 장기 손상을 일으켜 생명에 위협을 줄 수 있다.

렙토스피라증은 대부분 항생제로 치료하며, 증상 완화를 위해 진통제를 먹는다. 심하면 병원에서 정맥 주사로 약물을 투여하고, 인공호흡기나 투석 같은 보조적인 방법을 쓰기도 한다.

라임병

라임병 유발균을 가진 진드기에 물려 발생하는 질병이다. 처음에는 붉은색 작은 반점이 나타나고 점차 커지면서 동그란 모양의 발진을 형성한다. 이 발진의 모습은 흡사 황소의 눈과 같고 너비는 15cm가량 된다. 증상에는 피로감, 발열, 오한, 두통, 관절통이 있으며, 치료하지 않으면 몇 주간 계속된다. 그리고 드물지만, 최대 2년 안에 심장, 신경계, 관절에 심각한 합병증이 발생할 수도 있다.

라임병을 유발하는 진드기
라임병을 유발하는 진드기는 수풀이 우거진 곳에 산다. 주로 북아메리카와 유럽을 포함한 북반구에서 발견된다.

치료에는 항생제와 증상을 경감시키는 진통제를 쓴다. 감염 직후 빠르게 치료하면 대부분 완치된다. 그러나 합병증이 생기면 이에 따른 치료와 함께, 오랫동안 항생제로 치료해야 한다. 일부의 경우 만성 피로 증후군과 비슷한 만성적인 증상이 나타날 수도 있다.

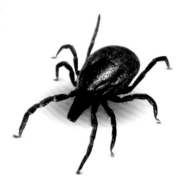

말라리아

말라리아원충이라는 원생동물이 유발하는 심각한 질환이며, 감염된 모기에 물려서 전염된다. 보통 열대 지방에서 많이 발생하며, 세계적으로도 건강 문제를 일으키는 주범 중 하나다. 매년 발생 건수만 2억 건에 달한다. 현재까지 다섯 종이 말라리아를 일으킨다고 알려져 있으며, 그중에서 열대열말라리아원충이 가장 위험하다. 이 원생동물은 세계 말라리아 관련 사망과 연관되어 있으며, 치료하지 않으면 첫 증상이 나타나고 48시간 안에 생명을 잃을 수 있다.

잠복 기간은 보통 7~18일 정도지만, 가끔 1년 이상 증상이 없을 때도 있다. 증상에는 발열, 떨림, 식은땀, 오한, 심한 두통, 구토, 설사, 피로감이 있다. 일부 말라리아는 주기성으로 증상이 나타나며 다시 증상이 발현되기 전까지 피로감만 느끼기도 한다.

치료는 원생동물을 없애는 항말라리아제를 사용한다. 상태가 심각하면 병원에 입원해 정맥주사로 약물을 투여, 수혈, 신장 투석을 할 수도 있다. 말라리아는 항말라리아제로 예방하면 발병 위험을 낮출 수 있다. 그러나 완벽하게 차단할 수는 없으니 모기에 물리지 않는 것이 중요하다.

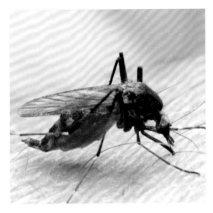

말라리아 매개체
말라리아원충은 암컷 학질모기가 옮긴다. 이 모기는 주로 해질녘과 새벽녘에 물고, 물면서 피만 빨지 않고 말라리아원충을 혈관에 주입한다.

크립토스포리듐증

크립토스포리듐이라는 단세포 기생충이 유발하는 장 감염이다. 감염된 사람 또는 동물과 직접 접촉하거나, 이들의 대변으로 오염된 음식이나 음료를 먹어서 전염된다. 이 질환은 설사, 복통, 발열, 메스꺼움, 구토를 유발한다. 증상은 보통 1~2주 정도 지속되며 건강한 사람은 치료 없이 완치된다. 그러나 면역 체계에 문제가 있는 사람 또는 AIDS(p.188) 환자는 증세가 악화되어 병원에서 전문적인 치료를 받아야 할 수도 있다.

편모충증

소장이 람블편모충에 감염되어 생기는 질환이다. 기생충에 오염된 물이나 음식으로 옮기거나 감염자와의 직접적인 접촉으로 전염된다.

잠복 기간은 1~2주 정도이며, 냄새가 지독한 설사, 가스 참, 트림, 위경련, 팽만감, 식욕상실, 메스꺼움이 증상으로 나타난다. 증상이 1주일 이상 이어지면 충분한 영양분이 흡수되지 않아 체중 감소와 영양실조가 일어날 수 있다. 치료는 항생제를 쓰면 며칠 만에 낫는다. 개인 위생을 철저히 하고 오염될 수 있는 음식이나 음료를 피하면 어느 정도 예방할 수 있다.

이질

이질균이 장을 감염시켜 발생하는 질환이며, 세균성 이질이라 부르기도 한다. 감염자의 대변으로 오염된 음식이나 음료를 섭취했거나, 감염된 사람과의 직접적인 접촉이나, 균에 오염된 물건을 만져서 전염된다.

잠복 기간은 1~2일 정도이며, 설사 또는 피가 섞인 설사, 발열, 복통 증상이 나타난다. 설사가 계속 나오면 탈수를 유발할 수 있다. 보통 1주일이면 자연적으로 낫지만, 탈수를 막기 위해 수분을 많이 섭취해야 한다. 아세트아미노펜은 통증과 열을 경감하는 데 도움이 된다. 심하면 항생제를 먹어야 한다. 개인위생을 잘 지키고 오염되었을 법한 음식이나 음료를 피하면, 감염 위험을 낮출 수 있다.

아메바증
아메바 대장염

단세포 기생충 이질아메바가 일으키는 장 감염이다. 감염자의 대변으로 오염된 음식이나 음료로 전염된다.

대부분은 증상이 없지만, 이 기생충이 아메바 대장염(장 염증)을 유발하면 설사와 복통이 나타날 수 있다. 때로는 장에 궤양이 생기고 아메바성 이질로 진행되기도 한다. 이런 경우 물 같은 설사에 피가 섞여 나오고 배가 심하게 아프며 때로는 열도 난다. 혹은 감염이 간으로 퍼져 간농양을 일으켜서 발열, 체중 감소, 오한, 통증을 유발하는 간 비대증이 나타나기도 한다.

아메바증은 종류에 상관없이 모두 항생제로 기생충을 없애는 치료를 하며, 보통은 완치된다. 하지만 드물게 아메바성 간농양을 치료하기 위해 수술을 하기도 한다. 개인위생을 철저히 하고 오염되었을 법한 음식이나 음료를 피하면 감염 위험을 줄일 수 있다.

촌충 감염

촌충은 리본 모양으로 생긴 기생충이며, 인간과 동물에 기생해서 산다. 촌충 감염은 보통 촌충의 알이나 유충이 있는 육류 또는 어류를 제대로 익히지 않고 먹을 때 발생한다. 알이 묻은 손가락이 입으로 들어갈 때도 마찬가지다. 체내로 들어간 알이나 유충은 장에서 자라며 성체가 된다. 그리고 곧 많은 알을 낳고, 이 알들이 장운동을 통해 밖으로 빠져나간다. 그래서 대변에서 알을 발견하는 경우도 간혹 있다.

대개 소고기, 돼지고기, 생선에서 나온 촌충은 가벼운 복부 불편함과 설사 정도만을 유발한다. 드물지만 생선 촌충은 빈혈(p.186)을 일으키기도 한다.

체내로 들어온 돼지고기 촌충의 알이 신체 세포에 낭종을 형성하는 경우도 있다. 이를 낭미충증이라 부르며 근육통, 발작, 실명 같은 증상을 유발할 수 있다. 개나 양에서 나온 촌충은 드물지만, 장기에서 포충낭종을 형성하기도 한다.

구충제를 먹으면 촌충을 없앨 수 있다.

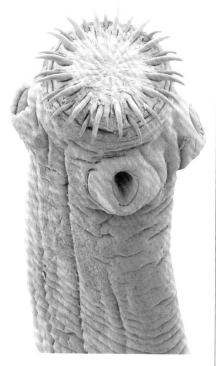

돼지고기 촌충(갈고리촌충)
성체는 머리에 흡반과 갈고리가 있어 장벽에 잘 달라붙는다. 다 자란 갈고리촌충의 길이는 6~9m 정도 된다.

흡충류 감염

흡충류는 인간이나 동물에 기생하는 납작한 형태의 벌레이며, 인간에게 일으키는 질환은 대표적으로 두 가지다. 바로 간질병(간흡충의 기생)과 주혈흡충증(빌하르츠 주혈 흡충증이라 부르기도 함)이다.

간질병은 보통 흡충의 유충에 오염된 음식을 먹어서 생긴다. 몸에 들어온 유충이 간으로 가면 발열과 수면 중 식은땀 같은 증상이 나타난다. 이 유충은 간에서 성체로 자라며 염증을 일으키거나 쓸개관을 막아 황달을 유발하기도 한다.

주혈흡충증은 보통 흡충의 유충으로 오염된 물에서 목욕하면 생긴다. 유충은 피부를 뚫고 들어가 성체가 되며, 방광과 장의 정맥에 자리를 잡고 염증을 일으킨다. 때로는 출혈과 궤양을 유발하기도 한다. 성체가 낳은 알은 간으로 가서 간 손상을 일으킨다. 증상에는 유충이 뚫고 들어간 피부의 가려움, 발열, 근육통, 설사, 소변을 자주 보고 통증이 있으며, 혈뇨, 기침이 있다. 두 질환 모두 구충제로 흡충류를 없애는 치료를 해야 한다.

회충 감염

사상충증 | 구충 감염 | 요충 감염

회충 알이 묻은 손을 입에 댔거나, 회충에 오염된 물이나 음식을 먹으면 알이 체내로 들어가 기생하게 된다. 흔하지는 않지만, 구충처럼 회충의 유충이 피부를 뚫고 들어가기도 하고 사상충처럼 감염된 벌레에 물려서 발생하기도 한다.

회충은 구충과 요충처럼 주로 장을 감염시킨다. 무증상이 대부분이지만 약간의 복통이나 설사 등의 가벼운 증상이 나타나기도 한다. 일부 회충은 장 이외의 부분에 영향을 주기도 하는데, 예를 들어 사상충증은 림프계에 영향을 줘서 상피병(다리나 음낭이 매우 커짐)을 유발한다. 기생충은 구충제로 해결할 수 있다.

포충낭종

단방조충이라는 촌충류의 알이 체내에 기생하면서 발생하는 질환이다. 촌충류는 보통 양이나 개에서 많이 발견되며, 감염된 가축의 배설물로 오염된 음식 또는 음료를 통해 인간에게 전염될 수 있다.

체내로 들어온 알은 장에서 알을 까고 유충이 된다. 그리고 간이나 폐 등 다른 장기로 옮겨가 낭종을 형성한다. 낭종은 자라는 속도가 느리고 보통 증상이 없다. 그러나 증상이 있다면 낭종의 위치에 따라 다르게 나타난다. 예를 들면, 간 낭종은 통증, 메스꺼움, 황달(p.201) 증상이, 폐 낭종은 가슴 통증과 기침 증상이 나타난다.

치료는 보통 구충제로 유충을 없애고 수술로 낭종을 제거하는 식으로 진행된다.

칸디다증

칸디다라는 효모균이 일으키는 감염이다. 칸디다는 보통 체내에 상주하며 별다른 문제를 일으키지 않지만 때로는 과도하게 증식해 질환을 유발하기도 한다. 유발 요인에는 항생제 사용, 경구용 피임약, 임신으로 인한 호르몬 변화, 당뇨병 같은 질환, 약한 면역력이 있다.

감염된 부위에 따라 증상은 다양하다. 피부라면 가려운 발진이 생기고, 구강이라면 연노란색의 반점이 입 안에 나서 욱신거린다. 질이라면 외음부와 질이 가렵고, 걸쭉하고 하얀 분비물, 배뇨통이 생긴다. 남성은 음경이 감염될 수 있으며, 포피 아래 발진과 가려움, 작열감이 증상으로 나타난다. 이 질환은 항진균제로 효모균을 없애면 된다.

독소와 환경 질환

알코올 중독

짧은 시간 내에 과음을 하면서 나타나는 증상이다. 알코올이 몸에 들어오면 간에서 분해되지만, 간에게는 정해진 시간 동안 분해할 수 있는 최대량이 정해져 있다. 그래서 많은 양의 술이 빠르게 체내로 들어오면 짙어진 알코올 농도가 독성 수치를 올리게 된다. 그리고 곧 정신 착란, 어눌한 말투, 운동기능 장애, 구토, 불규칙한 호흡, 저체온, 의식불명 같은 증상이 나타난다. 또한 구토 중에 질식할 위험성까지 있다.

심할 경우 발작, 심장마비(심근경색증), 뇌 손상, 호흡 정지가 발생해 생명을 위협할 수 있다. 이런 증상이 나타난다면 바로 병원에 가서 치료를 받아야 한다.

약물 과다 복용

약물 과다 복용으로 인한 영향은 약품의 종류와 양 등 여러 가지 요소에 따라 달라진다. 증상 역시 가벼운 단계에서 심각한 단계까지 다양하며, 빠르게 나타나기도 하고 며칠 뒤에 나타날 수도 있다. 일반적인 증상에는 메스꺼움, 구토, 설사, 복통, 가슴 통증, 빠른 심박수, 호흡 곤란, 정신 착란, 발작, 의식 상실이 있다. 많은 양의 약을 먹게 되면 생명이 위험할 수도 있다. 일부 약물은 과용 시 단기적인 영향뿐만 아니라 간이나 신장 손상 같은 장기적인 합병증을 유발하기도 한다.

우선 약을 과다하게 복용했다면 즉각 병원으로 가야 한다. 의료진에게 약의 종류, 복용량, 복용 시간 같은 자세한 사항을 알려주면, 더 효과적으로 치료를 받을 수 있을 것이다.

일사병과 열사병

일사병과 열사병은 과도한 열로 인해 몸속 수분이 사라지고 체온이 올라갈 수 있어서 잠재적으로 심각한 질환이다. 더운 환경에서 신체는 땀을 내서 체온을 낮춘다. 땀을 많이 흘리면, 수분이 다량으로 배출되어 일사병이 생길 수 있다. 또한 피로감, 힘빠짐, 몽롱함, 어지러움, 두통, 근육 경련, 메스꺼움, 극심한 갈증 같은 증상이 나타난다. 열기에 계속 노출된다면 체온이 오르면서 열사병이 발생할 수도 있다. 증상에

햇빛(일광)화상

태양에서 내리쬐는 자외선으로 피부가 손상되는 현상을 말한다. 피부가 창백한 사람들이 더 취약하지만 피부가 짙은 사람들도 화상을 입을 수 있다. 자외선은 피부 표피층에 있는 세포를 파괴하고 진피층을 손상한다. 햇빛화상을 입은 부위는 붉게 변하고, 만지면 통증을 느끼며, 심하면 물집이 생기기도 한다. 그

가벼운 동상과 동상

피부와 피부밑 조직이 차가워지면서 생기는 외상이다. 보통 손가락, 발가락, 코와 귀에 잘 걸린다.

가벼운 동상에 걸리면 피부가 창백해지고 차가워지며 마비된 느낌이 든다. 아린감이 나타나기도 한다. 보통 영구적인 손상은 없지만, 추위에 계속 노출되면 동상으로 진행되기도 한다.

동상에 걸리면 해당 부위가 하얗게 변하고 차가워지며 단단해진다. 또는 붉게 변하면서 붓는 경우도 있다. 다시 따뜻하게 해주면 피부가 붉어지고 부어오르며 욱신거린다. 심하다면 물집이 생기고 극심한 통증이 나타날 수도 있다. 심각한 동상은 괴사나 지속적인 통증, 감각 상실 같은 문제를 장기간 유발하기도 한다.

는 가쁜 호흡, 정신 착란, 발작, 의식불명이 있다.

적절한 치료를 받지 않으면 열사병은 심장기능상실이나 심한 뇌 손상 같은 생명을 위협할 수 있는 합병증을 유발할 수 있다. 일사병은 보통 환자의 열을 식히고 수분을 충분히 섭취하게 하면 되고, 열사병이라면 바로 병원에 가서 치료를 받아야 한다.

리고 나중에는 죽은 피부 세포가 벗겨져 나간다. 아이들이 심한 햇빛화상을 입으면, 일광 각화증(피부에 나는 비늘 같은 반점)을 유발할 수 있고 나중에 피부암이 생길 수도 있다.

가벼운 화상이라면 피부를 시원하게 해주고, 수분 크림이나 항염증 로션을 발라주며, 진통제를 먹으면 나아진다. 상태가 심하면 병원에 가서 치료를 받도록 하자.

물림과 쏘임

동물이나 곤충에 물리거나 쏘인 후의 영향은 해당 생물에 독이 있는지, 질병을 전염시키는지와 조직 손상의 정도에 따라 달라진다. 독성이 없는 생물에게 당한 상처 부위가 작다면 대개 잠깐의 통증과 부기 정도로 그칠 것이다. 그러나 증상이 심해지거나, 가라앉지 않거나, 다른 증상이 나타난다면 병원에 가보는 게 좋다. 해당 생물이 말라리아(p.237), 광견병(신경계에 영향을 주는 바이러스 감염) 같은 질병을 옮길 수 있다면, 반드시 병원에 가야 한다. 어떤 사람들은 생명을 위협할 정도의 알레르기 반응(아나필락시스)을 보이기도 해서 그런 경우 즉각 병원으로 가야 한다.

독이 있는 생물에게 해를 입었거나, 크고 깊게 물렸다면 병원 치료는 필수다.

정신 건강 질환

스트레스

사람들이 힘든 경험을 할 때 나타나는 육체적이고 정신적인 증상을 일컫는 일반 용어다. 스트레스를 받는 상황이 되면 호르몬인 아드레날린과 히드로코르티손의 수치가 올라간다. 그러면서 심박수와 혈압이 올라가고 신진대사의 속도가 빨라진다. 이런 높은 상태의 호르몬 분비가 장기화되면 신체에 부정적인 영향을 줄 수 있다. 증상에는 두통, 수면 장애, 두근거림, 과식 또는 식욕 저하, 예민함, 집중력 저하, 판단력 저하, 불안감, 우울감 등이 있다.

스트레스는 보통 스스로 해결할 수 있다. 예를 들어, 이완 운동, 규칙적인 운동, 건강한 식단 등으로 말이다. 그러나 이런 방법이 효과가 없다면 특정 문제에 대한 심리 치료나, 항우울제, 수면제 같은 약물치료를 고려해볼 수 있다.

외상 후 스트레스 장애(PTSD)

외상 후 스트레스 장애는 고통스럽고 위협적이거나 스트레스를 받은 사건, 자연재해, 심각한 사고, 폭행, 전투 등의 경험 이후에 나타나는 불안감의 일종이다. 증상은 사건 이후 바로, 또는 몇 달이나 드물지만 몇 년 후에 나타나기도 한다. 사건에 대한 무의식적인 생각이나 회상, 악몽, 불면증, 공황발작 등이 발생하고 떨림, 식은땀, 호흡 곤란, 두근거림, 기절 같은 증상이 동반되기도 한다. 또는 해당 사건을 떠올리거나 말하기를 거부하기도 하고, 예민해지거나 감정적으로 무감각해지기도 한다. 우울증이나 알코올 남용, 약물 남용 같은 문제로 이어지는 경우도 있다.

치료 없이 완치되기도 하지만, 한 달 이상 지속된다면 심리 치료나 항우울제, 아니면 두 가지 모두를 고려해 보는 게 좋다.

불안 장애

범불안 장애 | 공황 장애

스트레스를 받는 상황에서 오는 단발성 불안감은 문제가 없지만, 일상적인 상황에서도 이런 감정을 느끼고 생활을 하는 데 어려움을 겪는다면 이 역시 질환으로 받아들여야 한다.

대표적인 질환에는 범불안 장애, 공황 장애, 공포증, 외상 후 스트레스 장애가 있다. 범불안 장애는 막연한 불안함, 곤두선 신경, 집중력 저하, 반복적인 걱정, 수면 장애, 우울증 같은 심리적 증상이 계속 이어지는 질환이다. 육체적인 증상에는 두통, 위경련, 설사, 구토, 식은땀, 떨림, 자주 소변을 보는 증상이 있고, 간헐적으로 나타나는 경향이 있다.

공포증

특정 물체, 동물, 활동, 상황에 대해서 극한의 두려움을 느끼는 증상을 말한다. 이런 사물에 노출되면 심한 불안과 함께 어지러움, 두근거림, 식은땀, 떨림, 호흡 곤란이 증상으로 나타난다. 공포증을 가진 사람들은 해당하는 대상에 대해 강한 회피욕을 가지고 있어서 일상생활에 지장을 받기도 한다.

대부분의 공포증은 공포를 느끼는 대상에 점진적으로 노출시키는 요법이나 심리 치료, 상담 등을 이용하면 성공적으로 치료할 수 있다. 경우에 따라 항불안제를 처방하기도 한다.

공황 장애는 심리적 증상과 육체적 증상이 갑자기 시작되어, 호흡 곤란, 식은땀, 떨림, 메스꺼움, 두근거림, 어지러움, 실신, 질식할 것 같은 느낌, 비현실감, 죽음을 맞닥뜨리는 것 같은 공포 등이 나타나는 질환이다.

치료는 보통 심리 치료(인지 행동 요법 등)와 항우울제로 진행하며, 때에 따라서는 단기간 동안 항불안제를 처방해 증상 완화를 도모하기도 한다. 이완 운동 같은 자가 치료 역시 불안감의 정도를 낮추는 데 도움이 된다.

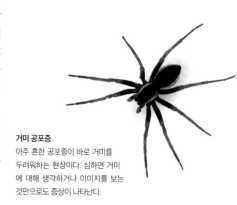

거미 공포증
아주 흔한 공포증이 바로 거미를 두려워하는 현상이다. 심하면 거미에 대해 생각하거나 이미지를 보는 것만으로도 증상이 나타난다.

정신병

정상적인 사고를 하지 못해 현실과 동떨어지게 되는 정신 질환이다. 주요 특징에는 목소리가 들리는 등의 환청과, 사람들이 자신을 해칠 것이라 믿는 등의 망상이 있다. 이런 환청과 망상으로 인해 생각과 말이 복잡해지고 엉키며, 정신 집중을 제대로 못 하고, 말에 모순이 많아진다. 정신병은 조현병, 양극성 정동 장애, 극심한 우울증 같은 정신 건강 문제 때문에 발생하며, 약물이나 알코올 남용, 특정 뇌 질환 같은 요인으로 생기기도 한다.

치료에는 항정신병 치료제, 심리 치료, 근본 원인 치료가 있다.

양극성 정동 장애

과거에는 조울증이라 불렸으며, 감정이 최고조(조증)와 최저(우울)를 오가는 극단적인 기분 변화가 특징인 질환이다. 근본적인 원인은 밝혀지지 않았지만, 뇌의 화학적 작용방식에 이상이 생긴 것과 관련이 있으리라 추측하고 있다. 또한 가족력으로 발생하는 사례가 보고되어 유전적 소인도 있을 것이라 보고 있다.

조울증의 전형적인 증상은 조증과 우울증이 번갈아 나타나는 것이며, 그 사이에는 정상적인 기분을 느낀다. 조증 상태일 때는 의기양양, 높아진 자존감(부와 힘, 성취에 대한 망상으로 진행될 수 있다), 활력 상승, 집중력 부족, 절제력 상실이 증상으로 나타나며, 때로

는 환각이 보이기도 한다. 그리고 우울증으로 들어가면 기력 상실, 삶에 대한 흥미 상실, 무가치함, 미래에 대한 희망 상실이 증상으로 나온다.

치료는 보통 약물을 사용하는데, 기분을 안정화하는 방식으로 진행하며, 심리 치료를 병행하기도 한다. 심하다면 입원 치료가 필요할 수도 있다. 장기간 치료를 요하는 질환이다.

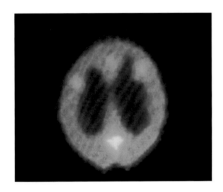
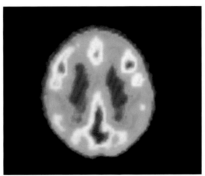

양극성 정동 장애 환자의 뇌 활동
이 뇌 스캔을 보면 평상시(왼쪽 사진)의 뇌 활동과 조증(오른쪽 사진)일 때 증가한 뇌 활동의 변화를 확인할 수 있다.

불면증
악몽과 야경증

잠이 들지 않거나 자주 깨는 현상은 보통 카페인을 다량으로 섭취하거나, 부실한 수면 환경, 시차 적응 같은 생활 환경적 요소로 발생한다. 여러 가지 육체적 · 정신적 건강 문제 또한 불면증을 유발하며, 특정 약물도 마찬가지다. 코골이, 수면 무호흡증, 악몽, 야경증(자다가 두려움에 찬 상태로 갑자기 깨는 증상)도 수면을 방해하는 요소다.

불면증은 대개 수면 습관 변화나 근본적인 건강 문제를 치료하는 등의 자가 치료 방식으로 개선할 수 있다. 병원에서는 불면증에 도움이 되는 인지 행동 치료를 추천해주거나 수면을 유도하는 약을 처방하기도 한다.

순환기질

양극성 정동 장애와 비슷한 감정 기복이 나타나지만, 의학적으로 기분이 최고조에 이를 때 조증, 최저일 때 우울증이라 분류될 정도의 수준은 아닌 질환이다. 하지만 순환기질 역시 양극성 정동 장애처럼 기분 변화 사이에는 정상적인 감정을 느낀다. 이런 감정 기복은 꽤 자주 나타나서 정상적인 감정인 상태가 두 달 이상 이어지지 않는다. 순환기질로 정식 진단을 받으려면 해당 증상이 적어도 2년 정도는 지속되어야 한다.

치료는 보통 기분 조절제와 심리 치료로 진행된다. 완치되는 경우도 간혹 있지만 보통 장기간 치료를 해야 하고, 양극성 정동 장애로 진행되기도 한다.

조현병

현실에 대한 사고와 인지 왜곡, 불안정한 감정, 행동 변화가 나타나는 심각한 정신 질환이다. 정확한 원인은 밝혀지지 않았지만, 유전적인 부분이 어느 정도 작용하는 것으로 알려져 있다. 조현병 환자의 가족은 이 질환에 걸릴 확률이 매우 높다. 또한 조현병에 취약한 사람은 스트레스나 약물 남용 같은 요인으로도 쉽게 촉발될 수 있다.

조현병이 생기면 생각과 행동이 외부 힘에 의해 통제된다는 비합리적 믿음, 환각, 박해를 받는다는 망상, 부적절한 감정 표현 등의 증상이 서서히 나타난다. 또한 횡설수설하는 경향이 있어서 대화 도중 빠르게 화제를 전환하고, 생각이 뒤죽박죽 엉켜 있으며, 쉽게 흥분한다. 또한 우울증이 생기고 사회적으로 위축된다.

치료는 보통 항정신병 치료제와 심리치료를 병행해서 진행되며, 여기에 사회적 지지와 재활치료도 동반되어야 한다. 치료가 오랜 기간 필요한 질환이다.

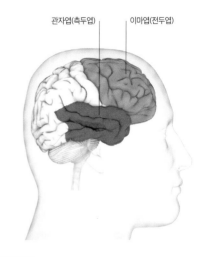

관자엽(측두엽)   이마엽(전두엽)

조현병과 뇌
조현병 환자를 연구한 결과, 이들의 뇌에 있는 화학물질과 뇌 구조가 일반인과 차이가 있다는 사실을 밝혀냈다. 예를 들면, 이들은 이마엽과 관자엽에 있는 회백질의 양이 일반인보다 적었다.

우울증

산후 우울증 | 계절성 우울증(SAD)

슬픔, 절망, 삶에 대한 흥미 상실 같은 감정을 계속해서 느끼는 상태다. 사별처럼 스트레스 지수가 높은 사건, 질병, 정신 건강 문제, 출산 후 호르몬 변화(산후 우울증), 특정 약물, 알코올·약물 남용 같은 요인들로 촉발될 수 있다. 겨울에만 우울해지는 경우도 있는데, 이를 계절성 우울증이라 한다. 우울증은 유전적 소인도 있다.

우울증의 증상은 다양하며 그 정도도 사람마다 다르다. 일반적인 증상에는 슬픔, 업무 또는 여가활동에 대한 흥미 상실이나 즐거움 상실, 기력 저하, 불안감, 예민함, 낮은 자존감이 있다. 그 외에 집중력 상실, 수면 장애, 체중 감소 또는 증가, 성욕 감퇴, 미래에 대한 희망 상실, 자해 충동, 자기비하, 자살 충동이 생기기도 한다.

가벼운 우울증은 의학적 치료 없이도 자연스럽게 좋아진다. 대개 규칙적인 운동, 자조 모임의 응원이 효과적이다. 계절성 우울증이라면 광선 요법 같은 방식이 도움이 된다. 증상이 심하면 심리 치료를 하고 항우울제를 처방하기도 한다. 이 방법도 효과가 없다면 경두개 자기자극법(자기장으로 뇌를 자극) 또는 전기경련 요법(뇌에 전류를 흘러보냄)을 고려하기도 한다. 자살 충동을 느끼는 사람이나 자신의 아이를 해치는 생각을 해본 산모라면 즉각적으로 치료를 받아야 한다.

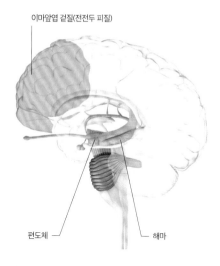

이마앞엽 겉질(전전두 피질)

편도체

해마

뇌 부위와 우울증
우울증은 감정적인 반응을 일으키는 편도체와 해마, 그리고 이런 감정을 생각으로 옮기는 이마앞엽 겉질과 관련이 있을 수 있다.

성격 장애

생각과 행동이 완고하고 비정상적으로 기능해 타인과의 관계나 사회 적응에 지속적인 문제가 생기는 질환이다. 보통 청소년기에 시작되어 성인까지 이어진다.

성격 장애에는 세 가지 그룹이 있다. 첫 번째 그룹은 편집성, 분열병질, 분열형 성향을 띤다. 이 그룹에 속하는 사람들은 일반인이 이상하다고 여기는 행동과 생각을 한다. 두 번째 그룹은 반사회성, 과장성, 자아도취성, 경계성 성향을 띤다. 여기에 속한 사람들은 감정적이고 충동적이며, 관심받고 싶어 하고, 자기중심적인 행동을 한다. 세 번째 그룹은 회피성, 의존성, 강박성 성향을 띤다. 이 그룹에 속한 사람들은 불안하고, 겁이 많으며, 생각과 행동이 매우 소극적이다.

성격 장애의 치료는 보통 심리 치료와 함께 환자가 자신의 행동을 받아들이고 올바르게 기능할 수 있도록 돕는 식으로 진행된다. 이 질환은 나이가 들면서 증상이 조금씩 좋아지지만, 변수가 많은 편이다.

강박 장애

OCD라 부르기도 한다. 통제가 불가능한 지속적인 사고(강박)와, 특정 행동이나 의식(강박충동)을 하려는 욕구를 참지 못하는 증상이 이 질환의 특징이다.

강박은 원하지 않는 생각, 이미지, 감정이 마음속으로 계속 들어오는 상태를 말하며, 이로 인해 불안감이나 혐오감을 느끼게 된다. 이 질환을 앓는 사람은 이런 현상이 합리적이지 않다는 사실을 인지하면서도 무시할 수가 없다.

강박충동은 반복적인 행동이나 사고를 하는 것을 말한다. 강박으로 인한 복잡한 감정을 없애기 위해 이런 행동을 하게 되는 것이다. 그리고 강박적 행위(반복적인 손 씻기 등)를 너무 많이 해서 정상적인 생활이 어려운 경우가 많다.

가벼운 강박 장애는 대개 심리 치료로 해결할 수 있지만, 더 심할 경우 심리 치료와 함께 항우울제를 처방하기도 한다. 대부분 1년 정도면 효과를 보지만, 소수는 증상이 더 오래가기도 한다.

주의력 결핍 과다행동 장애(ADHD)

주의력 결핍 과다행동 장애는 아이들이 겪는 행동 장애다. 과잉 활동, 충동성, 과제 수행에 대한 집중력 문제 등이 발생한다. 정확한 원인은 밝혀지지 않았지만, 가족력이 있기 때문에 유전적 소인과 관련이 있으리라 추측하고 있다.

증상은 보통 3~7세에 나타나며, 증상에는 낮은 집중력, 과제를 끝내지 못함, 지시를 따르기 어려워함, 말이 매우 많음, 다른 사람을 방해함, 가만히 있거나 순서를 기다리지 못함, 혼자 조용히 놀지 못함, 자주 생각 없이 행동함 등이 있다.

치료에는 약물을 쓰기도 하고 약물 외에도 심리 치료, 사회기술훈련을 진행하며, 부모도 훈련과 교육을 받도록 한다. 약물은 집중력을 높이고 충동성을 줄여주는 등, 증상 조절에 도움을 준다. ADHD 증상은 보통 시간이 지나면서 차츰 좋아지지만, 성인까지 이어지는 경우가 간혹 있다.

투렛 증후군

반복적이고 무의식적인 움직임과 소리(틱)가 특징인 신경계 질환이다. 정확한 원인은 밝혀지지 않았지만, 가족력이 있는 경우가 많아서 유전적 소인과 관련이 있으리라 추측한다.

전형적인 증상은 7~12세에 나타나기 시작한다. 얼굴 씰룩임, 눈 깜빡거림, 입 움직임, 머리와 발 움직임 같은 운동틱이 있고, 기침, 목 가다듬기, 거친 숨소리, 투덜거림 같은 음성틱이 있다. 일부 환자들은 반복해서 음란한 말을 내뱉거나, 다른 사람이 하는 말이나 행동을 똑같이 따라 하거나, 같은 말을 반복하기도 한다. 그리고 점프하거나, 자신이나 타인을 때리는 등의 움직임을 보이기도 한다.

치료는 보통 심리 치료로 하며, 필요 시 틱을 조절하는 약을 쓰기도 한다. 대부분 이런 행동은 완전히 사라지지 않지만, 시간이 지나면서 조금씩 줄어든다. 그리고 드물지만, 나중에 완전히 사라지기도 한다.

섭식 장애

신경성 식욕부진증

음식에 대한 비정상적인 태도로 결국 음식 회피(거식증), 인위적인 구토(폭식증), 강박적 과식(폭식 장애)으로 진행되는 질환이다.

거식증에 걸린 사람은 실제로 저체중일지라도 자신이 비만이라 생각한다. 그래서 칼로리 섭취를 극도로 제한하고, 운동을 과도하게 하며, 식욕 억제제나 완화제를 복용하기도 하고, 음식을 먹은 후 일부러 토하기도 한다. 그러다 보면 생리를 하지 않고, 몸에 잔털이 나기 시작하며, 근육이 약해진다. 그리고 결국에는 생명을 위협하게 된다.

폭식증이 생기면 폭식 후 억지로 토하거나 완화제를 사용해 체중 증가를 막는다. 구토는 신체의 화학적 불균형을 유발해 심장 박동을 불규칙하게 한다. 폭식 장애를 앓게 되면 배가 고프지 않아도 짧은 시간 내에 많은 양의 음식을 먹고 싶은 충동을 느끼게

되며, 이런 현상은 곧 비만을 불러온다.

섭식 장애는 보통 심리 치료와 영양 지도로 치료하며, 경우에 따라 항우울제를 처방하기도 한다. 회복하는 데는 몇 년이 걸리기도 한다.

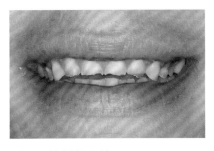

폭식증으로 인해 위산에 녹은 치아
반복적으로 구토를 하면, 위산에 자주 노출되는 치아 역시 영향을 받는다. 위산은 치아를 둘러싼 에나멜을 부식시키기 때문에 충치가 생기게 된다.

물질 남용

알코올 · 약물 남용

알코올, 약(처방약과 약국에서 구매한 약 포함), 흡입제 같은 화학약품을 위험한 수준으로 사용하는 경우를 말한다.

가장 많이 사용되는 물질에는 술, 마리화나, 헤로인, 코카인, 암페타민, 벤조디아제핀, 환각제, 여러 가지 '디자이너 드러그(신종 합성 마약)'가 있다. 보통 흥분을 느끼거나 기분 전환을 위해 사용하지만, 과도한 양은 신체를 단기간에 위험에 빠트릴 수 있다. 예를 들어, 짧은 시간에 엄청난 양의 술을 마시면 정신 착란과 기억상실에 빠지고, 심하면 사망에 이르기도 한다. 또한 약물 남용 역시 신체에는 치명적이다. 규칙적으로 오랫동안 약물을 복용하면 내성(원하는 효과를 얻을 수 있는 양이 늘어나는 현상)이 생기면서 중독된다. 약물 남용은 장기 손상과 정신 건강 문제뿐만 아니라, 가족 관계를 망치고 사회생활에도 지장을 준다.

중독

중독은 한 가지에 너무 의존해서 이 대상이 없으면 힘들어지거나, 절대 안 되는 상황을 말한다. 중독의 대상은 무한하지만 어떤 종류이든 일단 빠지게 되면 스스로 통제하기가 어렵다.

증상은 중독 대상에 따라 달라질 수도 있지만, 공통적인 증상도 몇 가지 있다. 1) 내성이 생긴다. 2) 중단하면 신체적 · 정신적으로 불쾌한 증상이 나타난다.

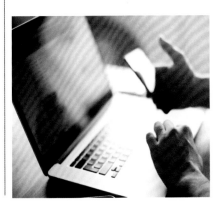

온라인 도박
강박적인 도박은 중독자의 사회생활, 직장생활, 가정을 위태롭게 하며, 재정적인 문제도 일으킨다. 특히 온라인 도박은 접근성이 좋아 중단하기 힘든 구조로 되어 있다.

3) 중독의 대상이 해롭더라도 멈출 수 없다.

치료는 중독된 대상에 따라 달라진다. 그러나 일반적으로는 심리 치료와 함께 가족, 친구, 자조 모임의 응원을 받으며, 중독된 물건이나 행동을 점차 줄여가는 방식으로 진행된다. 필요하다면 약을 처방하기도 한다. 가령 약이나 알코올 중독의 경우, 금단 증상을 줄이기 위해서는 약이 도움이 된다. 심할 경우 전문 재활치료센터에 입원하는 것을 고려하기도 한다.

용어 해설

용어 해설란에서 한 번 더 언급되는 용어는 기울임체로 표시해두었다.

가로막 횡격막이라고도 한다. 흉강과 복강을 분리하는 돔형 근육막이다. 수축과 이완을 반복하며 호흡을 돕는다.

가슴뼈 복장뼈(흉골)라고도 하며, 가슴 중앙에 있다. 양쪽으로 갈비뼈와 연결되어 있다.

가슴우리 흉곽이라고도 하며, 가슴과 등 윗부분을 포함한다. 이곳에는 폐와 *심장*이 있다.

가운데귀 중이라고도 한다. 고막과 *속귀* 사이에 있는 공간이다. 가운데귀에 있는 뼈는 소리 진동을 *속귀*로 전달해준다.

각막 *홍채*와 동공을 덮고 있는 투명한 돔형 구조물이다.

간 오른쪽 갈비뼈 아래에 있는 큰 장기다. 영양분을 처리하고 *신진대사*를 도우며, 독소를 분해하는 등의 핵심적인 역할을 한다.

감각뉴런 신체 조직의 신경에서 나오는 신호를 뇌로 전달하는 신경세포다. 용어 '*운동뉴런*'을 참고하자.

갑상샘 목 앞쪽에 있는 나비넥타이 모양의 *분비샘*이다. 갑상샘 호르몬을 분비해 *신진대사*를 조절하고 성장을 돕는다.

결막 눈의 흰자와 눈꺼풀 안쪽을 덮고 있는 얇고 투명한 막이다.

고름 이 두껍고 희끄무레한 액에는 죽은 *백혈구*와 *세균*이 들어 있다. *면역 체계*가 감염과 싸우면서 발생하는 물질이다.

고환 남성의 생식샘이다. 정자를 생성해서 보관하며, 남성 호르몬을 분비하는 역할을 한다. 정소라 부르기도 한다.

곧창자 직장이라고도 한다. 대장(큰창자) 끝에 위치해 있고,

배출되기 전까지 대변이 머무는 공간이다.

곰팡이 주변에서 흔하게 볼 수 있는 단세포 또는 다세포 생물의 일종이다. 일부 곰팡이는 인간에게 알레르기나 질병을 일으킨다.

공막 눈 흰자를 형성하고 있는 단단한 막이다.

관절염 하나 이상의 관절에 염증이 생겨 통증을 유발하는 질환이다. 대표적인 관절염에는 뼈관절염과 류마티스 관절염이 있다.

괴사 혈액 공급 부족으로 체세포가 사멸하거나, 쪼그라드는 현상이다. 이때 세균이 사멸된 조직을 감염시켜 잠재적으로 위험한 습성괴저를 유발할 수 있다.

국소 부분을 말한다. 국소 치료제는 신체 한 곳에만 바르는데 사용하는 약이다. 용어 '*전신*'을 참고하자.

국소빈혈(허혈) 근처 혈관이 막혀 조직에 혈액 공급이 부족해지는 현상이다.

굴곡 관절을 굽히는 동작을 말한다. 관절을 굽히는 데 사용되는 근육을 '굽힘근'이라 부른다. 용어 '*신전*'을 참고하자.

궤양 피부나 점막 일부에 침입해 생살이 드러나고 염증이 생긴 병변이다.

귀관 유스타키오관(이관)이라고도 한다. *가운데귀*에서 인두까지 이어지는 얇은 통로다.

귀밑샘 이하선이라고도 한다. 입 안에 있는 침샘 중에서 가장 크다. 이곳에 *염증*이 생기면 볼거리라 부른다.

귓바퀴 귀 외부에 있는 부분이다.

근육 움직임을 조절하는 신체 조직이다. 골격근은 뼈를 움직이고 심장근육은 심장에 힘을 준다. 그리고 민무늬근은 장에서 음식물을 밀어내고, 혈관에서는 혈액을 흐르게 한다.

기관 공기가 폐로 들어가거나 폐에서 나오는 공기가 이동하는 주요 통로다.

기관지 *기관*에서 뻗어 나온 두 개의 주요 통로다. 각 기관지는 폐로 연결되고, 폐에서 다시 세 기관지로 갈라진다.

기생충 다른 생물에 붙어서 먹이를 구하는 미생물이다. 특정 유충, 벼룩, 머릿니, *원생동물* 같은 일부 기생충은 사람에게 질병을 일으키거나 전염시키기도 한다.

꼬리뼈 미골이라고도 한다. 척추 가장 아래에 작고 굽은 뼈다.

난소 여성에게 있다. 난자와 여성 호르몬을 생성하는 두 개의 *분비샘*이다.

낭종 조직 안에 있는 밀폐형 주머니다. 안에 단단한 물질이나 액체, 가스가 들어 있기도 하다.

내시경 검사 기기를 몸 안으로 넣어 사용자가 환자의 신체 구조나 공간을 보는 방식의 검사법이다.

넙다리뼈 대퇴골이라고도 한다. 뼈의 아래쪽 끝은 무릎의 일부를 이루고, 위쪽 끝은 골반과 연결되어서 엉덩관절(고관절)을 형성한다.

노뼈 팔꿈치에서 엄지손가락 아래까지 이어져 있으며, 두 개의 아래팔뼈 중에 안쪽에 있는 뼈다. 용어 '*자뼈*'를 참고하자.

농양 부스럼(피부 농양)처럼 신체 조직 안에 고름이 찬 것을 말한다. 붓고 통증이 생길 수 있다.

뇌막 뇌와 척수를 덮어서 보호하는 세 개의 막이다.

뉴런 신경세포다. 뉴런은 가지돌기라는 섬유를 통해 전기 신호를 받고 축삭돌기라는 긴 섬유로 전달한다. 용어 '*운동뉴런*'과 '*감각뉴런*'을 참고하자.

달팽이관 와우각, 속귀에 있는 꼬인 형태의 기관이며, 공기 진동(소리)이 신경 자극으로 변화되어 뇌로 보내진다.

대장염 대장(큰창자)에 염증이 생기는 질환이다.

동맥 혈액을 심장에서 신체 조직으로 옮기는 혈관이다. 대부분 두꺼운 근육 벽으로 이루어져 있다.

동맥류 혈관 벽의 약해진 부분에 혈관 일부가 부풀어 오르는 현상을 말한다. 동맥류가 터지면 심한 내부 출혈을 일으키기도 한다.

두근거림 비정상적으로 강하거나 불규칙한 심장 박동이 느껴지는 감각이다.

림프계 신체 조직에서 체액(림프)을 걸러서 혈액으로 이동시키는 혈관 체계다. 또한 *면역 체계*의 일부를 형성하기도 한다.

림프구 백혈구의 일종이며 주로 *림프계*에서 발견된다. 감염과 암세포와 싸운다.

림프절 림프관에 있는 작은 기관이다. 여기에서 혈액이 걸러지며, 안에 *림프구*를 가지고 있는 종류도 있다.

마비 부분적으로 근육이 약해지거나 움직이지 않는 증상이다. 마비로 인해 신체 감각이 사라지거나 움직임을 제대로 조절하지 못한다.

막창자꼬리 충수라고도 한다. 오른쪽 하복부 끝, 대장의 시작 부분에 있는 작고 얇은 주머니다.

맘대로근 수의근이라고도 한다. 의식적인 결정으로 움직이는 근육이다. 보통 골격근이라 한다.

망막 눈 뒤쪽에 위치해 있으며, 빛을 감지하는 신경 세포막이다. 망막에서 시작된 전기신호가 시신경을 타고 뇌로 전달해 시각을 형성한다.

맥락막 눈 안에 있는 얇은 혈관층이다. *공막* 밑에 있으며, 혈액을 *망막*으로 공급하는 역할을 한다.

면역 억제제 *면역 체계*의 활동을 줄이는 약물이다. 염증을 통제하고 이식된 조직이 거부 반응을 일으키지 않도록 막는 데 사용한다.

면역 체계 세포와 조직과 장기로 이루어진 전신 네트워크다. 감염과 질병에 대항해 싸우는 역할을 한다.

모세혈관 가장 작은 종류의 혈관이다. 산소와 영양분을 신체 조직에 직접 전달하는 역할을 한다.

모양체 *홍채* 뒤에 있는 동그란 구조다. 눈 앞쪽으로 체액을 분비하며 모양체근을 가지고 있다. 또한 *수정체*의 모양을 바꾼다.

무릎뼈 슬개골이라고도 한다. 무릎을 형성하는 작은 뼈다.

미로 머리뼈 깊숙한 곳에 있는 공간이다. 여기에 *속귀* 기관이 있다.

바이러스 아주 작은 미생물이며, 살아있는 세포 안으로 들어가지 못하면 증식과 복제를 할 수 없다. 바이러스는 감기에서부터 AIDS까지 여러 가지 질환을 유발한다.

반고리관 *속귀*에 있는 *안뜰계*의 일부다. 액체가 찬 세 개의 관으로 구성되며 머리의 움직임을 감지해 균형을 유지하는 일을 돕는다.

발바닥근막 족저근막이라고도 한다. 발바닥에 있는 탄탄한 연결 조직이다. 발꿈치뼈에서 발가락 기저 부분까지 이어진다.

발암물질 *암*을 유발할 수 있는 물질이다. 대표적인 종류에는 흡연과 자외선이 있다.

발작 뇌에서 비정상적인 전기활동이 갑자기 일어나 근육에 경련을 일으키고 의식의 변화나 상실을 유발하는 증상이다.

방사선 요법 *암*세포를 줄이고 종양의 크기를 줄이기 위해 사용하는 고에너지 방사선이다. 기계로 외부에서 쏘거나 방사성 물질을 직접 삽입 또는 액체 형식을 집어넣는 방식이 있다.

백혈구 다양한 세포가 모인 그룹이며, 감염과 싸우기 위해 *림프계*에서 나와 혈류를 타고 이동한다.

부고환 *고환* 뒤에 있으며, 정액 세포가 밖으로 배출되기 전까지 머무는 곳이다.

부종 체액이 많이 축적되면서 부드러운 조직이 부푸는 현상이다.

분비샘 신체가 특정한 기능을 하도록 혈액(내분비샘)이나 피부(외분비샘)에 어떤 물질을 분비하는 세포군이다.

비스테로이드성 항염제 염증, 통증, 발열을 완화하는 데 사용하는 약물의 일종이다. *코르티코스테로이드제*와 구별하자.

빈혈 혈액 속에 적혈구나 *헤모글로빈*이 부족할 때 발생하는 질환이다.

뼈돌기 뼈곁돌기(골극)이라고도 한다. 관절 끝에 생기는 가시뼈다. 종종 *관절염*과 관계가 있다.

색전 혈관을 막는 물질(혈전이나 지방 덩어리 등)이나 공기 덩어리를 말한다.

선천성 태어나기 전 또는 태어날 때부터 가지는 질환을 말한다. 선천적으로 타고나는 질환이 있고, 태어날 때 감염이나 부상으로 생기는 질환이 있다.

세균 체내를 포함한 여러 환경에서 살아가는 단세포 생물이다. 일부는 질병을 일으키지만 무해하거나 유익한 종류도 존재한다.

소낭 주머니 형태의 아주 작은 세포군이며, 보통 안에 새로운 조직이 자라고 있다. 대표적인 두 가지 소낭에는 모낭과 *난소*에 있는 여포가 있다.

속귀 내이라고도 한다. 귀의 가장 안쪽에 있는 부분이며, 청력을 관리하는 *달팽이관*과 균형을 담당하는 *안뜰계*가 여기 있다.

수분 저류 용어 '*부종*'을 참고하자.

수정체 눈에 있는 원반 모양의 유연하고 투명한 조직이며, *홍채* 뒤에 있다. *망막*에 빛이 정확히 맺히도록 모양이 바뀐다.

식도 음식과 음료가 목을 지나 위로 들어가는 관이다.

신경 전기신호를 한쪽에서 다른 쪽으로 옮기는 뉴런의 집합체다.

신전 관절을 쭉 펴는 행위를 말한다. 관절을 펴는 데 사용하는 근육을 '폄근'이라 부른다. 용어 '굴곡'을 참고하자.

신진대사 인체에서 일어나는 모든 화학 과정을 통칭하는 용어다.

실금 소변이나 대변의 배출을 조절할 수 없는 현상을 말한다.

심장 가슴에 위치해 있으며, 네 개의 빈방으로 구성된 근육 기관이다. 펌프 작용을 통해 혈액을 전신으로 보낸다.

아데노이드 비강 뒤쪽에서 작은 조직이 혹처럼 커진 현상을 말한다. 이 조직에는 감염과 싸우는 세포가 들어 있다.

아토피 *알레르겐*에 대한 선천적 민감성 때문에 나타나는 알레르기 반응의 일종이다.

악성 암의 또 다른 이름이다. 그리고 심한 상태에서 악화되는 질환을 일컫기도 한다. 악성 고혈압을 예로 들 수 있다.

알레르겐 일반적으로는 해가 없는 물질이지만 일부 사람들의 *면역 체계*는 이에 과도하게 반응(*알레르기*)한다. 대표적인 종류에는 꽃가루, 집먼지 진드기의 배설물, 땅콩 같은 음식이 있다.

암 특정 신체 세포가 변이하면서 통제를 벗어난 채 증식하고 다른 건강한 조직에도 침범하는 질환이다. 암세포는 종*양*을 형성하며 *전이*를 통해 다른 곳으로 퍼진다.

양성 종양 일반적인 종양*이나 악성이 아닌 혹을 일컫는 용어다.

어깨뼈 견갑골이라고도 한다. 어깨 뒤에 있는 납작하고 삼각형 모양의 뼈다.

엉치뼈 천골 척추 아래에 있는 삼각형 모양의 뼈다. 척추 다섯 개가 융합되어 있으며 골반의 뒤쪽을 형성한다.

연골 고정되어 있고, 고무처럼 말랑한 조직이며, 신체 구조를 지탱하고 완충재 역할을 한다. 연골은 뼈 끝부분을 덮고 있으며, 귓*바퀴*와 후두 같은 구조를 형성하기도 한다.

-염 신체 일부에 염증이 생겼다는 뜻으로 붙이는 접미사

다. 가령 방광염(*방광 염증*) 또는 결막염(*결막 염증*) 등으로 사용할 수 있다.

염증 부상을 치료하고, 자극을 줄이며, 감염을 없애는 *면역 체계*의 반응이다. 발열, 부종, 발적, 통증, 기능 상실을 유발할 수 있다.

예방접종 신체에 미약하거나 죽은 병원체를 주입해서 면역력을 얻는 방식이다. 이런 식으로 자극받은 *면역 체계*는 다음에 동일한 병원체에 대항해 맞서는 힘을 얻게 된다.

외음부 여성에게 있는 외부 생식기다.

요관 소변이 신장에서 방광으로 흐르는 두 개의 관이다.

요도 방광에서 체외로 이어지는 관이다.

운동뉴런 뇌에서 나오는 신호를 다른 신체 조직의 신경으로 전달하는 신경세포다. 용어 '*감각뉴런*'을 참고하자.

원생동물(*원충*) 단세포 생물이며, 말라리아원충(*말라리아 유발*) 같은 질병을 유발하는 *기생충*이 여기에 속한다.

위팔뼈 상완골이라고도 한다. 가장 위쪽은 어깨 관절 일부를 형성하고 아래쪽 끝은 팔꿈치 일부를 형성한다.

유전자 신체의 특정 기능에 대한 암호를 지닌 *DNA* 일부다. 인체에는 수천 개의 유전자가 있다.

음낭 *고환*과 관련 기관이 들어있는 주머니다.

인대 연결고리 역할을 하는 탄탄한 조직이다. 예를 들어, 관절에 있는 뼈와 뼈를 묶어준다.

인두 목구멍이다. 비강의 뒤쪽과, 식도와 *기관*의 상부가 만나는 지점에 있다.

인지 행동 요법 심리 치료의 일종이며, 환자는 잘못된 생각과 행동을 교정하는 방식을 배우게 된다. 불안과 충동적인 행동을 치료하는 데 이용하기도 한다.

자가면역 *면역 체계*가 실수로 신체 조직을 공격해서 생기는 질환을 일컫는 용어다.

자궁 여성의 몸에 있는 장기이며, 이곳에서 태아가 자란다.

자궁경 검사 *내시경*의 일종인 자궁경으로 *자궁* 안의 문제를 직접 관찰하고 조사하는 검사다.

자궁목 자궁경부이라고 하기도 한다.

자뼈 팔꿈치에서 새끼손가락 아래까지 이어져 있으며, 아래팔뼈 두 개 중에 바깥쪽에 있는 뼈다.

장 창자라고도 한다. 배에 있는 기다란 관 모양의 기관이다. 소장은 음식물에 있는 영양소를 흡수하고, 대장은 수분을 흡수하고 노폐물을 대변으로 만든다.

적혈구 혈류를 통해 산소를 운반하는 세포다.

전립샘 남성에게 있다. 방광 아래에 있는 *분비샘*이며, 정액 세포를 옮기는 데 필요한 체액을 생성한다.

전신 전체에 영향을 준다. 예를 들면, 전신 치료제가 있다. 용어 '국소'를 참고하자.

전이 암세포가 처음 위치에서 다른 곳으로 퍼지는 현상을 일컫는다.

안뜰계 전정계라고도 한다. 신체의 균형과 방향을 조절하는 역할을 하는 *속귀*에 있는 기관이다. *반고리관*, 타원주머니(*난형낭*), 둥근주머니(*구형낭*)를 포함하고 있으며, 머리를 끄덕이거나 기울이는 움직임을 감지한다.

전조증상 편두통이나 *발작*이 발생하기 전에 느끼는 감각적 경고 신호다. 흐릿한 시야, 섬광현상, 이상한 냄새를 맡음, 오한 등이 있다.

점액낭 관절 위나 그 주변에 있는 점액 주머니다. 부상을 당하지 않도록 뼈와 힘줄을 보호해 준다.

정강뼈 경골이라고도 한다. 아래쪽 다리뼈를 이루는 뼈 두 개 중에서 안쪽(*용어 '종아리뼈' 참고*)에 있다. 뼈의 상단은 무릎의 일부이고 하단은 발목뼈와 연결되어 있다.

정관 수정관이라고도 한다. 사정할 때 정액이 양쪽 *고환*에서 요도로 지나는 관이다.

정맥 얇은 벽으로 이루어진 혈관이며, 혈액을 신체 조직에서 *심장*으로 보내는 역할을 한다. 정맥 안에는 혈류를 조절하는 판막이 있다.

정맥주사 주사기나 링거 주사기를 이용해 정맥에 직접 수액을 공급하는 방식을 일컫는 용어다. 보통 줄여서 'IV'라 부른다.

젖샘 여성의 유방에 있는 모유 생성 *분비샘*이다.

종아리뼈 비골이라고도 한다. 다리 아래쪽을 이루는 두 뼈 중에서 바깥쪽에 있는 뼈다. 용어 '*정강뼈*'를 참고하자.

종양 비정상적인 조직 덩어리 또는 혹이다. 종양은 *양성*이거나 악성일 수 있다.

지라 비장이라고도 한다. 위 옆에 있는 장기다. 지라는 혈액을 거르고, 오래되거나 비정상적인 *적혈구*를 분해하며, 감염과 싸우는 데 도움을 주는 *림프구*를 가지고 있다.

진피 두 겹의 피부층 중에서 아래층을 말한다. 여기에는 모낭, 땀샘, *피지샘*, 신경 말단, 혈관이 있다. 용어 '*표피*'를 참고하자.

척추 척주를 이루는 33개의 뼈 하나하나를 말한다.

췌장 이자라고도 한다. 위 뒤에 위치한 긴 장기다. 소장(작은 창자)에 연결되어 있으며 인슐린과 소화액을 생성한다.

코곁굴 부비동이라고도 한다. 머리뼈 앞쪽에 위치한 공기로 찬 공간이다. 점액으로 된 막으로 둘러싸인 덕분에 숨을 들이쉴 때 공기가 촉촉해지고 걸러진다.

코르티코스테로이드제 부신에서 생성되는 천연 코르티코스테로이드와 흡사한 약이다. 염증 등의 반응을 조절하는 것을 돕는다.

콩팥 신장이라고도 한다. 배에 있는 두 개의 강낭콩 모양 장기다. 콩팥은 혈액에서 노폐물을 걸러 소변 형태로 만든다.

탈장 헤르니아라고도 한다. 조직이 원래 있던 곳의 약해진 벽 쪽으로 밀려 튀어나온 형태를 말한다.

투석 기능 불량인 신장을 대신해 기계로 혈액 속 노폐물을 거르고 과잉 수분을 빼내는 작업을 말한다.

패혈증 혈류나 다른 신체 조직에서 일어나는 세균 감염이다. 생명을 위협할 수 있다.

편도 목 뒤쪽에 있는 조직 덩어리다. 목 감염과 싸우는 *림프구*가 편도에 있다.

포도막 눈의 중간막에 있으며, 여기에 홍채, *맥락막*, *모양체*가 있다.

표피 두 개의 피부층 중 위에 있는 층이다. 피부 표면을 형성하며, 멜라닌이 있다. 멜라닌은 햇빛으로 인해 피부가 손상되지 않도록 보호하는 짙은 색소다. 용어 '*진피*'를 참고하자.

피부 *표피*와 *진피*로 구성되어 있고, 몸 외부를 덮고 있다.

피지 털의 모낭 부분을 부드럽게 해주는 기름진 분비물이다.

피지샘 피부에 있는 *분비샘*이며, *피지*를 분비한다.

항생제 세균 감염 치료에 쓰인다. *세균*을 없애거나 세균의 증식을 억제하는 역할을 한다.

항정신병약(약물) 망상과 환각 같은 정신질환 증상을 치료하는 데 쓴다.

항히스타민제 *알레르겐*에 대한 *면역 체계*의 반응을 감소하는 약이다. 재채기와 가려움 같은 알레르기 증상을 치료하는 데 사용한다.

헤모글로빈 *적혈구* 안에 있는 붉은색 성분이다. 신체 조직으로 산소를 운반하는 역할을 한다.

현기증 주변이 빙빙 도는 듯한 감각이다. 종종 어지러움과 휘청거림이 동반된다. 현기증은 머리 부상이나 속귀 문제로 주로 생긴다.

혈구 보통 혈류로 이동하는 신체 세포의 일부다. 혈구에는 *적혈구, 백혈구, 혈소판* 세 가지 종류가 있다.

혈소판 부상을 입은 부위의 혈액을 응고하는 혈구의 일종이다.

혈전 혈관이나 *심장*에 있는 피떡이다.

혈종 혈관 벽이 부서지면서 혈액이 고여 생긴 덩어리다. 동맥류 같은 질환이나 부상이 원인이 될 수 있다.

호르몬 조직이나 장기의 활동을 조절하는 신체 화학물질이다. 호르몬은 *분비샘* 또는 다른 특화된 조직에서 분비된다.

홍채 눈에서 색을 띠는 부분이다. 근육으로 된 홍채는 확장하거나 수축해 눈으로 들어오는 빛의 양을 조절한다.

황달 혈액에 빌리루빈이라는 색소가 과도하게 생기면서 피부와 눈 흰자가 노랗게 되는 현상이다. 간 질환이나 빈혈의 신호일 수 있다.

효모균 단세포 *곰팡이*의 일종이다. 많은 효모균이 신체에서 무해하게 살아가지만, 일부는 칸디다증 같은 질병을 유발하기도 한다.

후두 목 앞쪽에 있는 '목소리 상자'다. 여기에 성대가 있으며 진동을 만들어 소리를 낸다.

힘줄 건이라고도 한다. 섬유질의 유연한 조직이며 근육과 뼈를 연결한다.

DNA 데옥시리보 핵산을 줄인 말이다. 유전 정보를 담고 있는 이중 나선구조의 분자다.

PRICE 근육 좌상과 인대 염좌를 완화하기 위해 사용하는 기본적인 자가 치료 방법이다. 보호(Protection): 더 이상의 손상을 막기 위해 다친 부위를 보호하고, 휴식(Rest): 휴식을 취하며, 냉찜질(Ice): 근육이나 인대에 얼음팩을 해주고, 압박(Compression): 단단하게 고정하며, 올림(Elevation): 상처 부위를 높게 든다.

찾아보기

3부에서 자세한 설명이 나오는 용어는 해당 페이지를 진하게 칠해두었다.

옮긴이 최영은

부산외국어대학교 통번역대학원 영어과를 졸업하였으며, 현재 번역에이전시 엔터스코리아에서 건강·실용 분야 전문 번역가로 활동 중이다. 역서로는 『28일 평생 면역력 만들기: 최강 면역 만드는 건강 습관 계획』, 『면역의 모든 것: 나를 살리는 내 몸의 전투력』 등이 있다.

출판사가 전하는 감사의 말

돌링 킨더슬리 출판사는 이 책을 펴내는 데 많은 도움을 주신 분들께 감사를 표한다. 찾아보기란을 담당해주신 Elizabeth Wise, 용어 해설란을 담당해주신 Katie John, 감수를 해주신 Steve Setford, 본문 추가 작업을 해주신 Dr. Nicola Renton, 추가 그림 작업을 해주신 Arran Lewis, 그림에 관련해서 많은 조언을 해주신 Christopher Rao, Jennifer Watt, Jonathan Moore, 추가 편집을 도와주신 Martyn Page, Claire Gell, 행정적인 도움을 주신 Daniel Byrne 모두에게 감사드린다. 재간행에 들어가면서 본문 추가 작업을 해주신 Martyn Page와 의학적 조언을 해주신 Kristina Routh에게도 다시 한번 고맙다는 인사를 전하고 싶다.

본 서적에 실린 모든 그림은 이전에 출간된 『The Human Body Colouring Book』(DK, 2011)의 작업을 담당했던 피터불아트스튜디오 작품이다.

사진 제공

본 출판사는 사진을 사용하도록 허락해주신 아래 분들에게 감사를 표한다.

(Key: a-above; b-below/bottom; c-centre; f-far; l-left; r-right; t-top)

155 Science Photo Library: Cavallini James / BSIP. 156 Science Photo Library: Du Cane Medical Imaging Ltd. 157 Science Photo Library: Voisin / Phanie (crb). 158 Science Photo Library: Scott Camazine (clb). 159 Science Photo Library. 161 Science Photo Library: (tr). 165 Science Photo Library: Mike Devlin. 166 Getty Images: Dept. Of Nuclear Medicine, Charing Cross Hospital / Science Photo Library. 167 Science Photo Library: PHT (clb). 168 Science Photo Library: Simon Fraser / Newcastle Hospitals NHS Trust (br). 175 Science Photo Library: CC, ISM (c); Clinica Claros, ISM (cl). 177 Science Photo Library: Western Ophthalmic Hospital. 183 Science Photo Library: (tc). 184 Science Photo Library: St Bartholomew's Hospital (clb). 185 Science Photo Library: Michelle Del Guercio (cb); Voisin / Phanie (tr). 186 Science Photo Library: Eye Of Science (br); Science Source (c, cr). 188 Science Photo Library: NIBSC. 189 Science Photo Library: ISM (br). 190 Science Photo Library: David M. Phillips. 192 Science Photo Library: Dr P. Marazzi. 195 Science Photo Library: Du Cane Medical Imaging Ltd (br). 196 Science Photo Library: Centre For Infections / Public Health England. 197 Science Photo Library: BSIP (br); A.B. Dowsett (tr). 198 Science Photo Library: Dr P. Marazzi. 199 Science Photo Library: Veronika Burmeister, Visuals Unlimited. 200 Science Photo Library: James Cavallini (br). 201 Science Photo Library: Garry Watson. 206 Science Photo Library: Zephyr. 216 Science Photo Library: Zephyr. 218 Science Photo Library: Dr R. Dourmashkin. 220 Getty Images: Chris Barry / Visuals Unlimited, Inc. (tr). 221 Science Photo Library: (bl). 222 123RF.com: Tracy Hebden (cl). Getty Images: BSIP / UIG (crb). 224 Alamy Stock Photo: Mediscan. 225 Getty Images: BSIP / UIG (br). iStockphoto.com: Cabezonication (tc). 226 Alamy Stock Photo: RGB Ventures / SuperStock. 227 123RF.com: paulandlara (ca). 228 123RF.com: jarrod1. 229 Alamy Stock Photo: Zoonar GmbH (bl) 230 Alamy Stock Photo: Phanie (tc). Getty Images: Dr. Kenneth Greer (br). 231 Alamy Stock Photo: Hercules Robinson (br). Dreamstime.com: Martin Pelanek (tr). Science Photo Library: Biophoto Associates (c). 232 Science Photo Library: James Cavallini (tr); Cavallini James / BSIP (bl). 233 Science Photo Library: ISM (cla); Dr P. Marazzi (bc). 234 Science Photo Library: Dr P. Marazzi. 235 Science Photo Library: Moredun Animal Health Ltd. 236 Alamy Stock Photo: Antje Schulte - Spiders and Co. (br). Science Photo Library: ALAIN POL, ISM (tl). 237 Depositphotos Inc: vladvitek. 238 Science Photo Library: Steve Gschmeissner. 240 Dorling Kindersley: Jerry Young. 241 Science Photo Library: Dr Lewis Baxter (c). 243 Depositphotos Inc: GaudiLab (bc). Dr Brian McKay / acld.com: (cra).

All other images © Dorling Kindersley
For further information see: www.dkimages.com